Funktionelle Pathologie in der Chirurgie

Chirurgie und vegetatives System

Eine Einführung
in die korrelative Chirurgie

Von

Dr. Christiaan van Gelderen

Amsterdam

Zweite, neubearbeitete und stark vermehrte Auflage

Mit 40 Textabbildungen

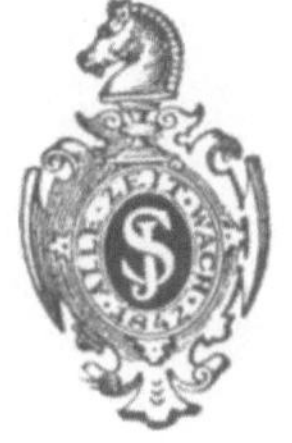

Berlin · Göttingen · Heidelberg
Springer-Verlag
1949

ISBN 978-3-540-01386-0 ISBN 978-3-642-86783-5 (eBook)
DOI 10.1007/978-3-642-86783-5

Druck der Universitätsdruckerei H. Stürtz AG., Würzburg.

Meiner lieben Frau

Titia van Gelderen

die mir in schweren Zeiten immer treu und selbstlos
zur Seite gestanden hat,
gewidmet.

Vorwort zur zweiten Auflage.

Die im großen und ganzen freundliche Aufnahme, welche der ersten Auflage meines Buches zuteil wurde, hat mir den Entschluß erleichtert, diese neue Auflage fertigzustellen. Das bedeutete für mich als chirurgischer Kliniker einen großen Aufwand an Mühe und Zeit. Ich hatte mir längst eine Sammlung diesbezüglicher Notizen angelegt, um so mehr, als das Buch sozusagen meine chirurgische Konfession darstellt. Diese ist natürlich nicht starr, unabänderlich. Wohl keiner hat die Mängel der ersten Auflage stärker empfunden als der Verfasser selbst. Und demzufolge wuchs die Hoffnung, dadurch manches noch einmal besser zur Darstellung bringen zu können.

Bei der anhaltenden Nachfrage nach dem längst — innerhalb Jahresfrist — vergriffenen Werkchen schien es lohnend, alles an die Überwindung der durch die Nachkriegszeit bedingten Schwierigkeiten zu setzen. Damals hatte ich am Manuskript, mit mehrfacher Unterbrechung, etwa vier Jahre gearbeitet. Seitdem sind weitere sechs Jahre hinzugekommen. Dem damaligen Mangel der Berücksichtigung des außereuropäischen Schrifttums der letzten Jahre wurde möglichst abgeholfen, lag doch vorher nur ein kontinentales, sogar sprachlich begrenztes Schrifttum der Kriegsjahre vor. Das Schriftenverzeichnis wurde dementsprechend erweitert. Arbeiten holländischer Autoren sind nur angeführt, soweit sie in Weltsprachen verfaßt sind. Den Verfassern der mir überreichten Sonderdrucke einschlägiger Arbeiten danke ich aufrichtig; ihre Mithilfe ist mir sehr wesentlich gewesen. Den auch mündlich gemachten Bemerkungen meiner Kritiker habe ich weitgehend Rechnung getragen. Doch scheint mir nicht richtig, daß ich die Bedeutung des vegetativen *Nerven*systems übertrieben habe, wie einer, offenbar durch Verkennung des Unterschieds: vegetatives System — vegetatives Nervensystem, gemeint hat.

Die „integrierende Aktivität des Nervensystems" (SHERRINGTON) beschränkt sich nicht nur auf „physiologische" Verhältnisse. Unter Berücksichtigung neuerer Erkenntnis ist anzuerkennen, daß es auch unter (chirurgisch-) „pathologischen" Umständen eine neurohumorale Integration gibt.

Die überragende Bedeutung der autonomen Nerven, doch auch diejenige des mehr umfassenden vegetativen Systems in der Physiologie, Pathologie und Klinik, auch in der Chirurgie, scheint mir unverkennbar steigender Anerkennung zu begegnen. Dies dürfte nicht nur MÜLLER mit der Prägung des Namens: Lebensnerven für das autonome Nervensystem angebahnt haben.

So liegt hiermit die neugestaltete, zweite Auflage vor. Im Vergleich mit der ersten ist nicht nur ein Zuwachs auf mehr als das Doppelte zu konstatieren. An manchen Stellen wurde, neuerer Erkenntnis entsprechend, geändert, berichtigt, erweitert: der Grundgedanke blieb unerschüttert. Manches in der ersten Auflage zu knapp Dargestellte erfuhr eine Ausarbeitung, wuchs dabei gelegentlich zu einem Sonderkapitel heran (Hochdruck). Die diesmalige Darstellung ist nicht so gedrängt; sie setzt mancherorts weniger spezielle Vorkenntnisse voraus. Zu der damaligen programmatischen Darstellung, der Kampfschrift, ist nunmehr etwas hinzugekommen: die Hoffnung der heranwachsenden Chirurgengeneration, den Jüngeren unseres Faches und den Wissenschaftlern eine Einführung in die funktionelle Chirurgie zu bieten, damit ihnen die funktionelle Betrachtungsweise von vornherein geläufig sei. In dieser Hinsicht dürfte ein Zusatz zu mancher Chirurgie vorliegen.

Der Verfasser hat sich in seiner Ausbildungszeit und auch später während seiner selbständigen chirurgischen Tätigkeit die einschlägigen Tatsachen erst zusammensuchen müssen, und für diesbezügliche Anregungen und Einsprüche wäre er schon damals dankbar gewesen. Von chirurgischer Technik ist in diesem Buch nur ganz ausnahmsweise die Rede, falls sie spezielle funktionelle Ziele verfolgt. Auch sonst ist absichtlich alle technische Methodik, die experimentellen und klinischen Untersuchungen und Ergebnissen zugrunde liegt, fortgelassen worden.

Es versteht sich, daß die einschlägigen Erfahrungen des eigenen Arbeitskreises auch diesmal mitverwendet sind. Der Umfang der damaligen Schrift ist zu einem Buch herangewachsen. Einige Abbildungen wurden aufgenommen, sie entstammen vorwiegend eigenen Arbeiten.

Die tierexperimentellen Grundlagen und Stützen der funktionellen Pathologie in der Chirurgie sind oft zu Worte gekommen. Allerdings sind Ergebnisse, an gesunden Versuchstieren ermittelt, nicht ohne weiteres entscheidend für die Erfolge am kranken Menschen. Oft muß man vorher am Tier die menschliche Erkrankung nachzuahmen versuchen (Hochdruck).

Mit dem Kriegsende hat das Motto der ersten Auflage seine Aktualität keineswegs eingebüßt, hört man doch auch bei uns, auch im Alltagsleben, immer wieder den Wunsch nach Erneuerung und Konsolidation neuer Errungenschaften, wie sie sich vor mehr als einem Jahrhundert, in und nach der napoleonischen Zeit, auch durchgesetzt haben.

In den letzten Jahren, deren wissenschaftliche Ergebnisse uns verspätet bekannt wurden, hat im englischen Sprachkreise, doch besonders in den Vereinigten Staaten, die Chirurgie ein vorwiegend physiologisches Aussehen bekommen, die Morphologie scheint mir dabei sogar etwas in Vergessenheit geraten zu sein. Die Ergebnisse dieses Umschwunges, zu dem auf dem verarmten europäischen Kontinent die Mittel nahezu fehlen, sind eindrucksvoll. Uns Europäern bleibt leider nur die Anerkennung, daß die Neue Welt uns in mancher Hinsicht die Führung genommen hat. Und es liegt ein ärmlicher Trost in der Erkenntnis GRAHAMs, daß diese neue Ära der physiologischen Chirurgie vor etwa 40 Jahren auf dem alten Kontinent angebahnt wurde. Sonst, im Gebiete der praktisch-technischen Chirurgie, hat Amerika eigentlich nur noch die radikale Ulcuschirurgie dem europäisch-kontinentalen Vorbilde entlehnt. In Europa, namentlich auf dem Kontinent, hat die wissenschaftliche Arbeit während der Kriegsjahre offenbar nur wenig leisten können; die Schweiz und Schweden sind beneidenswerte Ausnahmen. Demzufolge hat in der Ausarbeitung der Gedanken der ersten Auflage die Verwendung amerikanischer Einzeluntersuchungen diesmal eine disproportionierte Bedeutung erlangt. Bei aller Anerkennung der riesigen Detailarbeit, von der Neuen Welt besonders im Gebiete der wissenschaftlichen neuzeitlichen Chirurgie geleistet — der Leser wird bemerken, wie dankbar ich daraus geschöpft habe —, scheint mir doch die Bemerkung berechtigt, daß die Anregung, auch mancher konstruktive Gedanke, schließlich auch dieses Buch als Zusammenfassung, als Programm noch der Geburtsstätte alter Kultur — vielleicht auch alter Tradition und Vorurteile entstammt.

Neben GUSTAV V. BERGMANN (Berlin) dürften wohl THEODOR KOCHER (Bern) und RENÉ LERICHE (Paris) diejenigen sein, deren Lebensarbeit die funktionelle Pathologie am meisten gefördert hat. Das bedeutet eine Anerkennung der Pionierarbeit internationaler Prominenten; es will keine Schmälerung der Verdienste anderer an den chirurgischen Vorstößen in das Gebiet der funktionellen Pathologie sein.

Ich möchte mir nicht anmaßen, dieses Buch als eine besondere wissenschaftliche Leistung zu betrachten. Es scheint mir ein Niederschlag neuer Tatsachen und Gedanken, die wir Chirurgen im allgemeinen nicht von unseren Vätern ererbt haben. Auch das ist keine Unterschätzung der Verdienste der vorigen Chirurgengeneration. Derjenige unter uns, der auf seinem Arbeitsgebiet nicht weiterkommt als seine Lehrer, geschweige denn hinter diesen zurückbleibt, ist kein Zeuge ihrer Größe. So möchte ich nicht verfehlen, meinen Lehrern im engeren Sinn der anatomischen Ära, dem Anatomen BOLK †, dem Pathologen.

de Vries †, dem Chirurgen Noordenbos und dem Neurologen Brouwer meinen tiefgefühlten Dank abzustatten.

Ich möchte schließen mit dem Wunsch, daß es uns vergönnt sei, auch in Zukunft mit der wissenschaftlichen Nachkommenschaft der materiell so sehr begünstigten Neuen Welt an dem Ausbau der modernen Chirurgie — besonders der funktionellen, korrelativen — weiterzuarbeiten.

Ich möchte nicht verfehlen, dem altbewährten *Springer-Verlag* — der in den zwanziger Jahren meine Doktorarbeit verlegte — zu danken für die Herstellung dieser neuen Auflage; besonders auch wegen seines Entgegenkommens in mancher Hinsicht, ungeachtet der Schwierigkeiten der Nachkriegszeit.

Ich danke Herrn Hellmann † für die gewissenhafte und dennoch pietätvolle Durchsicht des Manuskriptes.

Die Güter des Geistes, Kunst und Wissenschaft haben stets, ungeachtet unzähliger Kriege über enge Nationalitätsgrenzen hinausgereicht; sie gehörten sozusagen den Völkern gemeinschaftlich an. Namentlich die Medizin, das Arzttum und die ärztliche Wissenschaft — nie hat mich während meines Ärztedaseins anderes beschäftigt — ist immer international und unpolitisch gewesen, solange es überhaupt Zivilisation und moralische Werte gibt. Sie sollte das auch zu jeder Zeit sein und es klingt ärmlich, diese im Christentum begründete Auffassung noch etwa aus menschlichen Verabredungen herleiten zu wollen.

In diesem Sinn der übernationalen Medizin ist auch die Wiederaufnahme internationaler wissenschaftlicher Beziehungen zu erblicken. Übrigens dürfte der Austausch ärztlicher Ergebnisse, Erfahrungen, Auffassungen und Anschauungen gegenseitigen Gewinn eintragen. Die Wiederaufnahme des kulturellen Kontaktes mit dem Nachbarlande will auch eine Anerkennung der Tatsache sein, daß wenigstens die ältere niederländische Ärztegeneration ihre Ausbildung nahezu ausschließlich deutschen Werken und manchmal auch teilweise deutschen Hochschullehrern verdankt. Wenn Entsprechendes auch nicht in demselben Maße von unseren jüngeren Ärzten gilt, so möchte der Verfasser doch einigermaßen seine Ehrenschuld der deutschen Medizin gegenüber begleichen. Übrigens erscheint dieses Buch in der Muttersprache desjenigen Gelehrten, der bei der Entstehung desselben sozusagen Pate gestanden hat.

Amsterdam, 1949
Harmoniehof 64.

Chr. van Gelderen.

Inhaltsverzeichnis.

Was fruchtbar ist, allein ist wahr!
(GOETHE.)

Morphologische und funktionelle Pathologie.

In dieser Zeit, in welcher auf so manchem Gebiet eine Umwertung aller Werte stattgefunden hat und noch stattfindet, schien es mir angebracht, einmal zu prüfen, inwieweit dies auch für die Chirurgie zutrifft, und welche neue Errungenschaften den alten Wissensbestand ergänzen bzw. ersetzen.

Die anatomischen Befunde an Ort und Stelle der Krankheitserscheinungen waren seit alters das Ideal im Denken und Handeln der Chirurgen. Besonders damals, als die Chirurgie sich als „Pathologie externe" fast nur mit den Gliedmaßen und der Körperwand beschäftigte, war dies der Fall: die Eröffnung eines Abscesses, die Abtragung einer Geschwulst, die Einrichtung eines Knochenbruchs, die Amputation eines Gliedmaßenteils, die Einrenkung einer Luxation, sie genügen alle einem örtlich anzugehenden Leiden, beschäftigen sich mit handgreiflicher Pathologie. Bei der Nervennaht handelt es sich schon um einen Grenzfall. Die Chirurgie des Zentralnervensystems enthält deren mehrere. Doch auch später, als die Chirurgie die Körperhöhlen dauernd erobert hatte und dem Chirurgen kaum noch ein Organ unzugänglich war, blieb es zunächst dabei. Es handelte sich nach wie vor um typische organbegrenzte Pathologie.

Das Bedürfnis einer tierexperimentellen Vorprüfung bzw. Begründung lag damals kaum vor. Die Chirurgie war auch nach wie vor fast ausschließlich destruktiv. Der anatomische Befund an der Stelle der Beschwerden war noch immer der bearbeitete Gegenstand, dem die kausale Bedeutung anhaftete. Kranke Organe bzw. Organteile und sonstige Gebilde (Dermoidcyste) wurden weggenommen, ausgeschaltet. Bei der Entfernung von Steinen aus den Gallen- und Harnwegen ist der Zweck: Entfernung eines morphologischen Hindernisses. Wenn auch die Passage, die normale Funktion dabei wiederhergestellt wird, so handelt es sich doch immer noch um morphologische Chirurgie, keineswegs um funktionell begründete Chirurgie im nachstehend ausgeführten Sinne.

Doch bleibt manches in der chirurgischen Pathologie unerklärt, falls man sich nur zur Heranziehung morphologischer Tatsachen berechtigt fühlt. Wie entstehen und vergehen die Passagestörungen nach den Ulcusoperationen des Magens? Wie kommt die transitorische Tetanie nach Hyperparathyreoseoperationen zustande? Welche chirurgische

Möglichkeiten gibt es bei der Fettsucht? Weshalb ist die Sigmaresektion beim *Hirschsprung* so oft nicht von Erfolg gekrönt? Warum braucht die steinehaltige Gallenblase bei hämolytisch-ikterischen Patienten nicht geopfert zu werden? Wie erklärt sich manche Enttäuschung in der Kollapstherapie der Lungentuberkulose? Auf welche Weise kann der Chirurg dem Angina pectoris-Kranken helfen und wie funktioniert der Mechanismus? Welche Wege stehen dem Chirurgen zur Behandlung der Blutdruckerhöhung offen, und welches sind die dabei benutzten Korrelationen? Wie erklärt sich die Behebung gewisser Harnverhaltungsfälle ausschließlich mittels Nervendurchschneidung? Sämtliche obige Fragen — es handelt sich nur um eine Auswahl — sind einer anatomischen Erklärung nicht zugänglich. Und das sei gleich vorweggenommen, es liegt offenbar nicht an bisher unzulänglicher morphologischer Kenntnis. In der Nervenheilkunde begegnet man ganz besonders dem Wunsche nach morphologischer Begründung pathologischer Vorgänge. Die ungleiche Heilungsaussicht der Nähte der verschiedenen Nervenstämme ist allerdings morphologisch nicht zu verstehen. Und die phylogenetisch bedingte Pathologie (olivocerebelläre Atrophie) ist als solche unserem morphologischen Verständnis kaum näher gerückt: Welche geheimnisvollen Korrelationen dahinter stecken, bleibt uns bisher verborgen. Das gilt auch von derjenigen orthopädischen Pathologie, die mit der Erwerbung des aufrechten Ganges in Zusammenhang gebracht wird (Schenkelhals- und Kopfpathologie). Schließlich ist die phylogenetisch zu beleuchtende Pathologie keineswegs nur eine morphologische. Störungen morphologischer und funktioneller Natur sollen sich besonders an phylogenetisch jüngeren Gebilden bzw. Funktionen ereignen. Man erinnere sich der Uratgicht in Verbindung mit dem phyletisch rezenten Übergang der Stickstoffausscheidung von der Harnsäure auf den Harnstoff.

Für die neuzeitliche Chirurgie ist nun das anatomische Substrat, womöglich an Ort und Stelle der Krankheitserscheinungen, nicht mehr von so ausschließlicher Bedeutung. In mancher Hinsicht wurden dem Chirurgen beschwerdeferne morphologische Substrate der korrelativen Pathologie wichtig. Die Pathologie des Nervensystems, namentlich des zentralen, hat sich seit alters mit Fernwirkungen und daraus diagnostizierten beschwerdefernen Krankheitsherden befaßt. Auch kommen Sachlagen vor, bei welchen ein morphologisches Substrat sogar fehlt. Zu der morphologischen Pathologie ist auch in der Chirurgie die „funktionelle Pathologie“ hinzugetreten. Und wenn sich der Obduzent, der ausschließliche Morphologe als „Pathologe“ bezeichnet, so scheint mir hierin doch „pars pro toto“ vorzuliegen. Ich möchte nicht falsch verstanden sein. Ein anatomisches Substrat soll und kann meistens auch heutzutage noch das Ziel des (chirurgischen) Pathologen sein. Doch sollte man die Kenntnis des morphologischen Substrates nicht so sehr als unerschütterlichen Wissensbestand, als gesicherten Besitz und als das letzte Wort betrachten. Das Fehlen des morphologischen Substrates ist nicht mehr unbedingt als Lücke in unserem Wissen zu bedauern. Und im übrigen sind die Anfänge der funktionellen Pathologie in der Chirurgie schon einige Jahrzehnte alt — allerdings vorwiegend als Anhang gleichzeitig vorhandener Morphopathologie. Die Chirurgie hat sie nur zögernd anerkannt.

Es ist auffällig, daß die „Pathologie" chemische Untersuchungen als Ergänzung fast nur in forensischen, toxikologischen Fällen bei exogenen Vergiftungen heranzieht. Über sehr dürftige, postmortale klinische Chemie (Zuckerprobe im Blasenharn) als Ergänzung nicht ausreichender, morphologischer Erkenntnis, ist man anscheinend nicht hinausgekommen.

Man sollte sogar das Unerschütterliche der normalen Morphologie nicht überschätzen: funktionelle, mikroskopische Strukturen sind längst bekannt in den Verdauungsdrüsen. Es gibt jedoch auch makroskopische funktionelle Strukturen: die Falten der Dickdarmwand sind keine konstanten Gebilde. Ja sogar die grobe Magenform, wie sie röntgenologisch festgestellt wurde, ist zu einem guten Teil nur eine Erscheinungsform, die schon je nach der Körperhaltung wechselt. So hat sich die Röntgenuntersuchung, die zunächst nur eine neue morphologische Disziplin war, nicht nur der funktionellen feineren (Schleimhaut-)Strukturen angenommen. Der Röntgenologe studiert auch bei der Durchleuchtung den Funktionsablauf, und die Kymographie gestattet die Reproduktion, damit man zu jeder Zeit nachher feststellen kann, was morphologisch, was funktionell (in der Motorik) verändert ist. Sie enthüllt neuerdings sogar die Funktion des Herzens (seiner Höhlen) und der großen intrathorakalen Gefäße, auch auf röntgenkinematographischem Wege (Robb und Steinberg).

Die innere Medizin bedient sich neuerdings neben zahlreicher Funktionsproben auch mehrerer einmaliger Untersuchungen morphologischer Art. Die Laparoskopie entstammt wohl hauptsächlich der Furcht vor dem Probebauchschnitt; Milz und Leberpunktion sowie die Sternalpunktion mit entsprechender mikroskopischer Untersuchung gestatten schon eher eine morphologische Funktionsanalyse, die auch dann und wann die Indikation zu funktioneller Chirurgie abgibt. Vgl. Milz.

Schließlich ist zu bedenken, daß menschliches Wissen nicht vollendet ist. Bis in die neueste Zeit hinein wurden anatomische Substrate aufgedeckt, wo man sie vor kurzem kaum erwartet hätte (die Knorpelknötchen der gewöhnlichen Ischias; die Hiatushernia kardialgischer Schmerzen). In diesem Sinn — Ausgangierung aus der funktionellen in die wenigstens teilweise morphologische Chirurgie — könnte die Migräne vielleicht erfolgreich in Angriff genommen werden mittels der cerebralen Angiographie (Hirnaneurysmen). Dagegen wurden andererseits anerkannte morphologische Substrate hinfällig, traten Erkrankungen infolge Berichtigung unserer Kenntnisse in das Gebiet der funktionellen Pathologie über (Megacolon, „Circulus vitiosus") gelegentlich auch infolge der Entdeckung übergeordneter Substrate.

Aus der Gruppe der stark funktionell-pathologisch anmutenden Cöliakie, Steatorrhöe, Sprue hat man vor kurzem wenigstens ein Mitglied — die cystofibröse Pankreasdegeneration, herausgehoben. Dieser entspricht allerdings als Fernpathologie ein unzweifelhaftes ursächliches morphologisches Substrat, das sich leider chirurgischer Behandlung entzieht (Blackfan).

Aus der funktionellen Pathologie heraus sind der Chirurgie mehrfache neue Aufgaben erwachsen; allerdings sind derselben infolge funktioneller Erkenntnis auch Betätigungen entfallen. Und manches bisher morphologisch Unbegreifliche wurde seitdem richtig, funktionell erfaßt, etwa auch auf anderem chirurgischem Wege geheilt. Es ist kaum daran zu zweifeln, daß sich diese Wandlungen in Zukunft mehren werden.

Diese Ansicht durchzusetzen, dazu möchte dieses Buch, dem auch mancherorts — nicht besonders angeführte — eigene klinische Erfahrungen bzw. Erlebnisse des Verfassers im Gebiete der allgemeinen und Neurochirurgie zugrunde liegen, von neuem beitragen.

Seit vielen Jahren hat der innere Kliniker v. Bergmann[1] eine Arbeitsrichtung und Anschauung vertreten, die er vor etwa 15 Jahren in seiner Monographie „Funktionelle Pathologie" als klinische Sammlung herausgegeben hat. Es gibt in der Medizin neben der althergebrachten pathologischen Anatomie eine Pathologie der Funktion, eine funktionelle Pathologie, die zwar oft neben morphologischer Pathologie einhergeht oder deren Folge ist, jedoch nicht immer. Die Medizin kennt auch Störungen der Funktion, denen anatomische Veränderungen zunächst nicht zugrunde liegen. Später können solche sich ereignen, sozusagen als morphologische Epikrise. Dabei ist keineswegs gemeint erst bei der Sektion. Doch auch die etwaige Operationspathologie, auch diese Pathologie des Lebendigen, ist immer nur anatomische Pathologie. Unter den pathologischen Anatomen war damals Rössle wohl der einzige, von dem der Übergang der Funktionsstörung in eine morphologisch erfaßbare Pathologie nicht grundsätzlich abgewiesen wurde. Doch auch heute dürften manche seiner Fachgenossen sich mit diesem Gedanken noch nicht haben befreunden können. Bei der Betrachtungsweise v. Bergmanns rückt somit die Betriebsstörung sehr in den Vordergrund, wenn es auch bei der funktionellen Pathologie gewisse,

[1] Damals Berlin, zur Zeit München.

manchmal fast nebensächliche oder unerwartet entfernt morphologische Grundlagen geben kann. Für das Studium der Entstehung pathologischer Tatsachen ist das morphologische Studium somit nicht allein wichtig oder gar entscheidend. Handgreifliche anatomische Pathologie erklärt keineswegs restlos die Krankheitserscheinungen, indem dieselben irgendwie sonst bedeutend durch funktionelle Pathologie mitverschuldet sind. Vom Sektionsbild der tödlichen Peritonitis kann man nur wenig lernen über die Entstehung der Blinddarmentzündung, deren Folge sie war. Sollte man an der Morphologie des voll ausgebildeten Magenzwölffingerdarmgeschwürs wirklich mehr erfahren über dessen erblich-konstitutionelle, neurovegetative Herkunft? Und kann uns der Morphologe wirklich belehren über das Wesen des Megacolons, gestützt auf die Befunde an Operations- und Sektionsmaterial, dem nur die Hypertrophie, die Dehnungsgeschwüre, der Volvulus, also Terminalerscheinungen, anzusehen sind? Dementsprechend sind in der allgemeinen Chirurgie die Zeiten wohl vorüber, in denen man sich vom operativen Eingriff in erster Linie die Bestätigung der Diagnose oder die Bereicherung der Morphopathologie versprach; in der Neurochirurgie hat es bisweilen noch den Anschein. Außerhalb der Neurologie und Psychiatrie — in welchen sie als Hysterie und Neurasthenie komparieren — bekommt man den Eindruck, funktionelle Erkrankungen, Neurosen, seien selten, kaum der Mühe gewissenhaften Studiums wert: der eingebildete Kranke sei kaum ernst zu nehmen. Die innere Medizin jedoch scheint mir inzwischen an einem Wendepunkt angelangt zu sein. Funktionell-pathologische Leiden — einige Schulbeispiele waren Hypertonus als Funktionsverhalten, Funktionspathologie des Magendarms, örtliche und allgemeine Betriebsstörungen des Kreislaufs — im Sinne v. Bergmanns sind jedoch gar nicht nur nervöse, eingebildete Leiden, wie man diese so oft den sog. „organischen" Leiden gegenüberstellt. Organisch, der Name ist besonders dem Nervenarzt geläufig, heißt da sonderbarerweise „in morphologischer Organabweichung begründet" als Gegensatz zu „in funktioneller Organpathologie"; die Bezeichnung: morphologische Pathologie Huecks dürfte weit besser zutreffen. Auch ist funktionell keineswegs hysterisch gleichzusetzen. Allerdings sind hysterische Störungen Sonderfälle funktioneller Pathologie. Namentlich von den Neurologen wird im allgemeinen der Gegensatz funktionell-organisch hoch eingeschätzt; allerdings besonders in bezug auf das somatische Nervensystem, während sich die Aufhebung dieses Gegensatzes gerade im Gebiete des visceralen Nervensystems darbietet. Doch hat neuerdings v. Weiszäcker — sozusagen im Einklang mit den Gedankengängen v. Bergmanns und in deren Fortführung — versucht, darzutun, daß organische, d. h. morphologische Pathologie schließlich die Folge psychischer

Spannungen sein kann. Es sind da in Gedanken wohl funktionelle Betriebsstörungen als Bindeglied einzuschalten.

Die innere Medizin hat der Physiologie immer viel näher gestanden als die Chirurgie; das bekundet sich schon in der Tatsache, daß die Fachvertreter der letzteren meistens eine anatomische oder pathologisch-anatomische Vorbildung hatten, fast nie eine physiologische. Und manches Kapitel der Chirurgie im Hand- und Lehrbuch fängt an mit anatomischen Vorbemerkungen, denen nur selten physiologische folgen. So hat die KREHLsche „Pathologische Physiologie" recht zahlreiche Auflagen erlebt, ehe ein entsprechendes Werk für Chirurgen (dasjenige ROSTs) erschien. Seitdem ist in chirurgischen Kreisen doch ein gewisses Interesse an der pathologischen Physiologie erwacht. Ja sogar Anklänge an die funktionelle Pathologie wurden neuerdings chirurgischerseits erörtert, unter dem Namen Chirurgie physiologique von LERICHE, von FAURE, auch in der Notchirurgie STARLINGERs. Es muß ja eigentlich befremden, daß sich in demjenigen Teil der Pathologie und Heilkunst, der zum Teil aus praktischen Gründen der Chirurgie zugerechnet wird, eine funktionelle Pathologie nicht eher bewußt durchgesetzt hat.

Die Chirurgie ist nach wie vor der morphologischen Pathologie fast ausschließlich treu geblieben. Falls dort von physiologischer Pathologie die Rede ist, meint man durchweg nur die Funktionsstörungen infolge morphologischer Pathologie an Ort und Stelle. Man bedient sich — allerdings schon seit Jahrzehnten — physiologischer Funktionsbestimmungen zur Diagnostik morphologischer Leiden (z. B. Nierenfunktionsproben), sowie zur Schätzung des allgemeinen Widerstandes zu operierender Kranken (die Operationsgefährdung REHNs). Doch gab es eine programmatische funktionelle Pathologie in der Chirurgie nicht; daraus erklärt sich auch wohl das besondere Interesse der Chirurgen an anderem, d. h. namentlich an Technizismen.

Allerdings wurde wenigstens ein funktioneller Begriff — die postoperative Darmparese — schon früh von der Chirurgie anerkannt, wahrscheinlich dank der äußeren bzw. morphologischen Ursache: Abkühlung und Eintrocknen bei der Eventration und dem Hantieren sowie zugrunde liegende Peritonitis.

In diesem Zusammenhang wäre auch noch anzuführen, daß die Chirurgie gern, ja fast ausschließlich, mit ursächlichen Momenten sozusagen des Alltagslebens (mechanischen, physikalischen, infektiösen, besonders äußeren) arbeitet. Innere Ursachen (Erblichkeit, Konstitution, Rasse, Pathergie) und weniger faßbare äußere (Geographie, Klima, Jahreszeit), deren Bedeutung von keinem inneren Mediziner geleugnet wird, kommen dem durchschnittlichen Chirurgen zu mystisch vor, als daß er sie anerkennen möchte. Eine Hyperfunktion soll wenigstens aus einer Hyperplasie-Hypertrophie heraus einigermaßen ersichtlich sein, usw. Auch das Lebensalter spielt in der chirurgischen Pathologie eine an Hand morphologischer Tatsachen nicht erklärliche Rolle.

Schließlich vertraut sich der Chirurg gern nicht nur der anatomischen, vermeintlich absoluten Gewißheit an, sondern es liegt ihm auch viel an Forderungen wie denjenigen altbekannten KOCHs in bezug auf die Anerkennung spezifischer mikrobieller Krankheitsursachen. Eine bedeutsame Funktion soll die entsprechende anatomische Unversehrtheit zur Voraussetzung haben, und auch mit derselben stets in Verlust geraten. Weniger zwingende Verknüpfung von anatomischer Grundlage und Funktion — vikariierendes Eintreten und dergleichen — mutet ihn schon ziemlich unsicher an. Sonst möchte er die Erfolge seiner Eingriffe auch auf möglichst einfache Weise, wenn angängig mechanisch, verstehen.

Vor einigen Jahren habe ich mich in holländischer Sprache[1] bemüht, die postoperative Verhaltung des Mageninhalts darzulegen, als Beispiel rein funktioneller Pathologie in der Chirurgie. Jetzt möchte ich den Versuch machen, etwas allgemeiner auf die funktionelle Pathologie in der Chirurgie einzugehen, in dem Sinne, wie v. BERGMANN ihr in der inneren Medizin programmatisch das Wort geredet hat. An Hand zahlreicher Beispiele werde ich dartun, daß die funktionelle Pathologie in der Chirurgie eine Rolle spielt in der Ätiologie, Pathogenese, Diagnostik, Indikation, operativen Therapie, der Nachbehandlung und in deren Erfolgen; daß sie also die gesamte Chirurgie durchdringt. Es braucht also kein Chirurg die Nase zu rümpfen über funktionelle Vorgänge, deretwegen kein vernünftiger Mensch eine Operation erwägt, und um welche der Chirurg sich eigentlich nie zu kümmern hätte.

Der Chirurg ist wohl meistens der Ansicht, daß er in der Befolgung der anatomischen Indikation — im Gegensatz zur inneren Medizin — Dauererfolge herbeiführt. Und er ist oft nicht bereit, sich von vornherein mit weniger zufrieden zu geben. Dennoch entspricht die Wirklichkeit auch im Fall morphologisch begründeter Indikation diesem Berufsstolz nicht oft. Dementsprechend braucht sich der Operateur nicht zu scheuen, auch im Gebiete der funktionellen Chirurgie oftmals nur palliative Erfolge anzustreben. Sie überdauern ohnehin den Eingriff, wie es von der inneren Medizin nicht oft gesagt werden kann (Ulcuskrankheit, Hochdruck).

In der nunmehr folgenden Zusammenstellung handelt es sich allerdings um Tatsachen, die den Fachkollegen meistens bekannt sein werden, zum Teil schon seit alters. Mir liegt ja nur an deren Betrachtung unter einem gemeinschaftlichen Gesichtspunkt, dem der

[1] v. GELDEREN: Postoperative Retentie. Amsterdam: Scheltema und Holkema 1936.

funktionellen Pathologie. Vollständigkeit wurde allerdings nicht erstrebt; doch handelt es sich diesmal um den Versuch einer repräsentativen Darstellung heterogener Beispiele, die einen Überblick des Gesamtgebietes ermöglichen soll. Die Reihenfolge nach Organen, die sich mit einer Gliederung in funktionelle Abteilungen nicht vollständig deckt, wurde möglichst innegehalten. Die Einteilung des Stoffes dürfte manchmal etwas willkürlich erscheinen; sie hat dem Verfasser übrigens begreifliche Schwierigkeiten bereitet: diese entsprechen denen der inneren Medizin: das Ulcus duodeni rechnet man kaum zu den Darmkrankheiten, beim Asthma bronchiale (bzw. der Gicht) läßt sich darüber streiten, ob man es den Lungenkrankheiten (bzw. der Nierenpathologie) zuordnen soll. So habe ich die Blutdruckkrankheit in einem Sonderkapitel angeführt, dabei aber mehrfach Überschneidungen (Nebennieren, Hypophyse) nicht vermeiden können. Schließlich bleibt stets noch die Wahl zu treffen, ob die Erkrankungen beim ursächlichen Organ (Mechanismus) oder beim Erfolgsorgan einzureihen sind (Thyreoidea — Herz; Angina pectoris — Hochdruck, usw.). In der korrelativen Chirurgie handelt es sich nun einmal nicht um ein einziges erkranktes Organ. Die funktionellen hypophysären Genitalstörungen sind auf die beiden entsprechenden Organkapitel verteilt angeführt. Auch bereitet die Einreihung der neurogenen und vasculären Organstörungen begreifliche Schwierigkeiten. Ich habe dieselben im allgemeinen beim entsprechenden Organ, nur ausnahmsweise beim Nervensystem eingereiht. Ich habe mit dem Magen angefangen, weil mir an diesem Organ zunächst die Bedeutung der funktionellen Pathologie in der Chirurgie aufging.

Der Leser möge es entschuldigen, falls ich nicht stets die landläufige Ansicht angeführt habe, dann und wann persönliche Auffassungen in den Vordergrund gerückt habe: eine persönliche Note ist diesem Buche zuzubilligen. Vielleicht sind mir auch hier und da wirkliche Fehler unterlaufen. Ein so vielseitiges Schrifttum wie hier mit in Betracht kommt, ist nicht leicht zu bewältigen; und die wirtschaftlichen Verhältnisse der Nachkriegszeit erschweren die Beschaffung des neuesten ausländischen Schrifttums, sowie desjenigen der späteren Kriegsjahre außerordentlich. Mehrere Irrtümer der ersten Auflage wurden berichtigt. Es sind einige Abbildungen — Kurven, Tabellen — zum besseren Verständnis des Textes eingefügt worden. Es sind im allgemeinen nur rezenteste, über die einschlägige Frage orientierende Arbeiten angeführt worden, mittels deren man sich leicht im Schrifttum zurechtfindet.

Wenn auch nicht jedesmal besonders erwähnt, so sind doch neben dem neuzeitlichen sonstigen Schrifttum mehrfach eigene Arbeiten mitverwertet. Deren Zahl ist inzwischen bedeutend dadurch gewachsen, daß die funktionelle Pathologie meine wissenschaftliche Tätigkeit gelenkt hat. Die Ungunst der Zeiten hat die Drucklegung mehrerer eigener Arbeiten über Gebühr verspätet; demzufolge sind auch bisher nicht veröffentlichte Ergebnisse eigener Forschung mitverwertet. Es dürfte dem Leser einleuchten, daß die funktionelle Pathologie auch in der Chirurgie, im Gegensatz zur vorwiegend analysierenden Morphologie, den Versuch einer Synthese in sich birgt. Hin und wieder bietet sich dabei die Gelegenheit, morphologische und funktionelle Pathologie einander gegenüberzustellen, wenn auch der Gegensatz nicht prinzipiell ist.

Ich möchte nicht über mein Ziel hinausschießen: die überragende Bedeutung der pathologischen Anatomie — der morphologischen Pathologie — für die wissenschaftliche und praktische Medizin und Chirurgie sowie ihren erzieherischen Wert bezweifle ich keineswegs. Man sollte aber bedenken, daß die Sektion gar nicht so selten nicht einmal die Todesursache ausfindig macht, geschweige denn das Eintreten des Todes erklärt. Das ist besonders bei Erkrankungen, die stark funktionell-pathologisch betont sind (Hitzschlag, Zuckerkrankheit, Tetanie u. a.), der Fall. In etwa einem Viertel der Fälle deckt auch die mikroskopische Untersuchung des Pankreas keine Veränderungen auf, führt somit auch keine morphologische Diabetesdiagnose herbei (WARREN). In früheren Stadien, wo der Arzt zu entsprechenden Kranken zugezogen wird, und es sich um Diagnose, Indikation und Therapie handelt, wird die Morphopathologie noch mehr im Stich lassen, wird man sich somit öfter auf funktionell-pathologische Erwägungen stützen. Wie völlig läßt die Morphologie im Stich in der Erklärung der klinischen Schmerzen. Das vorliegende Buch will nur chirurgischerseits um die Gleichberechtigung der funktionellen Pathologie mitkämpfen, die der morphologischen als ebenbürtig an die Seite zu stellen ist. Sie ist nicht nur ein provisorischer, bisher nicht zu umgehender Anhang, sondern die zur pathologischen Synthese unumgängliche Ergänzung unseres Wissenbestandes. Nicht nur der funktionellen Pathologie gegenüber findet sich in der Chirurgie die Überschätzung des Anatomischen und Technischen. Man erinnere sich des Kampfes um die vordere oder hintere Gastroenterostomie (die Nachteile haften jeder Gastroenterostomie an), oder der Vorzüge der extrapleuralen (-serösen) Operation des subphrenischen Abscesses, die nur an den derselben ausschließlich zufallenden Frühfällen dargetan wurden, somit nur scheinbar bewiesen sind. Sogar die funktionell-pathologische Chirurgie kennt technische Streitigkeiten, z. B. den Gegensatz supra- oder infradiaphragmatische Splanchnicektomie. Doch gibt es weitere Beispiele. Wie oft werden Gallensteine, wird eine Prostatavergrößerung — beides anatomische Befunde — operativ angegangen, während sich die

Beschwerden bei funktioneller Analyse vorher als anderer Herkunft erwiesen hätten. Morphologisches Substrat ist nicht ohne weiteres gleichbedeutend mit Ursache der Beschwerden und Symptome.

Die ersten Anfänge grob-mechanischer funktioneller Chirurgie — lange bevor korrelativ geplante Eingriffe sich durchsetzten — stammen aus dem Sondergebiet der orthopädischen Chirurgie. Auch haben MAIER und BIESALSKI sie bereits als physiologische Operationen (Sehnenüberpflanzung) angezeigt. Hierher gehören auch die arthroplastischen Operationen, sowie mehrere Eingriffe derjenigen orthopädischen, morphologisch-mechanischen Chirurgie, für welche LEXER den Namen „Wiederherstellungschirurgie" geprägt hat. Sie versuchen, einer ganz grobmechanischen Funktion gerecht zu werden. Dasselbe gilt meines Erachtens von der SORRELschen Schonung der Epiphysenlinie, die in dieser sparsamsten Weise beim Kinde, wenn überhaupt, bei der Gelenkresektion dem künftigen Längenwachstum zuliebe zu beachten ist.

Die überragende Bedeutung der Funktion manifestiert sich auch oft bei Knochenbrüchen. Jedem Chirurgen passieren Diaphysenquerbrüche und Schrägfrakturen, deren genaue Einrichtung auf konservativem Wege nicht gelingt. Nur zu oft entspringt dem Wunsch nach anatomischer Reposition das Bestreben, dies auf operativem Wege zu erzwingen. Oft jedoch ist verspätete Konsolidation (Infekt) die Folge, und über Gebühr sich hinziehende Immobilisation zieht bedeutsamen Funktionsverlust nach sich. Es entspricht dem Interesse des Patienten meistens mehr, bei leidlicher Einrichtung eine praktisch vollauf genügende Funktion zu erhalten. Dies gilt allerdings nicht für Gelenkbrüche, und die Marknagelung fördert zweifelsohne die operative Einrichtung ohne Heraufbeschwörung der Infektionsgefahr. Doch sollte nur der Erfahrene sich an diese Chirurgie heranwagen.

Daß die Funktion wichtiger als die Morphologie sein kann, geht z. B. aus der Gaumenchirurgie hervor. Früher war eine lückenlose Mediannaht das höchste Ziel, das kurze Gaumensegel Nebensache, das zwar der Sprache schadete. Heute nimmt die „Rückverlagerungsoperation" eine vordere Nahtlücke — nachher durch Prothese zu schließen — etwa mit in Kauf, erstrebt dafür ein langes, gut bewegliches Gaumensegel mit fehlerfreier Sprache. Doch auch hier handelt es sich nur um die Schätzung einer rein mechanischen, dazu ziemlich groben Funktion (DORRANCE).

Manchmal gilt es, durch neurologische Defekte verunstaltete und auch gebrauchsunfähige Gliedmaßen besonders für den Gebrauch zu befähigen. Sinnvolle Übertragung von Sehnen sog. Spendermuskeln an neue Insertionen bietet dabei funktionellen Ersatz. Außerdem wird die Form (Hackenfuß usw.) gebessert. So wie die Verunstaltung die Folge des Funktionsdefektes war, ist bei der Wiederherstellung der funktionelle Ersatz primär.

Die Neurotisation gelähmter Nerven und Muskeln (spinofaciale Anastomose) gehört auch hierher.

Die STOFFELsche Schwächung, nicht genügend durch gelähmte Antagonisten aufgewogener Muskeln auf dem Nervenwege, gehört auch hierher. Funktionelle Korrekturen ziehen die Verbesserung der Form nach sich.

Den Anfang sonstiger funktioneller Chirurgie bildeten damals die Operationen der Schilddrüse bei der BASEDOWschen Krankheit. Sie haben die Reihe der Operationen auf endokrinologischem Gebiete eröffnet; und etwa um die Jahrhundertwende haben sich die gleichfalls korrelativ gedachten ersten Eingriffe am autonomen Nervensystem hinzugesellt. Damit war die funktionelle Pathologie im wahren Sinn des Wortes sogar in der praktischen Chirurgie angebahnt. Doch beschränkt sie sich seitdem keineswegs auf einige operative Eingriffe.

Speiseröhre. Magen. Dünndarm.

Als **Kardiospasmus** bezeichnet man den Zustand der Erweiterung der Schlundröhre, die, ohne Krebs und dgl. durch erschwerte Passage an der Kardia verursacht sein soll, jedenfalls neben derselben einhergeht.

Für den Kardiospasmus wurden mehrere Operationen ausgearbeitet. Übrigens gibt es auch die perorale instrumentale Dehnung. Zunächst gab es eine Durchtrennung der zirkulären glatten Muskulatur (HELLER); wohl wenige haben dabei den Eindruck einer Verdickung, Hypertrophie, erhalten. Eigentlich sollte schon daraus die Frage erwachsen sein, ob die Muskeldurchtrennung wirklich erforderlich war. Eine Analogie mit dem Säuglingspyloro„spasmus" — tatsächlich Hypertrophie, auch mit der Pylorushypertrophie Erwachsener, liegt nicht vor! Seitdem schlug HEYROWSKI eine sehr große Operation, die Ösophago-Gastro-Anastomose vor. Neuerdings erweitert man auch wohl die Kardia auf eine Weise, die der FINNEYschen Pyloroduodenostomie nachgebildet ist (OCHSNER und DE BAKEY). Dabei — so will mir scheinen — wurde doch ein wenig mit Kanonen auf Spatzen geschossen und dem Spasmus (der Achalasie) des nicht-hypertrophischen Kardiasphincters zu viel technische Ehre und zu wenig kausale Erkenntnis bezeugt.

In letzter Zeit hat GASK den Kardiospasmus durch bewußte Entnervung der Kardia ohne Eingriff am Sphincter geheilt. Seitdem leuchtet ein, daß bei der Sphincterdurchtrennung die vorangehende Skeletierung der Kardia als unbewußte Denervation vielleicht die Hauptsache war. Beim Kardiospasmus liegt somit anscheinend eine

Betriebsstörung vor, die durch einen funktionellen Eingriff am Nervensystem beseitigt werden kann.

Was bei den neurochirurgischen Eingriffen zur Behandlung des Kardiospasmus wesentlich ist, geht aus Folgendem hervor. Bei hoch im Brustkorb vorgenommener bilateraler Vagusdurchschneidung — die beabsichtigte, eine Ulcustherapie anzubahnen — entstand eine Ektasie der Schlundröhre mit Achalasie der Kardia. Dieses Erschlaffungshindernis der Kardia wich der cervicothorakalen Sympathektomie (Knight). Es handelt sich somit um eine funktionelle Passagestörung: parasympathische Entnervung; Vagotomie, verursacht Megaösophagus und Schluß der Kardia; das ist somit ein Erzeugnis orthosympathischen Überwiegens, genau so wie beim Megacolon. Der Name Kardiospasmus ist somit aus Analogie durch Megaösophagus zu ersetzen. Die Kardia gewinnt das Erschlaffungsvermögen wieder mittels orthosympathischer Entnervung, es sei nun, daß dazu eine cervicothorakale Grenzstrangresektion oder eine Skeletierung der Kardia oder gar eine Resektion der A. gastrica sinistra vorgenommen wird.

Von der übrigens beim Erwachsenen seltenen hypertrophischen Pylorusstenose heißt es, die Hypertrophie entwickle sich aus einem Spasmus heraus.

Ich möchte hier sofort die **postoperativen Störungen der Magendarmpassage** nach den gewöhnlichen Magenoperationen angliedern. Seit Jahrzehnten hat man dafür allerhand morphologische Ursachen angeschuldigt: technische Fehler in der Form einer Klappe oder Spornbildung sowie den Arteriomesenterialverschluß, der jedenfalls morphologisch besser zu befriedigen schien als die funktionell anmutende Magenatonie. Nach einer Gastroenterostomie war von Circulus vitiosus die Rede, ein Name, der für die Magenretention nach der Resektion nicht zutreffen kann. Dennoch ist die Komplikation nach beiden Operationen gleich häufig. Im Sinn morphologisch-mechanischer Passagestörung käme dann nur „Überfüllung des zuführenden Schenkels" in Betracht. Damit ist keineswegs gesagt, daß diese Überfüllung tatsächlich vorhanden sei. Allerdings hat Reischauer schon vor mehr als 20 Jahren versucht, darzutun, es handle sich nur um eine und dieselbe funktionelle Passagestörung, um den spastischen Magendarmblock. Da diese Ansicht sich nicht durchgesetzt hat (vgl. z. B. Joseph, Gray und Sharpe), habe ich sie auf statistischem Wege nachgeprüft. Die postoperative Passagestörung des Magendarms nach der Resektion oder Gastroenterostomie ereignet sich fast nur bei männlichen Ulcusleidenden; sie ist im Frühling ganz besonders häufig. Viel schwieriger ist es, die jahreszeitliche Periodizität der Anastomosendyskinesie beim Billroth I darzulegen. Der Billroth I erhält nicht nur die Duodenalpassage, was verdauungswichtig erscheint, sondern ihm folgen außerdem wenig postoperative Passagestörungen. Der Galle usw. erspart er allerdings die Passage der Anastomose. Das ist alles völlig unbegreiflich vom Standpunkt anatomisch-technischer Ursachen der morphologischen Pathologie. Es stützt somit die Lehre vom tetanieähnlichen spastischen Magendarmblock als zur Ulcuskonstitution gehörig und illustriert in leider oft beängstigender Weise die „vagotone“ Krampfbereitschaft des Geschwürträgers. Die Bezeichnung Anastomosenileus, Dyskinesie dürfte das Wesentliche treffen, bzw. nichts Unrichtiges besagen. Die Leute, welche nach irgendeiner sonstigen — magenfernen — Operation von der Verhaltung des Mageninhaltes befallen werden, sind ja auch ganz vorwiegend Ulcusleidende!

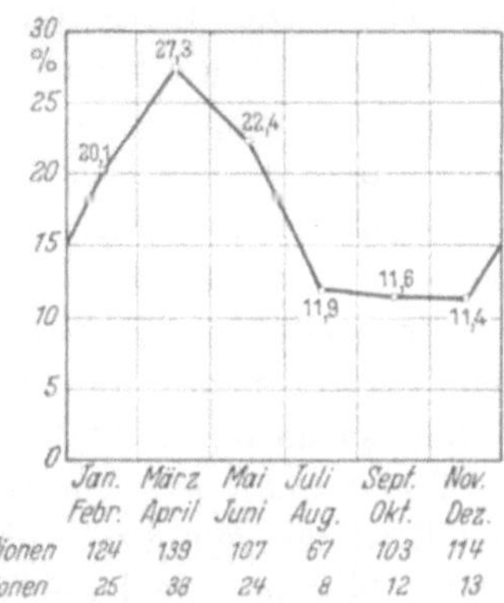

Abb. 1. Tetanieähnliche Kurve der Saisonperiodizität der postoperativen Magenretention.

Da es sich anscheinend um eine Teilerscheinung der ulcuskonstitutionellen Krampfbereitschaft handelt, scheint der Tierversuch aussichtslos. Der Versuch einer Calciummedikation empfiehlt sich meines Erachtens.

Da nunmehr die konstitutionell-funktionelle Ursache der postoperativen Passagestörungen dargetan ist, hat es keinen Sinn mehr — wie vorher — die ursächlich technisch zu beanstandende Magendarmverbindung durch eine zweite, neue, ersetzen zu wollen. Daran erlebte man — nunmehr begreiflicherweise — meistens nur dieselben konstitutionell bedingten Schwierigkeiten. Wenn somit eine Relaparotomie zur Behandlung der Magenverhaltung auch kaum noch einen Sinn hat — bestenfalls kann eine transitorische Jejunostomie über die Schwierigkeiten hinweghelfen — die intravenöse Palliativtherapie

Tabelle 1. *Magenretention. Einfluß der Eigenart der Patienten und des Eingriffs.*

Operation und Indikation	Zahl der Operationen	Zahl der Retentionen	Prozentsatz der Retentionen	
Gastrojejunale Anastomose				
♂ Ulcus: Gastroenterostomie	296	57	19,2%	18,3%
B. II-Resektion .	358	63	17,6%	
♀ Ulcusoperation	129	6	4,6%	5,2%
Krebsresektion	62	4	6,4%	
Duodenale Anastomose				
♂ Ulcus: B. I-Resektion . .	193	9	4,6%	

wirkt gleich lebensrettend —, so hat sich doch aus der Erkenntnis der funktionellen Natur der Komplikation etwa eine medikamentöse kausale Behandlung noch nicht ergeben.

Eine überzeugende funktionelle Therapie, etwa in der Gestalt einer Nervenblockade oder autonomen Pharmakomimetik, ist allerdings nicht vorhanden, bzw. scheint nur in verfehltem Sinn zu wirken. Die tastenden Versuche SERVELLES (Splanchnicusblockade) werden der spasmophilen, vagotonen Ulcuskonstitution nicht gerecht. Vgl. die nicht überzeugenden Sympathektomieversuche beim Asthma. Sonst hat man Vitamin B_1 verwendet, vielleicht auch einmal Acetylcholin versucht. Die Knieellenbogenlage, wie beim sog. postoperativen Arteriomensenterialverschluß, entspringt offensichtlich der althergebrachten morphologisch-mechanischen Denkweise.

Sollte der spastische Magendarmblock, der sogar dem Kranken lebensgefährlich werden kann, den Fachkollegen dennoch zweifelhaft erscheinen, so wäre an das Bronchialasthma zu erinnern. Dessen Anfälle, für die es allerdings wohl ein Heilmittel gibt, sind ja anerkannt spastische Paroxysmen auf konstitutionell-allergischer Basis, die, wenn auch selten, so doch gleichfalls das Leben gefährden können.

Wie der hämolytische Ikterus nach der Splenektomie (vgl. daselbst) — allerdings genügend gebessert — dem Blutbild nach noch immer weiter besteht, die hämolytische Konstitution somit nicht geändert wurde (GÄNNSLEN), so behält auch der wegen Ulcus Magenresezierte — ungeachtet der Heilung — seine Ulcuskonstitution, und dies wirkt sich in den ersten postoperativen Wochen in der Veranlagung zum spastischen Magendarmblock aus. Diese Veranlagung tritt auch bei etwaigen Ulcusrezidivoperationen in die Erscheinung.

Ganz abgesehen von der Tatsache, daß die pathologische Anatomie die Lehre vom Zwölffingerdarmgeschwür lange aufgehalten hat, ist es ihr auf rein morphologischem Wege gar nicht gelungen, dem Ulcusleiden pathogenetisch beizukommen. Mit der Morphopathologie des Magen- oder Zwölffingerdarmgeschwürs ist die Periodizität der Beschwerde keineswegs erfaßt, als Beispiel dafür, daß anerkannte anatomische Pathologie noch nicht das letzte Wort bedeutet. Auch hat die mechanische Schonung mittels Diät nur wenig genützt. Dementsprechend war die Chirurgie des **Magen-Zwölffingerdarm-Geschwürs** solange eine Enttäuschung, als sie sich bemühte, ein anatomisches, rein örtliches Leiden zu beheben. Excision, anatomisch-mechanische Ausschaltung mittels Gastroenterostomie oder Pylorusausschaltung, Manschettenresektion, beugten dem Rezidiv nicht vor. Die Belassung des Geschwürs bei der sog. Palliativresektion MADLENERS, bei welcher nur eine, immerhin ausreichende, Resektion des Antrums und des anschließenden Corpusteils vorgenommen wird, wirkt sich dagegen fast immer in einer Dauerheilung aus. Genau so wie die Radikalresektion wird sie der Betriebsstörung im Werdegang des Geschwürs gerecht: durch die Entfernung der Säuresteuerungszone (Magensekretin: Edkins) greift sie — zwar peripher — in den konstitutionellen allgemeinen Mechanismus der Ulcusgenese ein. Daraus ergibt sich ein schroffer Gegensatz zur Krebsresektion des Magens, die offensichtlich rein direkt-anatomisch einem zunächst örtlichen Leiden durch dessen Entfernung gerecht wird: morphologisch begründete Operation. Der Ulcusleidende wird geheilt, auch bei Hinterlassung seines (kardianahen) Geschwürs, falls nur genügend viel von einer anderen, allerdings benachbarten (der steuernden) Magenpartie in Wegfall gerät (vgl. Monsaingeon). Die Kreuter-Kochsche Palliativresektion beim Gastrojejunalgeschwür (auch v. Gelderen) führt offenbar nur eine Heilung herbei, falls die Lage der zu erhaltenden Anastomose gestattet, einen ausreichend großen pylorischen Magenteil zu entfernen. Allerdings befinden sich zahlreiche Geschwüre in derselben Magenregion, die als korrelativ-funktionell wichtige Steuerungszone zu entfernen ist.

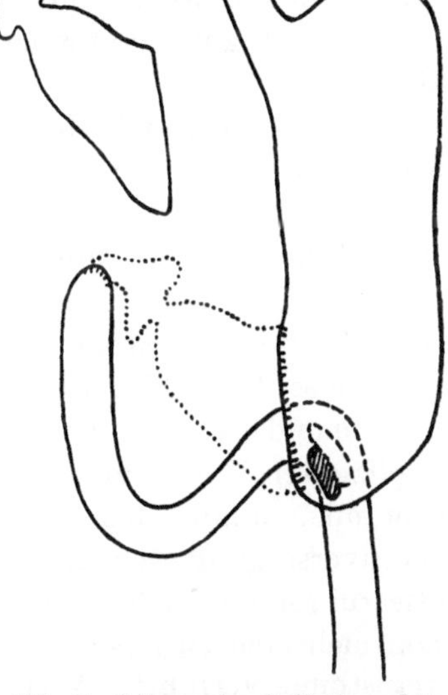

Abb. 2. Schema der Palliativresektion des Ulcus gastrojejunale: Oft zu kleinlich zur Heilung der erhaltenen ulcerierten Anastomose.

Die Palliativresektion beim Gastrojejunalgeschwür — ich möchte nicht mißverstanden werden — hat heutzutage meines Erachtens nur noch theoretische, funktionell-pathologische Bedeutung. Die große Radikalresektion ist unbedingt vorzuziehen.

Das neueste amerikanische Schrifttum hat sich endlich zu den europäisch-kontinentalen Lehren der chirurgischen Ulcusbehandlung: Resektion, bekehrt und damit die Bedeutung der pylorisch gesteuerten Acidität für die Ulcusgenese anerkannt (Heuer und Holman, McKittrick).

Die Anamnese der sich dem Chirurgen darbietenden Ulcuskranken ist oft pathogenetisch wichtig. Zuerst wurde dem Patienten gesagt, er habe nervöse Magenbeschwerden. Später war von einer Superacidität die Rede, vielleicht — neumodischer — von einer Gastritis (Konjetzny, Büchner). Schließlich wurde ein Ulcus diagnostiziert. Diese Reihenfolge ist nicht nur eine Kopie der progressiv aufgewandten diagnostischen Mühe. Sie deutet auch darauf hin, auf welche Weise man sich zur Zeit die Entstehung des Magen- oder Duodenalgeschwürs denkt. Bekanntlich ist der Vagus der Sekretionsnerv des Magens. Er fördert nebenbei auch sonst im Verdauungstrakt, die Passage. Der Versuch mittels Magenentnervung, d. h. bilateraler Vagusdurchtrennung, die Säuresekretion zu verringern und über diese eine Heilung der Geschwüre herbeizuführen, lag auf der Hand. Anfängliche säuresenkende Erfolge an Versuchstieren haben sich nachher als nicht dauerhaft erwiesen. In letzter Zeit wollen jedoch amerikanische Autoren, DRAGSTEDT und SCHÄFER, mit supradiaphragmatischer Vagotomie am Ulcuskranken gute säuresenkende und ulcusheilende Erfolge erzielt haben.

Inwieweit diese endgültig sind, bleibt wohl abzuwarten. Jedenfalls wird die anfängliche Magenatonie — vom Tierversuch her bekannt — vom operierten Patienten bald überwunden. Eine Vermutung, daß der Heilerfolg doch schließlich infolge einer bedeutsamen örtlichen Automatie der Säureproduktion erlischt, scheint mir berechtigt (säureweckende Steuerungszone, Magensekretin). Sonst wäre die Vagotomie ein schönes Beispiel funktioneller Chirurgie, die auf Heilung bzw. Prophylaxe der schließlich ganz grobmorphologischen, manchmal letalkomplizierten Ulcuskrankheit hinausläuft. Die supradiaphragmatische Vagotomie, unmittelbar oberhalb des Zwerchfells, beeinträchtigt die Nervenversorgung der Kardia offenbar nicht mehr. Die sofortige Entleerungsunmöglichkeit des Magens nach der Vagotomie hat leider schon mehrfach zu einer zusätzlichen, nachher bedauerlichen Gastroenterostomie verführt. Auch dies überschattet die Fernerfolge.

Man könnte sich mit Recht fragen, inwieweit die klassischen Ulcusbeschwerden nur der Ulcusgastritis und Superacidität entstammen. Sogar die große Blutung ist nicht mehr das untrügliche Zeichen des unzweifelhaften Geschwürs, wie sich aus den neuzeitlichen Blutungsresektionen ergeben hat. Allerdings muß man sich dann bisweilen von neuem die superacide Gastritisresektion — die von namhaften Fachvertretern abgelehnt wird — überlegen. Wenn ich auch dieselbe nicht grundsätzlich vorschlagen möchte, so habe ich doch von der gelegentlichen Resektion hyperacider, vermeintlicher Ulcusmagen, die nur Gastritis aufwiesen, namentlich mit dem Billroth I mehrere durchaus befriedigende Erfolge erlebt. Jedenfalls habe ich es in den letzten Jahren in solchen Fällen der Ulcuskrankheit ohne Ulcus nicht wieder bei einer Probelaparotomie bewenden lassen, etwa nur um die Ausbildung eines handgreiflichen Geschwürs abzuwarten. Bei von vornherein diagnostizierter Gastritis (roter Magen) nehme ich jedoch keine Resektionslaparotomien vor.

Die gastroskopische Untersuchung, wenn auch morphologisch, hat uns mit funktioneller Magenpathologie vertraut gemacht, indem sie digestive Fluktuationen des Mucosaaspekts im Sinne der Gastritis aufdeckte und sogar psychische Einflüsse unserem Verständnis näherrückte. Auf diese Weise könnte sie auch zur Lehre der psycho-neurogenen Ulcusgenese beigesteuert haben. Hyperdigestive Phase, etwa als Histaminfolge, und hypertrophische Gastritis als mutmaßliche — immerhin nicht allgemein anerkannte — Etappe in der Ulcusgenese sind sich zum Verwechseln ähnlich.

Die Existenz körpereigener Stoffe, welche die Säurewerte und die Entstehung der Magen- und Zwölffingerdarmgeschwüre herabdrücken bzw. verhüten, hat für die Chirurgie bisher keine Bedeutung erlangt.

Wenn ich hier den Krebs als rein örtliches Leiden ohne funktionellen Hintergrund anführe, so bin ich mir der immer wieder aufkommenden serodiagnostischen Versuche — eine Bedeutung ist ihnen nicht abzusprechen bewußt. Dabei handelt es sich immer nur um humorale Allgemeinsymptome infolge des örtlichen Krebses. Beim Ulcus dagegen liegt eine örtliche Manifestation infolge einer allgemeinen (vegetativ-anomalen) Konstitution vor. Um mehr als Vermutungen (ABRAHMSON und HINTON) in bezug auf hormonale Ursachen handelt es sich beim Krebs nicht.

Der Ätiologie des Magenkrebses sind weder seitens der atrophischen Gastritis noch als Ulcuscarcinom funktionelle Momente erwachsen. Ob es sich beim Zusammentreffen von perniziöser Anämie und Magenkrebs um kausale Verknüpfung handelt, und in welchem Sinne, scheint fraglich.

Die Magenresektion, besonders die totale, doch auch bisweilen die Gastroenterostomie mit deren gastritischer Schleimhautpathologie, kann eine symptomatische perniziöse Anämie (agastrische hyperchrome Anämie) verursachen: derselben liegt Insuffizienz des Magenfaktors zugrunde. Vgl. Perniciosa symptomatica bei der Leberdegeneration.

Die Tatsache, daß beim Menschen der „intrinsic factor“ außerhalb der Pylorusregion sezerniert wird (COX), erklärt die Seltenheit perniziosaähnlicher Anämie nach der üblichen Magenresektion. Und die Überlebungsdauer nach der Totalresektion genügt anscheinend kaum, daß sich eine agastrische Anämie ausbilde (FARRIS).

Die Herstellung eines Magenersatzes nach totaler Gastrektomie — die übrigens selten indiziert und kaum je dauerhaft das Leben rettet — mittels breiter Anastomosierung der zur Anastomose verwendeten Jejunalschenkel hat sich funktionell keineswegs bewährt. Dem morphologischen Magenersatz entspricht keine Behälterfunktion: Röntgenologisch zeigt sich kein längeres Verweilen der Speisen.

Das immerhin sehr seltene Megaduodenum indizierte bisher die Anastomosierung desselben mit dem oberen Jejunum: es hieß, es sei eine Obstruktion an der Duodenojejunalflexur vorhanden. Neuerdings hat sich die orthosympathische Entnervung (Splanchnicektomie) in der Behandlung dieser umschriebenen Variation—Erkrankung bewährt. Wie beim Megacolon, soll eine Überaktivität der orthosympathischen Innervation, diesmal auf den oralen Darmteil beschränkt, vorliegen (SERVELLE).

Als Parallelerscheinung zum Megaduodenum wird der Kaskadenmagen wohl als partieller Megaventriculus aufgefaßt und dementsprechend mittels Splanchnicusresektion angegangen.

Beim Darmverschluß unterscheidet man bekanntlich seit alters den mechanischen, morphologisch bedingten, vom dynamischen, funktionellen Ileus. Über den paralytischen Ileus und die chronische Obstipation vgl. Dickdarm, Nervensystem.

Unter den verschiedenen Formen des **Darmverschlusses** möchte ich zunächst die Bleikolik und die Darmsymptome bei der idiopathischen Porphyrie (VANOTTI) hervorheben. In beiden Fällen handelt es sich um einen spastischen Darmverschluß, um reine funktionelle Pathologie, dem ein morphologisches Substrat nicht zugrunde liegt. Keinem Chirurgen wird es einfallen, die Existenz dieser beiden „funktionellen" reinen Betriebsstörungen in Abrede zu stellen. Der Glaube an diese funktionellen Einheiten wird ihm allerdings durch die leicht erfaßliche chemische Ursache beider Erkrankungen, die endogene Porphyrie, das exogene Blei (wohl auch auf dem Wege einer Porphyrie) erleichtert.

Beim Darmverschluß sind nicht nur ätiologisch funktionelle Faktoren wichtig. Dem auch nicht-funktionellen Ileus haften funktionelle Folgen an, die für den Kranken ebenso wichtig sind wie die morphologische Unwegsamkeit des Darmes. Es handelt sich um Schock, Dehydration, Hypoproteinämie, die als Folgen des Erbrechens, der örtlichen — peritonealen — Feuchtverluste, des Fastens, zu betrachten sind.

Die Bekämpfung dieser Funktionsstörungen entscheidet nicht weniger als chirurgische Technik über Leben und Tod. Dabei spielt neuerdings die Anwendung der WANGENSTEEN-MILLER-ABBOTT-Sonde als Drainage- und Dekompressionsmittel namentlich in chronischen Ileusfällen (Colonkrebs) eine wichtige Rolle; Hauptsache ist jedoch die Schockbehandlung, gelegentlich die Normalisierung der mineralischen Blutbestandteile.

Bei der **Darminvagination** der Erwachsenen findet man meistens eine handgreifliche Ursache; eine Geschwulst, mag sie nun gutartig oder bösartig sein, geht voran. Meistens ist sie gutartig. Der Hergang der Einscheidung ist unserem Verständnis deutlich. Die normale Peristaltik hat bei der Einscheidung statt des Darminhaltes die Geschwulst ergriffen und mit derselben den inneren Darm weiter befördert. Die Herkunft der ursächlichen Geschwulst — von der man ja nichts weiß — beanstandet kein Chirurg.

Zur Erklärung einer Erwachsenen-Invagination braucht man somit keiner besonderen Reaktionslage des Darmes; einen Saisongipfel derartiger Invaginationen gibt es nicht.

Völlig anders liegt die Sache bei den Invaginationen der Säuglinge, die eigentlich nie eine morphologische Ursache haben: eine Geschwulst fehlt immer. Da bleibt kaum anderes übrig, als abnorme Darmperistaltik, vielleicht sogar Spasmen haftbar zu machen. Agonale Invaginationen kennt man ja vom Sektionstisch her: keiner zweifelt daran, daß in der Agone eine abnorme Reaktionslage der Darmmuskulatur vorliegen könnte. Außerdem kann man im Experiment mittels Physostigmin Invaginationen erzeugen. Gibt es nun Tatsachen, die imstande sind, die abnorme Reaktionslage der glatten Muskeln als Ursache des eingescheideten Säuglingsdarms auch sonst glaubwürdiger zu gestalten? Ja, gewiß. Wie KIRSCH bewiesen hat, ereignen sich die Säuglingsinvaginationen ganz besonders im Frühling, in den tetaniereichen Monaten des Jahres. Daß Knaben bevorzugt sind, wußte man schon länger. Nach Analogie will mir die zu Spasmen (und Einscheidungen) führende Reaktionslage des Säuglingsdarms doch einigermaßen erläutert erscheinen. Invagination, Infarzierung, Nekrose sind die Folge.

Nebenbei sei bemerkt, daß Spasmen (keine Hypertrophie) im allgemeinen saisonbedingt sein können: Gallen- und Nierensteinkoliken! Eine Hypertrophie — so z. B. die angeborene Pylorushypertrophie („Pylorospasmus") der Säuglinge — hat keinen jahreszeitlich bedingten Gipfel, wie ich feststellen konnte.

Mesenteriale Gefäßverschlüsse sind nicht naturnotwendig Embolien oder Thrombosen. Es kommen anscheinend auch am (Dünn-) Darm flüchtige, spastische Verschlüsse vor, die klinisch dem Bilde eines akuten Bauches entsprechen, während die Laparotomie schlimmstens eine hämorrhagische Infarzierung — manchmal nicht einmal diese — aufdeckt, die ohne Darmresektion das Leben nicht gefährdet, somit ausheilt, und zwar anscheinend restlos. Es ist jedoch auch eine Heilung, Restitutio ad integrum ohne operative Hilfe möglich. Daß es auch perakute Bauch-(Darm-)-schmerzen angiospastischer Herkunft gibt, ohne Ausbildung eines hämorrhagischen Infarkts, ist nicht mehr zu bezweifeln.

Funktionelle Störungen der Darmwegsamkeit, meistens im Sinne einer Atonie, Parese, sind bei retroperitonealem Geschehen etwas ganz Gewöhnliches: Beeinträchtigung der Nerven liegt wohl zugrunde. Die Darmparese bei hinteren Rippenbrüchen hat man sich wohl auch auf neurogenem Wege — orthosympathische Reizung — entstanden zu denken (Altemeyer und Wadsworth). Manchmal sogar Ileus vortäuschende Darmträgheit ist eine nicht gerade seltene Begleiterscheinung sog. organischer, somatischer Nervenkrankheiten. Als Ursache ist nucleäre oder Nervenpathologie im autonomen Gebiete zu vermuten.

Es heißt in der Operationslehre: so und soviel könne vom Darm geopfert werden, ohne das Leben zu gefährden (Frangenheim). Die Schätzung wechselt allerdings, und daraus möchte ich schließen, die Länge des anatomischen Darmverlustes sei nicht das letzte Wort; andere, zum Teil auch körpereigene Faktoren spielen anscheinend mit. Einer frischen Cöcostomie oder unteren Ileostomie entfließt dünnflüssiger Inhalt. Nach einigen Monaten kommen aus derselben geformte oder zunächst breiige Faeces hervor: der Dünndarm hat dann sozusagen umgelernt. Dem anatomischen Darmverlust entspricht dann kaum noch ein funktioneller Verlust, der zunächst tatsächlich vorgelegen hatte.

So wird eine zweizeitige Längenreduktion des Magendarmtraktes leichter funktionell kompensiert als eine auf einmal stattfindende Resektion. Einem vor wenigen Wochen Magenresezierten konnte ich eine große Colonresektion mit Ileosigmoidostomie zumuten, ohne daß der Ernährungszustand unterminiert wurde; beide Eingriffe beschleunigen die Passage, gefährden eine ausreichende Resorption.

Die Ausschaltung eines großen Dickdarmteils, die Ileosigmoidostomie mit und ohne Colektomie, verursacht auch nur eine vorübergehende Diarrhöebereitschaft bzw. manifesten Durchfall. Ähnliches gilt von der ausgedehnten Darmausschaltung, z. B. der irrtümlich als Gastroileostomie ausgeführten Gastroenterostomie.

Es gibt mehrere normale Organe und pathologische Gebilde, an denen sich eine Torsion, ein Volvulus ereignen kann: Milz, Netz, Hoden, Adnextumor, Megasigmoid, auch das Nichtkongenitale der Vielfresser ballastreicher Ingesta — die wir im Kriegshungerwinter alle mehr oder weniger waren — u. a. Allen gemeinschaftlich ist der mehr oder weniger schmale Stiel, der auch die Gefäße führt. Eine kurze Sigmaschlinge mit kurzem Mesosigma wird nicht vom Volvulus betroffen. Es gibt mehrere Auffassungen über die Entstehung und Progression der Stieldrehung: kaum wundert es, daß auch äußere Ursachen — Stoß, Fall, plötzliche Körperbewegung oder deren überstürzte Beendigung — angeschuldigt werden. Rhythmische Rumpfdrehungen hat man auch für die fortschreitende Torquierung als Erklärung herangezogen. Doch gab es auch schon länger die Payrsche Auffassung, nach der die Ursache im Körperinnern — in den Pulswellen — zu suchen sei. Eine endogene periodische Funktion wurde somit der äußeren mechanischen Ursache gegenübergestellt. Und tatsächlich gibt es unzweifelhafte derartige

Beispiele. Ich beobachtete eine Torsion eines grobmyotomatösen Uterus infolge eines Stoßes in den Unterbauch. Die T-Form behinderte die Spontandetorsion des verhakten Gebärmutterkörpers. Doch sind derartig entstandene Torsionen meines Erachtens äußerst selten.

Für die Ileuslaparotomie bei meteoristischem Intestinaltrakt eignet sich auch in bezug auf den Dünndarm besonders die Splanchnicus- oder besser die Spinalanästhesie, deren orthosympathische Beigabe auch in anderen Atoniezuständen wie am Dickdarm besondere Vorzüge hat; vgl. daselbst.

Gehirn. Hypophyse. Auge.

In der Lehre vom **Hirndruck** gibt es neuerdings ein Sonderkapitel: den Hirndruck ohne Hirntumor. Einem der Pioniere der Hirnchirurgie, DANDY, war es aufgefallen, daß es bisweilen unzweifelhaften Hirndruck mit Stauungspapille gibt, dem eine Hirngeschwulst nicht zugrunde liegt. Er gründet dies zunächst auf den in solchen Fällen erhobenen, völlig normalen ventrikulographischen Befund, der seines Erachtens eine Geschwulst ausschließt. Dem wird nicht jeder eine so unerschütterliche Beweiskraft beimessen. Es bleibt immer noch die jahrelange Überlebungsdauer der diesbezüglichen Patienten DANDYs, falls nur eine Entlastungstrepanation stattfand. Die Dekompression ermöglicht dem betreffenden Patienten nunmehr Druckkrisen beschwerdefrei durchzukommen. Solche Patienten sind besonders beachtenswert durch den spontanen, schnellen, schroffen Wechsel des Zustandes an der Entlastungstrepanation (Eindellung — Vorwölbung), den sich DANDY — wohl richtig — nur als Folge vasomotorischer Aktivität denken kann. Eine so schnell im Effekt wechselnde morphologische Ursache ist kaum denkbar. Jedenfalls soll hier entlastet (trepaniert) werden, um die optische Funktion zu schützen.

Während heute in der allgemeinen Chirurgie die Adhäsionen zunehmend ziemlich skeptisch betrachtet werden, erfreuen sie sich in der Neurochirurgie besonderer Anerkennung in der Form der chronischen Arachnoiditis, die jedenfalls als morphologisch gesichert anmutet, an der man jedoch leicht vorübergeht, falls sich daneben z. B. eine Geschwulst vorfindet. Es fragt sich, inwieweit hinter einer Arachnoiditis der hinteren Schädelgrube als mutmaßliche Ursache der Druckerhöhung die DANDYsche Vasomotorik steckt. Es sind besonders jugendliche weibliche Personen, bei denen Papillenödem ohne Hirndruck als vorübergehende Erscheinung unbekannter Ätiologie besonders vorkommt. Könnte dabei nicht auch anormale Vasomotorenreaktion eine ursächliche Rolle spielen?

Abgesehen von Allgemeinsymptomen und etwaigen klinisch-lokalisatorischen Erscheinungen wirkt sich die Anwesenheit eines Hirnneoplasmas — die Kenntnis verdanken wir besonders WALTER, auch JUNG — in einer örtlichen Änderung der normalen elektrischen Aktivität des Hirngewebes, des Elektrencephalogramms, aus (wenig frequente Hirnpotentiale). Dieselben Veränderungen bringt jedoch auch der Hirndruck, z. B. arachnoiditischer Herkunft, hervor. Diese trägen Hirnpotentiale sind dann anscheinend nicht anatomisch bedingt. Hirnkammerentleerung mittels Punktion ändert wenig an der abnormen elektrischen Aktivität. Osmotische Entwässerung dagegen ist sehr wirksam. Daraus ergibt sich die Folgerung, daß anscheinend die Hirnschwellung — das Ödem — also ein höchstens sehr flüchtiges anatomisches Substrat, der Geschwulst im Effekt gleichkommt, bzw. an den Geschwulstsymptomen beteiligt ist; gehen doch auch oft nicht nur die klinischen Allgemeinsymptome, sondern auch die örtlichen nach osmotischer Entwässerung zurück! Das Euphyllin erfreut sich in diesem Sinn eines besonderen Rufes. Sonst wird Pyramidon erfolgreich als gefäßdichtendes, ödemverhütendes Mittel, vor und nach hirnchirurgischen Eingriffen verwendet. Dann hat die morphologische Geschwulst die Herdsymptome anscheinend nur mittels des peritumoralen flüchtigen Ödems verursacht, also mittels einer kaum mehr als morphologisch anzusprechenden Komplikation. Es sei hier noch einmal ausdrücklich betont, daß mit der Elektrencephalographie funktionelle Pathologie in neuem Gewande in die neurologische Diagnostik eingeführt wird; ihre sonstigen neuzeitlichen Bereicherungen (Ventrikulographie, Angiographie) waren rein morphologisch.

Die elektrencephalographischen Erscheinungen sind wohl das schärfste funktionelle Kriterium etwaiger Hirnläsionen. So zeigen die trägen Hirnpotentiale (Deltawellen) während der ersten Tage nach sonst symptomloser Carotisligatur doch leichteste, reversible, offenbar funktionelle Schäden an. Elektrencephalographische Anhaltspunkte zur speziellen, histologischen Tumordiagnostik stehen noch im Anfange. Auch bei den Epilepsien erweist sich das Elektrencephalogramm als überaus scharfes funktionelles Merkmal. Die Epilepsie — die Zahl der kryptogenetischen (genuinen) Fälle ist zugunsten der chirurgisch wichtigen im Sinken begriffen — ist auch im anfallfreien Intervall elektrencephalographisch kenntlich am „spike and wave"-Rhythmus.

Abgesehen von somatoneurologischen Fernsymptomen gibt es auch hirnlokalisatorisch wichtige autonome Krankheitszeichen, besonders des Hypothalamus. Vgl. Nervensystem.

Die ältere klinisch-neurologische Diagnostik, die aus somatischen Fernsymptomen auf Hirnpathologie schloß, war schon funktionell, allerdings im Sinn elementärer Korrelate, außerhalb des vegetativen Systems.

Bei Hypertonikern scheinen apoplektische Insulte homo- und kontralateral auftreten zu können. Der operative Zugang über die mittlere Schädelgrube (zur SPILLER-FRAZIERschen Neurotomie des Quintus) scheint wegen der mechanischen Irritation der A. meningea media besonders dazu zu disponieren (ZEHNDER).

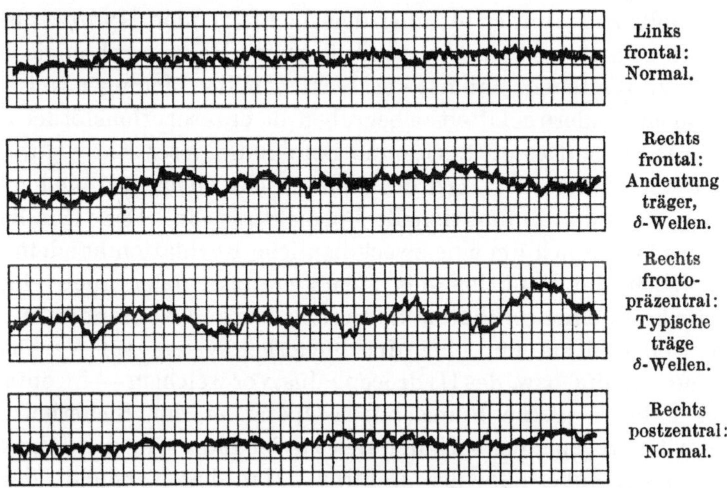

Abb. 3. Elektrencephalogramm bei rechtsfrontalem Gliom, seitdem durch Lobektomie entfernt. Nach 6 Jahren vollerwerbsfähig.

Es gibt auch sogar lokalisierte Hirnerscheinungen, denen keine oder kaum Morphopathologie zugrunde liegt. Ich meine die Folgen cerebraler Gefäßstörungen funktioneller oder auch endangitischer Art, die durch Desympathisation (Stellektomie bzw. Excision des Halssympathicus) behoben oder sogar gelindert werden können. Vgl. auch die Sympathektomie bei der Migräne.

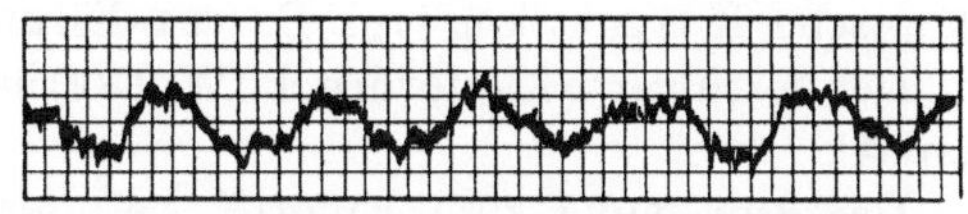

Abb. 4. Elektrencephalogramm: Träge sog. δ-Wellen — 2—3 je Sek. — als Zeichen einer Rindenläsion.

Sie könnte auch in der Bekämpfung der angiospastischen cerebralen Insulte (PAL) Bedeutung haben, würde jedoch die retinocerebralen Gefäße dem unabgeschwächten Hochdruck aussetzen.

Die Ligatur der linken A. cerebri anterior galt noch vor kurzem als unbedingt tödlich: nach derselben erwachen die Patienten nicht mehr aus der Bewußtlosigkeit, welche in den Tod übergehe. Inzwischen hat sich herausgestellt, daß dies nur zutrifft, falls der Gesamtkreislauf im Schock darniederlag. Bei sorgfältig vorher behobenem bzw. verhütetem Schock wird die erwähnte Ligatur überstanden. Auch für andere morphologisch bedingte gefäßverschuldete Hirnschäden könnte der funktionelle Zustand des Gesamtkreislaufs mitbestimmend bzw. wichtiger sein.

Wenn bei einem Neugeborenen irgendeine sog. **Spina bifida** vorliegt, denkt wohl die Mehrzahl der Chirurgen, die Natur habe vergessen, das Rückenmark, die Häute oder wenigstens die Wirbelbogen zu schließen. Wenn der Chirurg nunmehr diesen Verschluß operativ nachholt, so staunt er oft über den nachfolgenden Hydrocephalus, der jedoch keineswegs immer zustande kommt. Rein morphologisch ist dies kaum zu verstehen. Man hat vorgeschlagen, den Meningensack nicht abzutragen, sondern gefältelt zu begraben, da er resorptionsfördernd wirken soll. Doch geht es oft auch ohne Befolgung ieses Rates gut, und mit Fältelung dürfte der Hydrocephalus nicht sicher vermieden werden. Hier setzt nun die funktionelle Betrachtung ein. Der Gedanke taucht auf, es könne sich um eine zweckdienliche Regulation handeln. Manchmal zeigt die Punktion des Meningensacks (oder auch eines Hirnventrikels) einen erhöhten Sekretionsdruck des Liquors an: da war die Spina bifida nur eine Art Sicherheitsventil zur Verhütung der Liquorstauung bzw. des Hydrocephalus, vor welchem — im entsprechenden Falle — keine Spina bifida-Operation mit Sicherheit schützt. Beim Hydrocephalus befindet sich zuviel Liquor in den Hirnkammern oder auch außerhalb des Gehirns. Man hat versucht, dem durch Drainage dieses Liquors abzuhelfen: hierfür kamen Balkenstich, neuerdings Ventrikulostomie, Ureteranastomose und Aquäduktdrainage zur anatomisch-mechanischen Behebung der Steuung in Betracht. Es gibt jedoch auch andere Wege, funktionell begründet, die bezwecken, die Liquorproduktion herabzusetzen: Röntgenbestrahlung des Chorioidealplexus, Exstirpation desselben durch offene Operation oder ventrikuloskopische Koagulation (vgl. DANDY-KOEBCKE).

Der verringerte Liquordruck (WOLFF) hat bisher keinen chirurgischen Aspekt.

Die Anweisung zum Eingriff bei der gewöhnlichen **Hypophysengeschwulst** — dem chromophoben Adenom — wird fast immer durch die Beeinträchtigung des Sehvermögens geliefert. Und die in etwa $^2/_3$ der Fälle erfreulichen Erfolge mißt HENDERSON bei der Nachprüfung des riesigen Materials CUSHINGs ausschließlich am optischen Resultat. Beide, Indikation und Wertung der Operationserfolge, sind dabei rein morphologisch begründet, handelt es sich doch um den durch die Geschwulst verursachten mechanischen Druck auf die Sehnerven bzw. das Chiasma.

Dennoch befaßt sich die Hypophysenchirurgie nebenbei, und bisweilen allein auch mit funktioneller Pathologie. Die Amenorrhöe, die Impotenz infolge des Hypophysenadenoms, verschwindet bisweilen: der von der Hypophysis gesteuerte hormonale Sexualmechanismus stellt sich wieder her, und zwar ohne daß am Genitalapparat morphologisch etwas vorgenommen wurde. Es ist zweifelsohne ein glänzender Erfolg, wenn eine Hypophysenoperation die Menstruation hervorruft bzw. wiederherstellt, und eine konsekutive Schwangerschaft mit glücklicher Kindesgeburt eine nahezu an der Unfruchtbarkeit gescheiterte Ehe rettet, wie ich das erlebt habe. Zu dem direkt morphologisch begründeten optischen Erfolg gesellt sich somit ein anderer aus dem Gebiet der funktionellen (hormonalen) Pathologie (STARR und DAVIS).

Während das gewöhnliche, chromophobe Hypophysenadenom an sich nicht endokrin tätig ist und nur mittels Druckschaden der übrigen Hypophyse Hormonalsymptome verursacht, verschulden die anderen, eosinophilen und basophilen Adenome an sich humoralbedingte Fernzeichen. Der eosinophilen Hyperplasie in der Gravidität — mit akromegalen Andeutungen — läuft die Akromegalie des eosinophilen Tumors parallel. Er liegt auch dem Riesenwuchs zugrunde.

Auch die gelegentliche Minderung akromegaler Symptome nach — auf Grund übrigens seltener optischer Erscheinungen — beim Akromegalen ausgeführter Hypophysenoperation ist ein Beispiel korrelativer, funktioneller Pathologie (Heilung).

Wir werden der Hypophyse bzw. dem gonadotropen Hormon noch oft weiter unten begegnen, beim Stoffwechsel, bei den Geschlechtsorganen.

Vom proportionierten hypophysären Zwergwuchs — mit offenen Epiphysenscheiben — wurde einmal eine Heilung mittels des Wachstumshormons berichtet (SHELTON).

Den basophilen Zellen entstammen die gonadotropen Hormone, das Prolaktin und vielleicht auch das adreno-kortikotrope Hormon. Das Basophilom CUSHINGs wurde, soviel ich weiß, bisher nicht operativ angegangen, dürfte wegen der geringen Größe dazu auch nicht geeignet sein. Hier könnte ein Bestrahlungsversuch in Betracht kommen.

Die organotropen Hypophysenhormone haben eine praktisch-chirurgische operative Bedeutung noch nicht erlangt (vgl. Retentio testis, Interrenalismus).

Nebenbei bemerkt: Bisweilen wird die Hypophyse erfolgreich angegangen zur Behebung vorliegender Störungen des (Mineral-) Stoffwechsels. Es handelt sich dabei um Addison-artige Schwäche (v. D. BORNE). Auch dann arbeitet der Chirurg im Gebiete der funktionellen Pathologie: Der Schwellenwert der Nieren wird auf hormonalem Wege günstig beeinflußt gehoben. Man muß sich den Mechanismus wohl so vorstellen: Die vom Adenomdruck befreite Hypophyse aktiviert mittels des kortikotropen Hormons die Nebennierenrinde, welche ihrerseits — vgl. Cortin beim Addison — die Nierenschwelle für Kochsalz hebt.

Hypophysenchirurgische Bedeutung hat der allgemeine, somit nicht monohormonale Hyperpituitarismus (Wolf) bisher nicht gehabt. Die Epiphyse des Gehirns, deren Zusammenhang mit der Genitalausbildung — falls es sich nicht um Druckschäden des Zwischenhirns handelt — außer Zweifel steht, wurde zwar mit technischem Erfolge angegangen; aber korrelativpathologische Effekte am Genitalapparat sind noch nicht verzeichnet. Auch scheint mir die Frage Hyper- oder Hypofunktion bei der sexuellen Frühreife nicht gelöst. Neuerdings werden Druckerscheinungen, die den Hypothalamus betreffen, vermutet, sie könnten sich mittels der Hypophyse auswirken.

Die Sympathektomie macht das Auge nicht manifest myop; der Versuch, auf diese funktionelle Weise der Hypermetropie abzuhelfen, scheint somit wenig aussichtsreich; er kommt als Konkurrenz, etwa der morphologischen Kontaktgläser, nicht in Betracht.

Beim Lagophthalmus paralyticus ist die Unterbrechung des gleichseitigen Halssympathicus zu erwägen: der Enophthalmus des Horner-Komplexes erleichtert den Lidschluß bei gelähmtem Augenfacialis. Die Embolie der A. centralis retinae als akute Erblindungsursache morphologischer Natur genügte dem pathologischen Denken vergangener Jahrzehnte. Tatsächlich kommt sie vor; dennoch ist nicht mehr daran zu zweifeln, daß manche Embolie nur ein Arteriospasmus ist; das bezeugen die Heilerfolge mittels vasodilatatorischer Acetylcholininjektion. Einen schärfer umschriebenen Effekt trägt wohl die Novocainisation des Ganglion stellatum ein; Dauerwirkung hat natürlich nur die Sympathektomie.

Die neuzeitliche Hochdruckchirurgie des N. splanchnicus hat manche Retinitis „albuminurica“ als reversible angiospastische Retinopathie entlarvt. Sollte aus irgendwelchem Grunde eine operative Behebung des allgemeinen Hochdrucks nicht in Betracht kommen, so wäre eine alleinige Desympathisation des Kopfes — der Augengefäße —, des Augenlichtes wegen, zu erwägen (Alkoholisation des Ganglion stellatum).

Über Versuche ist man in der Behandlung des Glaukoms mit der Sympathektomie nicht hinausgekommen. Diese verengert allerdings die Pupille, entfaltet den Kammerwinkel und könnte auch sonst den intraokulären Druck herabsetzen. Der Novocainblockade des Ganglion stellatum als dringlicher Maßnahme beim Glaukom bin ich nicht begegnet; sie wäre mittels Alkohol in eine Dauertherapie überzuführen (vgl. übrigens Berens). Die Gefäßerweiterung wäre dabei immerhin unerwünscht.

Schilddrüse. Herz.

An der Schilddrüse — es gibt auch aberrante Strumen — erlebt der Chirurg einerseits diffuse und Herdpathologie, welcher funktionelle bzw. korrelative Krankheitserscheinungen nicht anhaften: Struma nodosa, gelegentlich cystica. Daneben gibt es typisch korrelative Pathologie thyreogener Herkunft. Seit Kocher und v. Eiselsberg unterscheidet man Hyperthyreosen; es kann sich um diffuse Hyperplasie, Hypertrophie oder vielleicht einfache Hyperfunktion handeln, jedoch auch um sog. toxische Adenome. Bei der Hyperthyreose ist der Stoffwechsel beschleunigt, die Pulszahl erhöht, die Kreislaufzeit verringert, usw. Bei der Hypothyreose — sei diese nun spontan oder postoperativ — liegt gerade das Umgekehrte vor: subnormaler Basalstoffwechsel, träges Wesen, usw.

Die tierexperimentelle Begründung der Klinik der Hyper- und Hypothyreosen liegt in extenso vor. Neben der Hyper- und Hypofunktion der Schilddrüse gibt es offenbar keine Dysfunktion.

Damit soll nicht gesagt sein, der Morbus Basedowii sei eine primäre Erkrankung der Schilddrüse. Das thyreotrope Hormon sowie die Bedeutung der Emotionen läßt andere Gedanken aufkommen. Ein Eingriff an übergeordneter neurovegetativer Zentralstelle wird sich jedoch nicht verwirklichen lassen. An der Bedeutung der psychogenen Verschlimmerungen, mutmaßlich auch dann und wann der emotionellen Genese des Basedow ist kaum zu zweifeln. Es ist hier nebenbei an die basedowoide Konstitution und an deren Diagnostik mittels der Reid-Huntschen Acetonitrilreaktion zu erinnern (vgl. v. Bergmann und Goldner).

Die Heilung der **Basedowschen Erkrankung** durch eine Schilddrüsenoperation ist altbekannt; deshalb wird sie hier nur ganz kurz gestreift, wenn sie auch völlig in das Gebiet der funktionellen Pathologie gehört; verschwinden bzw. verringern sich doch nach der Strumektomie auch sämtliche organfernen Betriebsstörungen: Tachykardie, Diarrhöe, gejagtes Wesen, Erhöhung des Grundstoffwechsels usw., die augenscheinlich zum sympathischen Nervensystem hinüberleiten.

Der Eppinger- und Hessschen Vagotonie als erstem Versuch einer programmatischen visceralen Neurologie wurde die Basedowsche Erkrankung als Beispiel einer Sympathicotonie bald gegenübergestellt, um so mehr, als bilaterale Halsdesympathisation im Experiment Thyroxinunempfindlichkeit herbeiführt (Enderlen und Bohnenkamp). Dennoch handelt es sich dabei keineswegs um universell-sympathicotone Erscheinungen. Darin mag es begründet sein — auch gibt es anatomisch-technische Schwierigkeiten —, daß sich neben der Strumektomie ein erfolgreicher Eingriff am autonomen Nervensystem, ungeachtet diesbezüglicher Versuche, nicht hat behaupten können.

Die noch nicht völlig geklärte Bedeutung des Jods für die Schilddrüsenpathologie (Thyroxin — Dijodthyrosin) wurde dennoch für die Chirurgie wichtig. Auch der sog. Jodbasedow harrt noch seiner Erklärung.

Das Jod gehört zu den „Spurenelementen", von denen minimalste Mengen dennoch lebenswichtig sind. Jod ist zur normalen Schilddrüsenmorphologie und -funktion unentbehrlich (v. FELLENBERG). Jodmangel zieht die Ausbildung einer Struma nach sich; pränataler Jodmangel liegt dem Kretinismus zugrunde, d. h. einem besonderen körperlichen und seelischen Symptomenkomplex (Zwergwuchs, Blödsinn, Taubstummheit), der neben angeborener Schilddrüsenvergrößerung einhergeht.

Kleinste Joddosen verhüten den Kropf; das wirksamste Prinzip der Schilddrüse — Thyroxin — enthält Jod. Andererseits setzt eine keineswegs homöopathische Jodtherapie — sie bedient sich der Jodjodkaliumlösung oder neuerdings des Dijodthyrosins — die Hyperthyreose in wenigen Tagen (PLUMMER) herab.

Ob die PLUMMERsche Jodmedikation jedoch nur eine einmalige Remission bewirkt oder zunächst, ungeachtet etwaiger Spontanremissionen, auf einem niedrigeren Niveau in bezug auf Stoffwechsel und Puls einreguliert, bleibe dahingestellt. Jedenfalls bessert sie die Operationsaussicht, indem sie in der Schilddrüse auch morphologische Veränderungen bewirkt: die Schilddrüse fühlt sich bei der Operation straffer an; sie hat auch inzwischen mikroskopische Veränderungen erlitten. Hier bedient sich der Chirurg einer vorübergehenden Betriebseinregulierung auf morphologischer Grundlage.

Das (Methyl-) Thiouracil als neueste Errungenschaft auf diesem Gebiete bewirkt eine histologische Aktivierung, jedoch eine funktionelle — besonders beabsichtigte Inaktivierung. Vgl. LAHEY, MOORE.

Dem Thiouracil haften leider mehrere Nachteile an, die in der Vorbehandlung der Strumektomie schon den PLUMMERschen Jod nicht anhaften: es schränkt die Hyperämie nicht ein, übertreibt den Gefäßreichtum offenbar. Die chronische Anwendung führt sogar eine Vergrößerung der Schilddrüse herbei, eine Hyperplasie, welche den Gedanken der Krebsgefahr nahelegt. Auch ist schon Agranulocytose vorgekommen. Auch mit dem Thiouracil scheint mir die Medizin gegenüber der Chirurgie den Sieg noch nicht davongetragen zu haben, um so mehr, als die Kombination carcinogener Stoffe mit dem Thirouacil im Tierversuch Schilddrüsenkrebs verursacht hat.

Das Vitamin A wirkt anscheinend zunächst der hyperthyreotischen Leberschädigung entgegen.

Die praktische Bedeutung des A-Vitamins bei der Hyperthyreose hat die Konkurrenz des Thiouracils anscheinend nicht ausgehalten, um so mehr, als die theoretische und experimentelle Begründung noch ziemlich dürftig erscheint.

Seit über 100 Jahren weiß man, daß zur BASEDOWschen Krankheit als Augensymptom unter anderem der Exophthalmus gehört. Wenn auch seine Genese nicht restlos geklärt ist, soviel ist doch sicher, daß die Hyperthyreose mit dem Exophthalmus eng zusammenhängt. Und dementsprechend verschwindet er meistens, wenn auch nicht stets sofort, nach operativer Beseitigung der Hyperthyreose, d. h. nach ausgiebiger Verkleinerung der Schilddrüse, sei diese nun tatsächlich vergrößert oder nur der Sitz verstärkter Funktion gewesen.

Daß es sich beim Exophthalmus des Basedowkranken um ein Hyperthyreosesymptom handelt, unterliegt neuerdings berechtigtem Zweifel. Der Exophthalmus verschwindet, verringert sich im günstigsten Fall erst einige Zeit nach der Strumektomie; es gibt sogar anfängliche Verschlimmerung, die allerdings der postoperativ gesteigerten Ausschüttung des hypophysären thyreotropen Hormons entsprechen könnte (DOBYNS, SCHOCKAERT). Der Erfolg, dem Exophthalmus gegenüber, wurde somit auf korrelativem Wege erreicht; die Schilddrüsenfunktion wurde in Angriff genommen. Erst in den letzten Jahren wurde ein konkurrierendes Verfahren der direkten anatomischen Beseitigung des Exophthalmus gemeldet. Meistens ist die historische Reihenfolge der Behandlungsarten die umgekehrte: das direkte — manchmal symptomatische — Verfahren ist dann das ältere. Für die wenigen Fälle, in denen der Exophthalmus nach der Halsoperation nicht verschwindet oder sich sogar noch verschlimmert, droht die Gefahr der Ophthalmie und des Verlustes des nicht mehr von den Augenlidern geschützten Bulbus. Da kann eine innere Dekompression der Orbita nach der Schädelhöhle und Temporalgrube hin vorgenommen werden (NAFFZIGER) oder auf Kosten der Nasennebenhöhlen stattfinden (KISTNER). Auch die versehentliche operative Läsion des Halssympathicus anläßlich der Strumektomie verringert ihrerseits den Exophthalmus (Teilwirkung des HORNER-Komplexes) und wurde auch schon absichtlich verwendet.

Das postoperative Myxödem (Hypothyreose) als erste chirurgische unerwünschte Funktionsstörung, war einst das Fundament, auf dem sich einmal die moderne Endokrinologie und sonstige Korrelationspathologie erheben sollte. Bald gesellte sich die Tetanie hinzu als Manifestation postoperativer Hypoparathyreose.

In den letzten Jahrzehnten erlebt der Chirurg kaum je nach seinen Schilddrüsenoperationen eine nicht beabsichtigte Hypothyreose, ein

Myxödem. Das von ihm absichtlich hinterlassene Schilddrüsengewebe ist fraglos funktionstüchtig.

Dies ist nicht der Fall nach der Röntgenbestrahlung der Basedowstruma: alles Schilddrüsengewebe wird dabei gleichmäßig geschädigt. Dabei wird nicht stets nur das funktionelle Zuviel ausgemerzt, sondern hier und da eine endgültige Unterfunktion geschaffen. Ein lebenslänglicher medikamentöser Ersatz ist da unumgänglich.

Die Tatsache, daß vom erwachsenen bzw. geschlechtlich gereiften Menschen die totale Thyreoidektomie anstandslos dauernd ertragen wird — ohne Ersatztherapie (HERTZLER) —, kann von den Physiologen nicht ignoriert werden. Es hat somit allen Anschein, daß die landläufige subtotale Thyreoidektomie nicht in der Schilddrüsenphysiologie begründet ist, sondern höchstens in der Absicht, keine Nerven- oder Parathyreoidläsion zu riskieren. Und auch dieses Argument trifft in der Hand HERTZLERs nicht zu (vgl. auch SUDECK).

Übrigens war die Chirurgie der Schilddrüse wohl das erste Beispiel der durch Operation auf korrelativem Wege erzielten Heilung funktioneller Leiden: der Tachykardie usw.; sind doch die Fundamente der korrelativen funktionellen Pathologie überhaupt durch die Schilddrüsenchirurgie KOCHERs gelegt. Neulich hat sich hieraus eine funktionelle Chirurgie Herzleidender entwickelt. Sie steht in schroffem Gegensatz zu den intrakardialen Eingriffen (Valvulotomie), die bei der Mitralstenose als Ursache von Kreislaufschwierigkeiten vorgeschlagen wurde, deren praktische Erfolge jedoch zunächst äußerst wenig befriedigend sind (CUTLER).

Über die Struma maligna und deren Endokrinologie vgl. Geschwülste.

Über die erfolgreiche Homoiotransplantation von Schilddrüsenadenom vgl. Transplantation, auch Geschwülste.

Die negative Kalkbilanz beim Basedow ist im Kapitel Knochen erwähnt (vgl. auch PUPPEL).

Von dem radioaktiven Isotopen des Jods[1] ist bei Strahlentherapie die Rede; auch dieser wendet sich spezifisch an Schilddrüsengewebe, ungeachtet des Fundortes.

Die Experimente von GUDERNATSCH über die ontogenetische Bedeutung der Schilddrüse sind ohne chirurgische Bedeutung (morphogenetischer Faktor).

Es dürfte nunmehr feststehen, auch experimentell, daß die Coronargefäße seitens des Sympathicus, nicht des Vagus, vasokonstriktorische Impulse über das Ganglion stellatum erhalten. Die afferenten Schmerzfasern des Herzens begleiten die efferenten Fasern zwar größtenteils,

[1] Kurz: Radio-Jod.

aber nicht vollständig: die sensiblen Fasern befolgen den Weg der unteren Cervicalrami und des obersten thorakalen; die efferenten Herzfasern entstammen besonders den Thorakalrami 2—5.

Die **Angina pectoris, die Coronarinsuffizienz,** ist ein Schmerz infolge der Anoxie des Herzmuskels. Daran kann örtliche Sklerose, etwa in Verbindung mit Gefäßspasmen schuld sein, allerdings im Zusammenhang mit für den Kranken individuell bzw. akzidentell zu großen, an das Herz gestellten Anforderungen, also eine Betriebsstörung, der eine allein genügende morphologische Ursache kaum je zugrunde liegt. Den chirurgischen Versuch, mittels Sympathicusoperation den Schmerz als das bedeutsame Warnungssignal der herannahenden Gefahr allein zu beheben (die Novocainisation des Ganglion stellatum behebt ja augenblicklich den anginösen Anfall), erwähne ich nur ganz kurz, weil er anscheinend unlogisch, verfehlt ist. Doch steckt hinter der Sympathicusoperation wohl noch etwas ganz anderes: d. h. die Unterbrechung eines vasokonstriktorischen Reflexbogens (LERICHE). Das könnte diese Operation berechtigen, wenigstens für diejenigen Fälle, in denen die spastische Komponente das Übergewicht hat, der funktionell-pathologische Anteil somit überwiegt. Es kann sich auch allein um Spasmus handeln (vgl. auch JESSEN).

Der Hinweis, daß eine Angina pectoris als spasmogen zu betrachten ist, entstammt dem Fehlen anoxischer Symptome im Intervall-Elektrokardiogramm. In derartigen Fällen braucht die Anginaoperation nicht unbedingt die sensible Entnervung mitzuenthalten.

Falls die Novocainisation als funktionelle Vorprobe hilft, vielleicht sogar für einige Tage, ist die Sympathicusoperation als erfolgreich empfehlenswert.

Die Unterbrechung der thorakalen Rami communicantes 2—5 als doch ganz vorwiegend zentrifugale Desympathisation — die außerdem noch präganglionär ist — dürfte nahezu ideal sein: sie beläßt das Warnungssignal des Schmerzes, dürfte jedoch nur in rein funktionellen Anginafällen ausreichen. Sie vermeidet den HORNER-Komplex (RANEY).

Sympathicuseingriffe wegen Angina pectoris könnten leichtere pathologische Erscheinungen im Elektrokardiogramm rückgängig machen. Allerdings gibt es in den richtig ausgewählten, zu operierenden Anginafällen vor dem Eingriff im freien Intervall ein normales Elektrokardiogramm, das sich nur bei der Belastung als anoxisch erweist.

Die Hinterwurzeldurchschneidung hilft wohl nur palliativ, wider den Schmerz. Die Exstirpation des Ganglion stellatum dagegen unterbricht afferente und efferente Herzfasern, allerdings nicht mit voller Gewißheit alle.

Vorwiegend oder ausschließlich mit Desafferentierung operativ behandelte Patienten haben fortan schmerzfreie, doch elektrokardiographisch erfaßbare Anfälle. Nahezu ausschließlich mit efferenter Sympathektomie Operierte haben im Idealfall weder Schmerzen noch Anfälle: stets normales Elektrokardiogramm.

Auf bilaterale Stellektomie, an Herz- (allgemeinen Kreislauf-) Gesunden vorgenommen, folgen nicht Veränderungen des Elektrokardiogramms. Ob sich an Kranken mit organischer — morphologisch bedingter — Angina pectoris Verbesserungen im vorher pathologischen Elektrokardiogramm als Desympathisationsfolge ergeben, steht noch aus. Auch nach reinen Desafferentierungseingriffen bleibt oft ein Oppressionsgefühl als Warnung, daß das Herz nicht weiter beansprucht werden kann (HAVEN und KING).

Der Herzinfarkt ist keine absolute Gegenanweisung. Die Voraussichten sind jedoch bei Thrombose, bei ausgedehnter Obliteration gering: Nur Angst und Schmerz verschwinden.

Die EPPINGER-HOFERsche Depressorotomie, soweit diese im konkreten Fall zu verwirklichen ist, ist wohl nur eine partielle Sympathektomie.

Tierversuche FAUTEUX', aus welchen hervorgeht, daß die Unterbindung arterieller Kranzgefäße weniger Schaden stiftet bei gleichzeitiger Ligatur der begleitenden Ader, legen den Gedanken einer entsprechenden Operation beim Menschen nahe: sie hätte allerdings eine genaue (elektrokardiographische) Lokalisation des Arterienverschlusses zur Voraussetzung.

Es bleiben noch zwei chirurgische Behandlungsweisen. Die erstere will der sklerotischen Enge der Coronarstrombahn abhelfen. Durch Muskel-(Pectoralis-) oder Netzaufpflanzung auf den angefrischten Herzmuskel werden dem Herzen (BECK, SHAUGHNESSY, FRIEDBACHER) neue arterielle Zuflüsse erschlossen: es handelt sich bei dieser Revascularisation eigentlich um eine anatomische Beseitigung der Coronarstrombahnenge. LEZIUS verwendete Lungenaufpflanzung.

Es liegen Tierversuche vor, aus denen hervorgeht, daß experimentelle Kranzschlagaderligaturen nur mittels vorausgegangener Myokardiopexie ertragen wurden, sonst dagegen tödlich verliefen.

Nach einer erfolgreichen Basedowstrumektomie bessert sich oft eine schwere Herzstörung, die vielleicht schon an der Grenze der Dekompensation war, indem das kranke Herz keinen übernormalen Anforderungen mehr zu genügen braucht. Das hat wohl dazu veranlaßt, auch ohne Basedow auf dem Wege einer Schilddrüsenoperation Herzleidenden nützen zu wollen. Die zweite Methode nun bezweckt die dem Herzen, sowie dem Coronarkreislauf gestellten Anforderungen herabzusetzen. Sie tut dies mittels der totalen Schilddrüsenentfernung

(BLUMGART). Wenn dieses zweite Verfahren die körperliche Aktivität (auch den Grundstoffwechsel) auf ein niedrigeres Niveau, dem der Herzmuskel schmerzfrei genügen kann, herabdrückt, so handelt es sich bei diesem weniger sympathischen Vorgehen um die chirurgische Neuordnung einer lebensgefährlichen Betriebsstörung. Auf demselben Wege können dann und wann auch Erfolge bei der gewöhnlichen Dekompensation gezeitigt werden.

Statt der Thyreoidektomie hat man in allerletzter Zeit zur Herabsetzung der dem Herzen gestellten Anforderungen des Coronarkreislaufs die Thiouracilmedikation herangezogen; sie ist nicht ohne Bedenken, vgl. im Vorstehenden; immerhin setzt sie den Grundumsatz herab (RAAB).

Die Angina pectoris als Herzfolge eines essentiellen Hochdrucks ist eine wenig ermutigende Anweisung zur Splanchnicus-Hochdruckoperation, die an sich die Angina in derartigen Fällen selten beseitigt.

Die **Kreislaufdekompensation** dürfte für den Chirurgen immerhin meistens nur die Bedeutung einer (vorläufigen) Kontraindikation haben. Doch ist dem nicht immer so. Es gibt allerdings seltene Fälle sogar kardialer Dekompensation, in denen ein chirurgischer Eingriff nicht nur gestattet, sondern sogar indiziert ist, da nur auf diesem Wege dem Kranken geholfen werden kann: ich meine diejenigen Patienten, deren Herzdekompensation durch ein arteriovenöses Aneurysma großer Gefäßstämme verschuldet ist. Solch ein Aneurysma beschleunigt den Kreislauf derart, daß sich daraus Herzhypertrophie, schließlich Erweiterung und Versagen ergibt. Hier ist auch in hoffnungslosestem Zustande zu operieren, die arteriovenöse Fistel zu beheben: schlagartig bessert, beruhigt sich der Kreislauf und der pathologische Befund am Herzen bildet sich weitgehend zurück (HOLMAN).

Einen ähnlichen Zweck verfolgt die Ligatur des Ductus Botalli (GROSS); dieses Überbleibsel des fetalen Lebens ist eigentlich auch eine arteriovenöse Fistel. Von deren operativem Verschluß erhofft man eine Besserung des Kreislaufs. Die Rückbildung der orthodiagraphischen Herzvergrößerung kommt wohl meistens zustande; der normalisierte Kreislauf dürfte jedoch das unternormale Wachstum kaum wieder voll gutmachen.

Auch die Splanchnicektomie kann bei beginnender Herzdekompensation als Hochdruckfolge indiziert sein.

Bisweilen verspricht sich die Chirurgie einen Nutzen von der Einregelung der Lebensvorgänge auf einem vorübergehend erhöhten Niveau, so z. B. zur Verhütung der Thrombosen. Sie erreicht es mittels der Darreichung thyreotropen Hormons (hypophysärer Herkunft), dem eine prompte Aktivierung, auch des Kreislaufs, folgt (REHN). Die Schilddrüse hat somit in mehrfacher Hinsicht funktioneller Pathologie in der Chirurgie zur Berechtigung verholfen. Für die Chirurgie hat das Elektrokardiogramm keine überragende Bedeutung, sagt es doch über die Herzleistung nichts aus. Im Rahmen der präoperativen Untersuchung des Kreislaufs hat es jedoch seinen Wert, da es durch die klinische Untersuchung allein nicht erfaßte Myokardschäden aufdeckt. Soweit diese nicht sonst (spontan) reversibel sind (bei Prostatikern, Gelbsüchtigen), legen sie die Digitalisierung nahe.

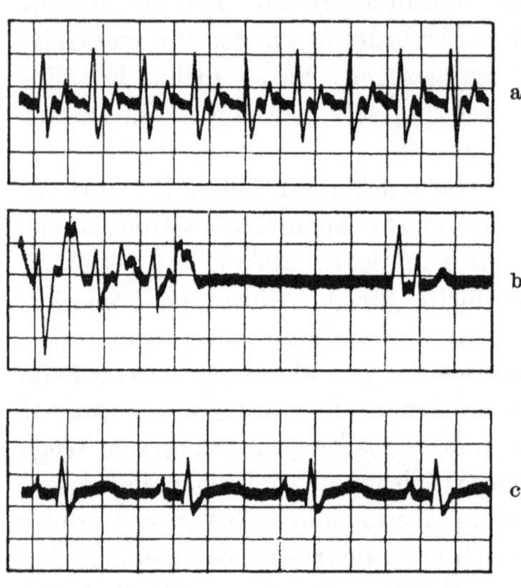

Abb. 5a—c. Elektrokardiogramm. Paroxysmale Tachykardie. a Im Anfall; b Novocainisation des Ganglion stellatum; c nachher, normal.

Das Elektrokardiogramm (die entsprechende Untersuchung hat sich in den letzten Jahren nicht gerade einfacher gestaltet — Vektorkardiogramm, Ventrikelgradient) hat schon in der altmodischen Herstellungstechnik unzweifelhafte chirurgisch-klinische Bedeutung und nicht nur im ausschließlich praktischen Sinn.

Auch differentialdiagnostischen Wert hat die Elektrokardiographie für den Chirurgen. Schwere Angina pectoris und Herzinfarkt können klinisch so sehr zunächst alakute chirurgische Oberbauchserkrankungen imponieren, daß nur ein Elektrokardiogramm imstande ist, sofort die diagnostische Entscheidung herbeizuführen. Es wäre allerdings auch möglich auf dem zur Therapie hinüberleitenden Wege der Sympathicusnovocainisation bzw. des Periduralblocks. Der Chirurg sollte somit nicht verständnislos an der elektrischen Parallelerscheinung der Herzfunktion vorübergehen.

Zur Verhütung des Schmerzes des Aortenaneurysmas ist die Einspritzung an die Thorakal-Ganglien (-Rami) 2—6 erforderlich.

Der paroxysmale Tachykardieanfall kann durch den Vagusdruckversuch zum Verschwinden gebracht werden. Da einem Vagusreiz die Sympathektomie einigermaßen gleichkommen dürfte, erscheint Sympathektomie bei der paroxysmalen Tachykardie angebracht, besonders rechts (Hoff). Sie tritt dabei in Wettbewerb mit dem Chinidin und Acetylcholin.

Versuche bei der Überleitungsstörung, die dem Adams-Stokesschen Symptomenkomplex zugrunde liegt, einem dromotropen Effekt zuliebe einen Vagusnerven anzugehen, sind bisher nicht näher ausgearbeitet worden (KLAPP-V. HOESSLIN).

Der Gegensatz der Perikardiektomie in der Behandlung der chronisch adhäsiven, konstringierenden Perikarditis z. B. zu demjenigen Eingriff, welcher die Herzwirkung auf funktionellem Wege erleichtert: die Splanchicektomie beim essentiellen Hochdruck, ist besonders zu betonen.

Zur Einschätzung der Operationsgefährdung gehört wohl in erster Linie die Frage, ob der Kreislauf den sich darbietenden Anforderungen gewachsen sein wird. Sollten eine grobe Herzerweiterung, Ödeme oder gar eine Stauungsleber bestehen, so deuten diese anatomischen Merkmale ohne weiteres die Gefahr an, es könne das Herz versagen. Die alltägliche funktionelle Prüfung mittels Treppensteigen, Kniebeugen usw. eignet sich für viele chirurgisch Kranke nicht. Hier setzen nun neue Proben ein, mittels deren sich leichtere Kreislaufstörungen, somit funktionelle Abweichungen, latente Dekompensationen zeigen.

Von den funktionellen Prüfungsmethoden des Herzens bzw. Kreislaufs haben die Bestimmung der kreisenden Blutmenge und des Schlagvolumens vorläufig nur wissenschaftliches und praktisch-medizinisches Interesse.

Für die Chirurgie hat die Bestimmung des venösen Blutdrucks noch keine klinische Bedeutung; die Röntgenuntersuchung des Herzens bemüht sich meist nur um verfeinerte, chirurgisch belanglose Diagnostik.

In eine Ader gespritztes Saccharin bzw. Decholin, vom Blutstrom bis in die Zunge befördert, verursacht in wenigen Stunden einen süßen bzw. bitteren Geschmack: auf dieselbe Weise verabfolgten Äther, einmal in den kleinen Kreislauf gelangt und daselbst abgedampft, riecht man in der Ausatmungsluft. Eingespritztes Fluorescin, in die Lippen gelangt, bewirkt, daß diese im Dunkelzimmer durch Fluorescenz aufleuchten. Man hat sogar den radioaktiven Phosphorisotopen eingespritzt und mit einem GEIGER-Zähler festgestellt, nach wie langer Zeit die Beine erreicht wurden. Sollte die Sekundenzahl, die bis zum Eintreten dieser Erscheinungen verläuft, deutlich vergrößert sein, so erweist sich der Kreislauf als verspätet, der Dekompensation nahestehend. Allerdings wird dabei der große Kreislauf nur zu einem Teil erfaßt. Es leuchtet ein, daß diese funktionellen Proben viel schärfer sind als die althergebrachten morphologischen Symptome. Auch die Feststellung etwaiger kreislaufbedingter Unterarterialisierung des Blutes gehört hierher. Übrigens erweist sich die Kreislaufzeit beim Basedow (infolge Beschleunigung der Schlagfolge) als verkürzt.

Die Bestimmung der Kreislaufzeit gestattet mittels der Arm-Zungenzeit eine Bewertung des Kreislaufs durch beide Herzhälften hindurch, während die Arm-Lungenzeit nur ein Maß der Kreislaufumstände im rechten Herzen ist. Substraktion ergibt eine Beurteilung der linken Herzhälfte.

Kreislauf — Schock.

Wenn man Arbeiten über die (unmittelbaren) Erfolge größerer Operationen studierte, fiel es immer wieder auf, wie viele — auch jugendliche — Patienten einer Herzschwäche erlegen sein sollen. Vom Sektionstisch her ist eine diesbezügliche Bestätigung allerdings kaum zu erwarten. Der pathologische Anatom sah dem Herzen seine Leistungsfähigkeit nicht oft mit Sicherheit an. Vielleicht rührt allerdings seine Inkompetenz in dieser Angelegenheit von der Freigebigkeit her, mit der die Chirurgie seit alters und mancher Chirurg vor kurzem noch aus Anlaß des kleinen frequenten Pulses Herzschwäche diagnostiziert und auf diese Weise den tödlichen Hergang fatalistisch sich nicht selber anrechnen möchte. Tatsächlich handelt es sich meistens um eine reine Betriebsstörung, die nicht primär durch das Herz verschuldet wurde. Es fehlte nur an ausreichendem Inhalt und an Tonus der Kreislaufperipherie. Dabei gerät das Herz zum größten Teil in den Hintergrund. Erst in allerletzter Zeit wurde der Schock in den Kreis der morphologischen Pathologie einzubeziehen versucht (STRAUB).

Auf chirurgischem Gebiete begegnet man dem Schock als Folge schwerer äußerer oder innerer Blutungen (in Hohlorgane hinein), schwerer Traumen und Infektionen, (akuter) Darmverschlüsse (EVANS), ausgedehnter Verbrennungen und ähnlicher lebensbedrohlicher Pathologie — z. B. der Pankreasnekrose.

Hauptsymptom des im Schock darniederliegenden Kreislaufs ist der tief gesunkene systolische Blutdruck; Eindickung des Blutes ist nicht obligat (STEWART und WARNER).

Im schweren Schock ist die kreisende Blutmenge herabgesetzt, das Schlagvolumen des Herzens verringert, wie aus Röntgenuntersuchungen nicht nur bei Versuchstieren hervorgegangen ist (EPPINGER).

Die Leber kann 20% des Gesamtblutes im Nebenschluß enthalten (REIN)!

Als chronischer Schock wird der Zustand der Bereitschaft zum akuten Schock bezeichnet, der bei stark heruntergekommenen Patienten in Eiweißverarmung und Verringerung des Blutvolums besteht bei Zunahme der interstitiellen Feuchtmengen (CLARK u. a.).

Die Möglichkeit ist in Betracht zu ziehen, daß nicht jedem Schockzustande derselbe Mechanismus zugrunde liegt. Nach BLALOCK kann Blut einer zertrümmerten Extremität ein anderes gesundes Versuchstier töten. Das deutet auf eine histochemische Ursache hin, neben welcher dem örtlichen Plasmaverlust (Verbrennungen, grobe Zertrümmerungen) und auch vehementen Schmerzreizen Rechnung zu tragen wäre.

Der Kampf um die Ursache des Schocks wogt noch immer hin und her. Der psychischen Komponente wird die Behandlung mit dem Hedonalschlaf gerecht. Histiogene, biochemische Ursachen sind bisher keineswegs sichergestellt; dennoch sucht gegebenenfalls die Extremitätenabschnürung die chemische Schockgenese zu bekämpfen. Die Annahme, daß Schock durch Blockierung der afferenten Nerven des

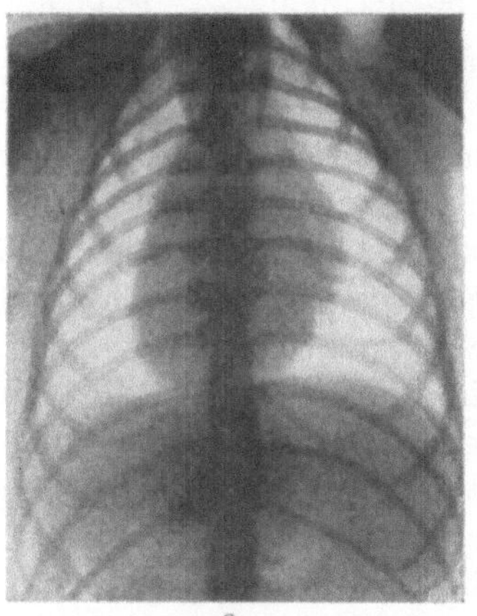

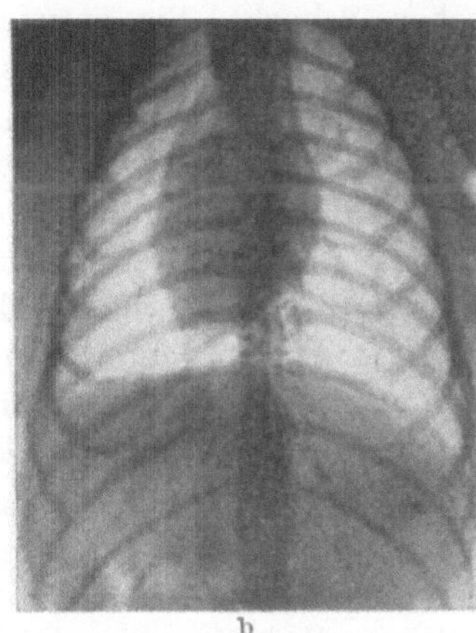

Abb. 6 a u. b. Experimenteller Schock. Fernaufnahmen des Herzens (nach EPPINGER). a Vorher; b im Schock.

traumatisierten Gebietes verhütet bzw. gelindert werden kann, gilt nicht als begründet (PHEMISTER und LAESTER).

Alleinige andauernde Reizung sensibler Nerven ruft im Tierexperiment keinen Schock hervor. Der Begriff des primären, neurogenen Schocks ist damit ins Wanken geraten (PHEMISTER).

Als zusätzliches Moment wären überwältigende Schmerzreize jedoch nicht zu vernachlässigen. Man könnte sich immerhin fragen, was Tierversuche auf diesem Gebiete zum Verständnis menschlicher Pathologie beisteuern könnten, ob sie dazu angetan sind, klinische Erfahrungen als Irrtümer darzustellen. Mir kommt z. B. eine sich auf die Beine beschränkende Periduralbetäubung, etwa bei beiderseitig Schwerverletzten, auch in bezug auf den Schock als eine Wohltat vor, die ich nicht gern fehlen sähe, ohne das sonstige therapeutische Armamentarium zu vergessen.

Am Zustandekommen des Schocks könnte vielleicht die Salzabwanderung schuld sein: sowohl die gesenkte Nierenschwelle als die Abwanderung in die Gewebe hinein käme in Betracht (Addison!).

Aus zahllosen Experimenten scheint mir hervorzugehen, daß an der Entstehung des Schocks örtliche Blut- bzw. Plasmaverluste jedenfalls mitbeteiligt sind, daß es ohne solche keinen Schock gibt. Toxische und Schmerzreize kämen nur zusätzlich in Betracht. Die Lehre der allgemeinen Durchlässigkeit der Capillarwände hat sich zunächst nicht stützen lassen.

Auch im Tierversuch wurde auf mehrere Weisen geprüft, wohin der Plasmaverlust im Schock gerät. FINE u. a. infundierten Plasmaproteine, die mittels radioaktiver Isotopen des S, Br und J markiert waren, bei Tieren im Verbrennungs- sowie im traumatisch-hämorrhagischen Schock. Sie entwichen in die lädierten Gebiete; eine generalisierte Abwanderung aus den Capillaren konnte nicht festgestellt werden (vgl. auch FOX).

Abgesehen von dem örtlichen Geschehen handelt es sich beim chirurgischen Schock somit anfänglich um stagnierendes Plasma, nicht um Plasmaverlust. Unter verschiedenen Umständen könnte demnach eine besondere Durchlässigkeit der Capillarwände in die Erscheinung treten. In sämtlichen (derartigen schwersten Schock)-Zuständen leidet die Füllung des Gefäßsystems nicht infolge manifesten Blutverlustes, sondern als Ergebnis eines funktionellen Plasmaverlustes, dem sich etwa auch der funktionelle Blutverlust in die Blutspeicher des Splanchnicusareals hinzugesellt.

In neuester Zeit herrscht allerdings die Ansicht vor, daß eine generalisierte Gefäßwanddurchlässigkeit nur in weit vorgeschrittenen, zu den Irreversiblen hinüberleitenden chirurgischen Schockfällen mit in Betracht kommt. Wie die Durchlässigkeit der Gefäßwände zustande käme, ist nicht geklärt. Der therapeutische Wert des Nebennierenrindenextraktes läßt Gedanken an eine humorale, vielleicht hormonale Genese aufkommen. Die gefäßdichtende Wirkung des Calciums wird allerdings nur beim anaphylaktischen Schock therapeutisch und derjenige des Pyramidons bisweilen prophylaktisch herangezogen. Es handelt sich bei dieser Permeabilitätspathologie somit vorwiegend um Osmotherapie auf funktioneller Basis. Neben dieser haben chirurgische Maßnahmen im althergebrachten Sinn (Abschnürung, Absetzung, Anästhesie) nur noch untergeordnete Bedeutung bei dieser Albuminurie ins Gewebe EPPINGERs.

Der Vasomotorenkollaps scheint somit am sich ausbildenden Schockzustand nur nebenbei oder gelegentlich beteiligt zu sein. Damit ist jedoch die Tonisierung der Vasomotoren nicht völlig in Abrede gestellt, wenn auch an die zweite Stelle als Palliativmittel gerückt. Von diesem zusätzlichen Mittel erhofft man nur einen augenblicklichen Erfolg. Leider bewirkt die Mehrzahl der Gefäßtonika (Adrenalin, Sympatol, Veritol) zugleich eine Glykogenausschüttung der Leber: einen sehr unerwünschten, doch im Notfall mit in Kauf zu nehmenden Nebenerfolg, der auf funktionelle Leberbeeinträchtigung hinausläuft. In unserer transfusionsfreudigen Zeit scheint mir die Anwendung zentraler Kreislaufmittel doch ein wenig in Vergessenheit geraten zu sein. Sollten diese und auch andere periphere Gefäßmittel nebenbei Herzwirkung haben, so erwächst ihnen daraus noch keine Gegenanzeige, wenn dieser Umstand auch den Irrtum kardialer Schocktherapie nahelegt.

Über die neuzeitliche „Refrigeration", die auch (toxischen) Schock verhüten will bzw. Zeitgewinn zur Schockbehandlung beabsichtigt, vgl. Wunden (LARGE und HEINBECKER, auch MASSIE, MOCK und MOCK).

Unsere Ansichten in bezug auf den **Schock** haben sich also im letzten halben Jahrhundert mehrfach geändert. Dementsprechend wurde in verschiedener Weise therapeutisch vorgegangen. Die psychische Komponente, die somatosensible Ursache, indizierten Morphium und Novocain; die toxische Lehre forderte Resorptionsbehinderung aus zertrümmerten Weichteilen: Abschnürung, baldige Abtragung, die auch der Verblutung und dem foudroyanten Infekt als Schockursachen entgegenwirkten. Seitdem hat man den Schock in funktioneller Hinsicht gründlichst studiert (BLALOCK, REHN, MOON, HARKINS, SCUDDER); der Bedeutung der Kreislaufperipherie wurde diejenige der Zusammensetzung des Blutes — in diagnostischer und therapeutischer Hinsicht — angegliedert und es ergab sich daraus eine, allerdings zum Teil nur symptomatische Behandlung des darniederliegenden Kreislaufes. Die kreisende Blutmenge soll dauernd auf der Höhe gehalten werden. Dazu gehört nicht nur die Tonisierung der peripheren Gefäße, sondern auch die dauernde Ergänzung der Blutmasse (Plasmatransfusionen!), ist doch am Schock die sog. „Plasmahämorrhagie" stark beteiligt (bei Verbrennungen nahezu allein!).

Während der akute Blutverlust oft schon dauernd durch intravenöse Salztropfinfusion ausgeglichen werden kann, gilt dies nicht für echte Schockzustände, in welchen es gilt, auch etwa abgewandertes Plasma zu ersetzen bzw. in die Gefäßbahn zurück zu befördern. Dazu bedarf man der hypertonischen, wenn irgend möglich einer dazu auch noch großmolekularen Infusionslösungen. Hypertonische, großmolekulare Lösungen verringern immerhin die Feuchtreserven des Körpers (NECHELES), indem sie mit dem Blutdruck die Diurese heben auf Kosten der extravasculären Bestände! Das Gummi arabicum (Acacia) hat seinen Platz besonders der Plasmainfusion abgetreten. Man verwendet sogar hypertonische Lösungen sog. lyophiler Plasmatrockensubstanz, z. B. bei ausgedehnten Verbrennungen. Dabei ist diese sogar oft der Blutübertragung vorzuziehen: die vorliegende starke

Bluteindickung, die Hämokonzentration (hoher Hämatokritwert) bedarf keiner Erythrocytenzufuhr.

In den letzten Jahren gelangten auch 10%ige Aminosäurelösungen und Caseinhydrolysat zur Anwendung (NICHOLL u. a.). Auch Pektininfuse erfreuen sich einer improvisationsmäßigen Beliebtheit (MEYER).

In der Bekämpfung des Schocks hat man somit neuerdings, mehr oder weniger behelfsmäßig, auch andere großmolekulare Infusionen verwendet (GREENGARD), die nicht einmal alle Eiweiß oder dessen Bausteine enthalten: Gummi arabicum (sog. Acacialösung), Periston, Pektin, Gelatine (EVANS und RAFAL) und auch Blutalbumin sind in Betracht gekommen.

Mittels Druckverbände sucht man der Plasmaextravasation und auf diesem Wege dem Schock bei Verbrennungen entgegenzuarbeiten. Sogar der Gipsverband kommt in Betracht. Im Tierexperiment wurde Entsprechendes — in derselben Absicht — bei Erfrierungen versucht.

Dem sog. irreversiblen Schock, der auf Blut- und Plasmaübertragung nicht (mehr) anspricht, liegen wohl stets andere Ursachen — Fettembolie usw. — mit zugrunde.

Dem irreversiblen Schock, der durch vollständige, dauernde Normalisierung der Blutmenge mittels Bluttransfusion nicht überwunden wird, kann auch anderes zugrunde liegen: endgültige Schädigung des Myokards oder der Leber infolge des zu langen Kreislaufdarniederliegens — Anoxämie. Diese Gefahr hinauszuschieben, ist zunächst der Sinn der Sauerstoffatmung beim Schock (vgl. EMERSON und EBERT).

Die Einatmung eines Sauerstoff-Kohlensäuregemisches vertieft nicht nur die Respiration; sie hebt auch den Blutdruck, indem sie einen mächtigen gefäßverengernden Reiz darstellt.

Die Applikation äußerer Wärme im Schock scheint frommem Selbstbetrug zu dienen; sie erweitert zwar die peripherischen Gefäße, was dem Blutdruck nicht nützt, dem Kreislauf besondere Anforderungen aufbürdet, dafür nur dem äußeren Aspekt des Patienten wohltut.

Wenn auch das Interesse der Chirurgen sich somit vorwiegend der **Kreislaufperipherie** widmen sollte, so ist das Herz doch nicht völlig zu vernachlässigen, namentlich in vorgerücktem Alter, wo latente Coronar- und Herzmuskelschäden eine keineswegs illusorische Möglichkeit sind. Die Digitalisierung vor größeren Operationen wird chirurgischerseits oft unterschätzt: dies liegt wohl daran, daß manchem Chirurgen die Geduld zu einer mehrtägigen Vorbereitung fehlt, der Mut zu ausreichender Dosierung abgeht, bzw. in der Eile Digalen subcutan eingespritzt wird, was der peroralen Verabfolgung gegenüber kaum eine Beschleunigung bedeutet. Die Einspritzung von Digitalispräparaten bei postoperativen Zwischenfällen jedoch bedeutet meistens eine Verkennung der Ursache des Kreislaufversagens. Neuerdings hat sich das Schockproblem der Nebennierenrinde bemächtigt: und mit Cortin und Desoxycorticosteron wurden bemerkenswerte Erfolge erzielt.

Es hat jedoch auch nicht an Enttäuschungen gefehlt (Verbrennungsschock, RHOADS u. a.), und demzufolge trat das Nebennierenrindenhormon als Mittel beim Schock in den Hintergrund. Am ungünstigen Verlauf einer Operation ist manchmal angeblich auch Niereninsuffizienz beteiligt. Bei Nierenoperationen spukt immer noch die reflektorische Anurie (auch der anderen Niere) herum, falls an den insuffizienten Nieren ein befriedigender anatomischer Befund nicht erhoben werden konnte. Wenn auch nicht in gesicherter Weise, so wird hier doch ein Exkurs auf dem Gebiete der funktionellen Pathologie vorgenommen. Doch gibt es hier weit bessere Beispiele. Das vorher, bei der Funktionsprüfung unversehrt befundene Nierenparenchym kann infolge ungenügenden Blutdrucks versagen (wie oft steckt dieser hinter der postoperativen oder reflektorischen Anurie?), sowie infolge ionaler Unzulässigkeiten. Die von BLUM zuerst angezeigte Salzmangelurämie kommt zustande, da zur Nierenfunktion ein nicht unterschwelliger NaCl-Gehalt des Blutes anscheinend erforderlich ist. Leider erfreut sich die Glykose in der Urologie noch immer eines besonderen diuretischen Rufes; dennoch begünstigt ihre Anwendung die hypochlorämische somit reversible, funktionelle Niereninsuffizienz.

Die schon lange bekannte Bedeutung des N. depressor für die Regulierung des Kreislaufs hat kaum nennenswerte praktisch-chirurgische Folgen gehabt: ist dieser Nerv doch oft unauffindbar bzw. nur durch Blockexcision vermutlich mitzuentfernen. Mehr funktionell-chirurgisches Interesse haben inzwischen der Carotissinus und der sog. Sinusnerv behauptet. Es gibt Leute, bei denen dieser zweite Regulator von Kreislauf und Atmung zu leicht anspricht, was sich in anfallweiser Bradykardie, Hirnanämie, Kollapsen, etwa auch mit Krämpfen, auswirkt. Dieses Carotissinussyndrom (WEISS und BAKER) kann durch Novocainisation der Carotissinusgegend zeitweilig durch periarterielle „Sympathektomie" der Carotis dauernd behoben werden (ROVENSTINE). Glücklicherweise ist hier das Receptorgebiet gut zugänglich; denn die operative Darstellung des Sinusnerven wäre nicht immer durchzuführen. Doch auch sonst scheint sich hier ein Gebiet funktionell-korrelativer Chirurgie zu eröffnen; liegen doch schon Berichte über Denervierung des (normaltätigen) Carotissinus zur Bekämpfung anderer Kreislaufschäden sowie der Unterfunktion der Nebennierenrinde vor (WILMOTH und LEGER). Jedenfalls ist damit zu rechnen bei Pathologie und Operationen in diesem Gebiete, daß die Carotis nicht eine beliebige Schlagader ohne besondere kreislaufregulierende Bedeutung ist.

Ein symptomatisches Carotissinussyndrom kann sich bei den seltenen Geschwülsten des Glomus caroticum, nicht aus Anlaß eines operativen Eingriffs, darbieten.

Merkwürdig und unerklärt bleibt die Tatsache, daß dieses Carotissinussyndrom bei den Geschwülsten des Glomus caroticum so selten ist.

Bei der essentiellen Hypotension, einer Fehlregulation des Blutdrucks, die sich mehr oder weniger als Gegensatz zum essentiellen Hochdruck darbietet und die sich namentlich beim Aufstehen, doch auch sonst am Vormittag am deutlichsten manifestiert und vom Carotissinussyndrom — under anderem wegen der fehlenden Bradykardie — zu trennen ist, scheint mir der Gedanke nahezuliegen, nach dem Vorbild der HEYMANSschen tierexperimentellen Hypertension durch Opferung der Blutdruckzügler, operativ helfen zu wollen. Da käme wohl in erster Linie die Desafferentierung der Sinus carotici in Betracht. Sie läßt sich in der Technik der periarteriellen Neurektomie der Carotisbifurkation am leichtesten verwirklichen; eine Depressorotomie, wohl meistens als Blockexcision, ist als teilweise efferente Desympathisation nicht gerade erwünscht: läßt sie doch die Fasern, welche die positiven Tropien des Herzens besorgen, nicht unversehrt.

Der experimentelle Entzügelungshochdruck ist im Kapitel „Essentieller Hochdruck" besprochen.

Die Hauptgefahr der **Venenthrombose** liegt bekanntlich in der Lungenembolie. Und es bleibt KIRSCHNERs Großtat, daß er als Erster einen Lungenembolus mit vollem Erfolg entfernt hat. Allerdings ist an dem tödlichen Ausgang einer Lungenembolie nicht nur die Kreislaufsperre bzw. die Atmungseinschränkung in den Lungen beteiligt. Ein Lungenentlastungsreflex mit dessen Schockwirkung kommt wohl hinzu, und dementsprechend lindert die Novocainisation des Ganglion stellatum die Erscheinungen der Lungenembolie als Substrat des sog. akuten Cor pulmonale (Pulmonalherzens). Auch Herabsetzung der Reflexerregbarkeit mittels Morphium dürfte nicht nur palliativ wirken. Daß es sich bei der Lungenembolie keineswegs nur um die mechanische Verstopfung eines Lungenschlagaderhauptstammes handeln kann, geht schon aus der Erwägung hervor, daß die Ligatur desselben im Lungenschnürer oder sonstwie zur Pneumonektomie meistens anstandslos vertragen wird. Zum Kollaps und etwaigen tödlichen Ausgang der Lungenembolie eines Hauptastes muß also noch etwas hinzukommen. Neuerdings wurde empfohlen, bei einer kleinen Lungenembolie zur Verhütung des etwa bevorstehenden, großen tödlichen Rezidivs, die Schenkelader der Thromboseseite doppelt zu ligieren.

Morphologischer, präventiver Art ist die Thrombektomie bei der Venenthrombose (BACROFT), auch z. B. der Vorschlag zur Thromboseverhütung beim Gritti die V. femoralis hoch oben noch einmal zu ligieren, damit nicht eine lange zuflußfreie stromlose Strecke frei erhalten bleibt (VEAL).

Die proximale Ligatur thrombosierter Venen, auch die Thrombektomie, machmal nur als Zusatz, erfreut sich im angloamerikanischen Sprachgebiet einer neuen Beliebtheit, in blanden und entzündlichen Fällen. Sie zieht allerdings oft widerspenstige Ödeme nach sich, im Gegensatz zu der neurofunktionellen Desympathisation (vgl. LINTON, ALLEN, BANCROFT). Neuerdings kommt auch die postrenale V. cava inferior in Betracht.

Beide Verfahren (auch die Embolektomien aus anderen peripheren Schlagadern) gründen sich auf anatomische Tatsachen. Dasselbe gilt von der Aderabsperrung bei bedrohlicher Fettembolie, sowie von der offenen Drainage des die Fettembolie herbeiführenden Knochenbruchs zur Entlastung des flüssigen Fettes.

In den letzten Jahren wurden beide Probleme jedoch von ganz anderer Seite angegangen. Mit kreislauffördernden Mitteln (Thyroxin, Sympatol) wurde der venösen Stase entgegengewirkt. Neuerdings hat REHN die Anwendung des thyreotropen Hormons geprüft. Es handelt sich um eine moderne selbsttätige Verabfolgung von Schilddrüsenhormon nach dem Vorbild der WALTERSschen Thromboseprophylaxe, welcher die statistische Seltenheit der Thrombose nach Schilddrüsenoperationen zugrunde lag. Mittels Heparin greift man in die Funktion der Thrombenbildung erfolgreich vorbeugend ein; die Gefahr beängstigender Hämatome ist dabei verhältnismäßig nur gering (LENGGENHAGER, PRIESTLEY und BARKER). Dicumarol wirkt verspätet; doch hält die Wirkung länger an; beide Mittel greifen anscheinend am Prothrombin an (GLUCK) und diesem entspricht Vitamin K als Gegenmittel, und die einmal erfolgte Schlagaderverstopfung kann durch Verabreichung spasmolytischer Pharmaca gemildert, verringert werden. Die Fettembolie wurde nebenbei zur Verkleinerung der Fetttropfen mittels Emulgierung in Angriff genommen. Dazu verhilft intravenös eingespritztes gallensaures Natrium, etwa Decholin. Doch sollte man sich davor hüten, das Fett aus den weiten Lungencapillaren in die engeren schlimmstenfalls lebenswichtigen Hirncapillaren — wo es viel mehr schadet — hinüberschwemmen zu lassen. Auch dabei bedient man sich einer Änderung der Gefäßfunktion, und in beiden Emboliefällen verringert sich das Interesse an anatomisch erdachten Operationen. Man könnte sich sogar fragen, ob die Embolieoperationen der Menschheit tatsächlich einen Gesamtgewinn eingetragen haben, d. h., ob nicht die Operation der Lungenembolie mehr Opfer gekostet als gerettet hat wegen der zahlreichen Fehldiagnosen. Und wohl auch manche andere arterielle Embolie wäre mittels Sympathicusblockade glücklich überwunden, ohne örtliche Embolektomie.

Auch die Ödembildung ist nicht nur rein mechanisch zu verstehen. Die Bedeutung des Nervensystems bei der Entstehung der Ödeme braucht uns Chirurgen übrigens nicht zu wundern. Sind doch in der nicht-operativen Medizin zentralnervöse, diencephale Ödeme — auch halbseitige (Jungmann), nicht auf das Bein beschränkte sowie organbegrenzte, z. B. der Lungen — bekannt. Und die ödemeinschränkende Wirkung des Zwischenhirnnarkoticums Pyramidon hat sogar praktischen Wert in der Therapie (Pick und Molitor). Das Ödem des Armes im Anschluß an die Ausräumung der Achselhöhle bei der Krebsoperation der Mamma erklärt sich offenbar auf anatomische Weise: viele Lymphwege sind ausgefallen, Narbengewebe drainiert schlecht, jedenfalls zunächst. Gleichfalls mechanisch verursacht ist das Armödem bei durch Krebsmetastasen in der Achselhöhle verödetem Lymphfilter. Ähnliches liegt bei der Elephantiasis infolge rezidivierender Lymphangitis vor. Diese Ödeme ereignen sich jedoch nur bei Verödung der Hauptbahnen und manchmal gleichzeitiger Infektion. Als Therapie suchte die Einlegung mehrerer Seidenfäden bzw. die Fascienschlitzung der morphologisch begründeten Genese dieser Ödeme gerecht zu werden. Jedoch die Ödeme der gelähmt darniederliegenden Extremität, die Knöchelödeme nach längerem Krankenlager, dürften nicht anatomisch-mechanisch völlig erklärt sein. Die gelegentlichen Ödeme der „algies posttraumatiques diffusantes" werden gebessert durch Sympathektomie: Gefäßreflexe sind also offenbar von ursächlicher Bedeutung. Der Gegensatz hierzu ist das chronische Ödem des sog. Klopfhandrückens. Diese argwöhnende Diagnose sollte nicht zu leichtfertig gestellt werden. Die Absperrung des venösen Hauptstammes an sich verursacht noch kein Ödem, falls desympathisiert ist. Manchmal ist somit die autonome Innervation an der Entstehung des (Thrombose- und sonstigen) Ödems beteiligt.

In der Chirurgie begegnet man oft noch der Auffassung, blande Ödeme seien durch Kreislaufschäden oder Nierenpathologie bedingt, es handle sich dabei um nicht bewältigte Flüssigkeitsmengen. Weil die Nieren zu wenig Harn produzieren, das Herz die Feuchtigkeitsmengen nicht in Gang setzt, entstehen Ödeme. Beim Prostatiker, falls er dazu auch noch während der Urotropinbehandlung irrtümlicherweise reichlich trinkt, trifft dies meistens wohl zu. Doch recht oft liegt die Sache ganz anders: weil Ödeme entstehen, resultiert Oligurie. Die Permeabilitätspathologie hat auch hier oft überragende Bedeutung. Bei lange laufendem, intravenösem Tropfer verwässert sich das Blutplasma. Es fehlt an kolloidosmotischem Druck, den überreichlichen Übertritt des Plasmas in die Gewebe einzudämmen (Starling, Schade), bzw. die Rückbeförderung sicherzustellen. Namentlich in der Chirurgie der Harnorgane dürfte die als diuresefördernd betrachtete dünne Glykoselösung oftmals schaden. Dazu kommt noch, daß dieselbe der Hypochlorämie Vorschub leistet, was sich an den Nieren sog. prärenal, funktionell nachteilig auswirkt.

In demselben Sinne sind die hypoproteinämischen Ödeme zu verstehen, die sich neuerdings in den Karenztagen besonders nach Ulcusresektionen an Unterernährten gelegentlich darboten. Derartige Ödeme verschwinden durch Blut- oder Plasmatransfusionen und, allerdings nicht so schnell, durch die alleinige Darreichung möglichst animalischer, eiweißreicher Kost. Bei profusen Eiterungen (Brustfellempyemen) sind bei uns auch sonst unerklärliche, hypoproteinämische Ödeme vorgekommen. Vegetabilisches Eiweiß ist anscheinend nur imstande, Hungerödeme zu verhüten, indem es weniger gut assimiliert wird.

Das Blut, dieses sozusagen flüssige Gewebe, beansprucht besonderes chirurgisches Interesse. Dem äußeren, offensichtlichen Blutverlust, welchem zunächst kaum Funktionelles anhaftet, steht die innere Blutung gegenüber. Bei einer solchen ist es zunächst einerlei, ob dieselbe einer inneren Verletzung (Milz) oder einem Krankheitsherd (Tubarschwangerschaft, Ulcus ventriculi bzw. duodeni) entstammt. Man möchte gern wissen, nicht nur, falls man mit FINSTERER die sofortige Blutungsresektion befürwortet, ob die innere Blutung steht, aufgehört hat. Und es liegt der Gedanke nahe, sich nicht auf fehlende Hämatemesis bzw. Melaena zu verlassen.

Die Verfolgung des Hämoglobinwertes entscheidet nicht. Sein weiteres Absinken ist kein untrügliches Zeichen, daß die Blutung fortdauert. Nach beendeter Blutung — z. B. nach erfolgter Splenektomie wegen Ruptur — strömt Gewebeflüssigkeit massenhaft in die Gefäße hinein und erniedrigt vorläufig den Hämoglobingehalt weiter.

Während die Bluttransfusion vorher in erster Linie einen hämodynamischen Zweck verfolgte und als Sauerstoffträger Verwendung fand, sind derselben und besonders der Plasmaübertragung neue Indikationen erwachsen: der kolloidosmotische Effekt, die Darreichung verträglichen Eiweißes. Die weniger stabilen Eigenschaften, der Komplementgehalt und sonstige spezifische Antikörper erhalten sich jedoch nur im gefrorenen Plasma oder Serum uneingeschränkt. Getrocknetes Plasma ist das nächstbessere Agens. Reinen Blutalbuminpräparaten geht jede spezifische Funktion ab, die bekanntlich der Globulinfraktion anhaftet. Erythrocytensuspensionen verwendet man besonders bei Anämien.

Mir scheint es fraglich, ob die Nierendekapsulation in der Behandlung der Verschüttung (Crush syndrom) und vielleicht der Transfusionsniere nur dekompressiv tätig ist; sie könnte wie bei der ursprünglichen Indikation EDEBOHLS auch als teilweise Entnervung nützen.

Nebenschilddrüsen. Thymus.

Wir verdanken Mandl, Hunter, Lièvre, Snapper, Cope, Gold und anderen die Erkenntnis, daß die generalisierte **Ostitis fibrosa cystica** und deren Spontanbrüche einer Hyperparathyreose entstammen. Hyperparathyreotische Knochenpathologie wurde auch im Tierversuch reproduziert (Jaffé, Bodansky). Die operative Entfernung hypertrophischer oder geschwülstiger Nebenschilddrüsen heilt die allgemeine Knochenerkrankung, fördert auch die Heilung der etwaigen Knochenbrüche, an denen sie gar nicht angreift, auf dem Wege der Korrelation mittels hormonaler Funktion. Im Gefolge solcher Nebenschilddrüsenentfernung ist ein Tetanieausbruch keineswegs selten.

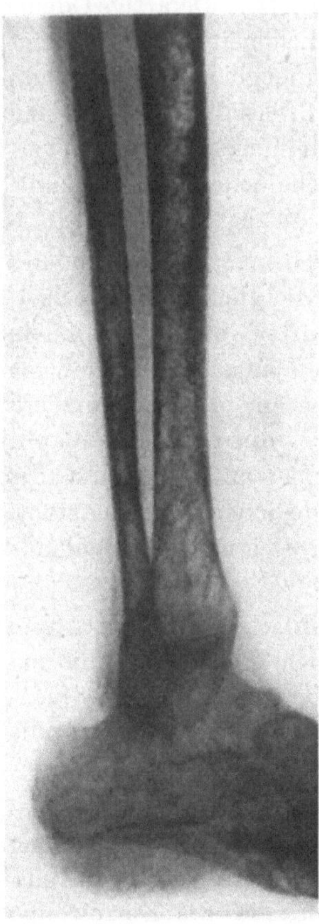

Abb. 7. Ostitis fibrosa. Teil einer „Generalisata".

Wer nach einer Strumektomie eine Tetanie erlebt, hat als gewissenhafter Chirurg wohl oft recht mit dem Selbstvorwurf, er habe die Epithelkörperchen oder deren Gefäße geschädigt. Er habe jedenfalls einen, vielleicht dauerhaften, morphologischen Schaden herbeigeführt. Es könnte sich allerdings um eine vorübergehende, etwa funktionelle Gefäßstörung handeln. Ganz anders liegt die Sache jedoch nach der oben erwähnten Parathyreoidektomie, die sich ohnedies als erfolgreich erweisen wird. Auch hier liegt dem morphologisch eingestellten Chirurgen der Selbstvorwurf nahe, er habe zuviel Nebenschilddrüsengewebe geopfert, es sei zu wenig zurückgeblieben. Dennoch braucht dies nicht zuzutreffen, und es trifft der bei Hyperparathyreose auch meistens wohl nicht zu. Sobald das kalkverarmte Skelet durch die Operation vom Hyperparathyreoidismus befreit ist, reißt es zur Befriedigung seines Kalkhungers allen überhaupt erreichbaren Kalk an sich (somit besonders den im Blut kreisenden). Das ergibt sich aus Phosphatasebestimmungen. Es resultiert eine kalziprive, jedoch nicht umparathyreoprive Tetanie. Große vorübergehende Kalkgaben überwinden diese Tetanie infolge einer chemischen Betriebsstörung. Der Chirurg konstruiert sich somit ein anatomisches, von ihm vermeintlich verschuldetes Substrat, wo dieses gar nicht vorhanden war und nur ein funktionell-pathologisches Geschehen vorlag. Dementsprechend sind Parathormone, AT 10 (HOLTZ, RIEDER) oder gar eine Nebenschilddrüsenüberpflanzung nicht angebracht (CHURCHILL und COPE).

Über Nierensteine bei Hyperparathyreose vgl. an anderer Stelle.

Es kommen jedoch auch Hyperplasien der Nebenschilddrüsen vor, die als Folgen anderweitiger Pathologie zu betrachten sind (ERDHEIM).

Die renale Osteodystrophie als Folge chronischer, sehr langwieriger Niereninsuffizienz — oft kongenitalen Ursprungs —, welche neben Acidosis einhergeht, ist den Folgen der totalen Gallenfistel einigermaßen vergleichbar. Leider ist erstere kaum je einer kausalen, chirurgischen Beseitigung zugänglich und die konsekutive Skeletpathologie (poröse Osteititis fibrosa, „renal rickets") ist demzufolge einer korrelativen Behandlung nicht zugänglich: symptomatische Hyperparathyreose.

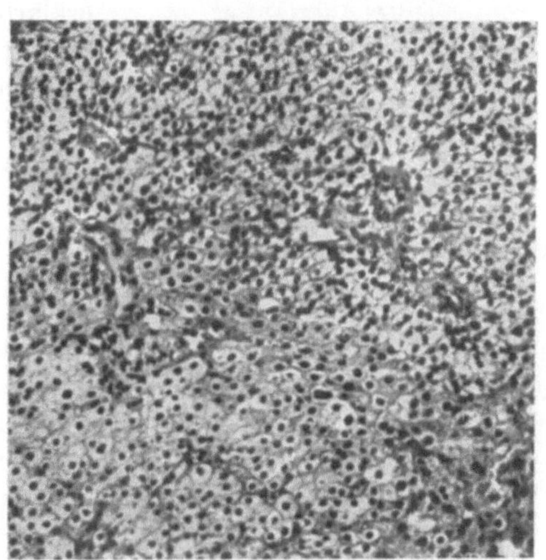

Abb. 8. Nebenschilddrüsenadenom. Zahlreiche „wasserhelle" Zellen.

Kürzlich hat LERICHE mittels Sympathicusoperation beabsichtigt, zur Heilung der **Tetanie** geschädigte Nebenschilddrüsen wieder zu aktivieren.

Über Versuche ist die Nebenschilddrüsenexstirpation zur Behandlung der **RAYNAUDschen Erkrankung** der Sklerodermie und der ankylosierenden Polyarthritis, der Myositis ossificans, nicht hinausgekommen. Andererseits soll es beim Raynaud gelungen sein, mittels bilateraler Stellektomie die begleitende Hypercalcämie zu normalisieren.

Von der Überpflanzung eines einer Hyperparathyreoseoperation entstammenden Nebenschilddrüsenadenoms könnte man einen Erfolg erhoffen bei der Behandlung der **parathyreopriven Tetanie,** etwa nach ausgiebigster Basedowstrumektomie.

Parathyroidtransplantate hat man Totgeborenen entnommen; letztere kämen wohl auch als Quelle anderer endokriner Transplantate in Betracht (MANFREDI).

Von einer Homiotransplantation könnte man allerdings einen Dauererfolg nur im Falle eines Nebenschilddrüsenadenoms erhoffen (vgl. Thyreoidadenom).

Die Paralysis agitans hat man sich als Manifestation frühzeitigen Alterns gewisser Hirnteile aus hypoparathyreotischer Ursache gedacht, analog dem Tetaniestar.

Der **Thymus** hat in der Chirurgie eine mehrfache Bedeutung. Zunächst sollen sich beim hyperplastischen Organ unerwartete Unglücksfälle (Exitus) ergeben, die sonst unerklärlich wären. Mit dem Obduktionsbefund einer großen Thymusdrüse ist mancher Kliniker morphologisch befriedigt und sein Gewissen beruhigt. Dennoch sollte er sich eigentlich nicht darüber wundern, daß nach einem plötzlichen Todesfall der Thymus nicht von Atrophie betroffen gefunden wird. Auch hat ein durch seine Thymusforschung hochverdienter (immerhin anatomischer) Forscher wie HAMMAR sich von dem lebensgefährlichen Status thymicus nicht überzeugen können (vgl. LENART). Doch auch sonst könnten bei plötzlichen Todesfällen Anaphylaxie und verwandte Erscheinungen als Ursache wohl in Betracht kommen.

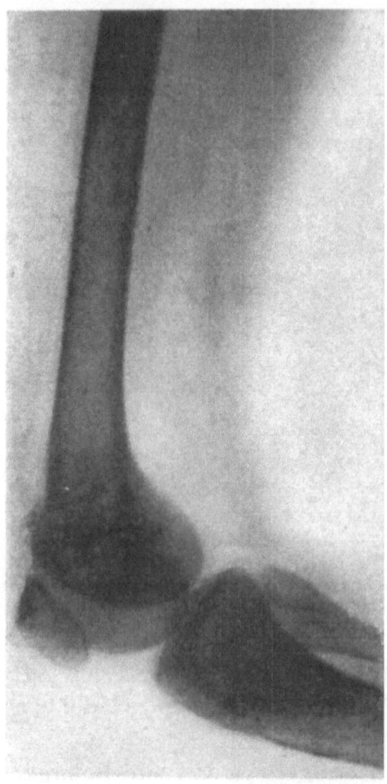

Abb. 9. Renale Osteodystrophie bei einem jungen Mann mit (kongenitalen) Hydronephrosen und Hydrouretern mit Reflux. Chronische Urämie.

REHN hat sein Interesse dem Thymushyperfunktionszustand gewidmet (vgl. auch HANKE).

In letzter Zeit ist man nunmehr anscheinend mit dem Thymusstudium bedeutend weiter gekommen. BOMSKOV will die Existenz eines Thymushormons u. a. mit kontrainsulärer Wirkung dargetan haben. Außerdem sollen Wachstumshormon und diabetogenes Hormon der Hypophysis untrennbar, und zwar ein einziges thymotropes Hormon sein. Plötzliche „Thymustodesfälle“ könnten dementsprechend durch Herzmuskelglykogenschwund verursacht sein. Dem wären vielleicht funktionell-chirurgische Ausblicke zu entnehmen. Wenn auch namentlich gegen die Methodik BOMSKOVs — nicht zu Unrecht — Einwände erhoben wurden, so dürften seine Ergebnisse im Prinzip doch keineswegs völlig hinfällig geworden sein.

Die Verknüpfung des Thymus mit dem Allgemeinwachstum sowie mit der Ausbildung des Skelets — übrigens noch nicht scharf umrissen — hat bisher keine praktisch-chirurgische Bedeutung bekommen; etwas besser steht es mit den Beziehungen zur Basedowstruma. Auf welche Weise dem Basedow durch die Mitentfernung eines hyperplastischen Thymus genützt wird, war bis vor kurzem nicht ersichtlich. An der Tatsache war jedoch kaum zu zweifeln. Die klinischen Beobachtungen v. HABERERs zeigten, daß die Operationssterblichkeit des Basedow sich nur beim Status thymicus ereignete. Deswegen wurde zur Thymektomie bzw. zur nachträglichen Thymusbestrahlung geraten. Neuerdings scheint mir angesichts des Thymushormons die Rolle des Thymus beim Basedow sowie bei den postoperativen Krisen (Delirium cordis) doch einigermaßen verständlich geworden. Entsprechendes gilt von der Basedowthymektomie nach erfolgloser -strumektomie. Es bleiben noch die Thymusgeschwülste. Die schwere Myasthenie geht ja oft neben Thymuspathologie einher; neuerdings herrscht die Meinung vor, daß es sich um Hyperfunktion des Thymus handelt. Doch dürfte feststehen, daß die Entfernung einer Thymusgeschwulst mehrfach die Myasthenie gebessert hat (SAUERBRUCH) und daß die Überpflanzung jugendlichen Thymusgewebes auf ältere Tiere bei letzteren myasthenische Symptome hervorrufen kann. Jedenfalls wird die Myasthenie fast augenblicklich, doch nur vorübergehend durch Prostigmininjektionen behoben. Es handelt sich um ein Mittel mit acetylcholinartiger (fördernder) Wirkung, mit parasympathico-mimetischem Effekt also, das sich auch sonst bei der Darm- und Blasenparese, wenn auch nicht mit so elektiver Wirkung als solches bewährt hat. Gestützt auf diese Tatsache läßt sich der Thymus jedoch nicht etwa im Gegensatz zur Schilddrüse dem parasympathischen Komplex des vegetativen Systems zuordnen.

Die Exstirpation auch eines normalen Thymus, ohne Neoplasma, hat in allerletzter Zeit die Myasthenie gebessert (BLALOCK, KEYNES, CLAGETT und ROOT, SLOAN). Dieses Ergebnis ist auch in anderer Hinsicht wichtig.

Während eine Verknüpfung des autonomen Nervensystems mit dem Muskeltonus längst angenommen wurde, gab es doch kaum sichergestellte Detailangaben. Die Tierexperimente DE BOERs, in Verbindung mit den histologischen Untersuchungen BOEKEs über die doppelte Innervation der Skeletmuskeln stimmten anscheinend gut zueinander und zu angeblichen Desympathisationsfolgen bei Muskelspasmen. Die Ramikotomien und andere sympathische Entnervungen haben jedoch neueren Autoren nur Enttäuschungen eingetragen. Hier setzen nun rezente Versuche ein.

Nach MAASE beeinflussen die vegetativen Pharmaca die myotonische Reaktion. Sympathicuserregende bzw. vagushemmende Stoffe ergeben Abkürzung der faradisch hervorgerufenen myotonischen Kontraktionsdauer; vagusreizende Stoffe (Acetylcholin) verursachen eine unzweifelhafte Verlängerung, indem Acetylcholin den Nervenreiz dem Muskel überträgt. Ob dieselbe auch vom Spinalparasympathicus vermittelt wird, bleibe dahingestellt. Die Myasthenie ist sozusagen der Gegensatz zur Myotonie: man möchte bei der ersteren eine überstürzte Zerstörung des Acetylcholins durch eine Acetylcholinesterase annehmen. Bekanntlich hemmt Prostigmin diese Esterase, was seine Bedeutung in der Behandlung der Myasthenie erklärt. Dies läuft hinaus auf den Muskeltonus als parasympathische Funktion, parallel der Tetanie, und würde die Enttäuschungen mit orthosympatischer Entnervung in der Behandlung der Muskelspastizität erklären.

Die mikromorphologischen Veränderungen, welche in Zwischenhirnzentren und im Linsenkern bei an myotonisch-dystrophischer Erkrankung Leidenden gefunden wurden, unterstreichen die Bedeutung der autonomen Innervation für den Muskeltonus (DE CRINIS).

Diese neuere Ansicht in bezug auf den Mechanismus thymogener Störungen der Skeletmuskeln legen die Vermutung nahe, daß die Herzerscheinungen der Hyperthymie (Status thymicus bzw. thymolymphaticus) auf dieselbe Weise verschuldet sein könnten: die Cholinesterase erschwert auch die Herzvagusfunktion, unterdrückt die Vagusbremsung z. B. in postoperativen Thyreoidkrisen der Basedowiker.

Diese beiden Theorien — des Glykogenschwundes und der überstürzten Acetylcholindestruktion — sind gleichgerichtet, könnten für Herz- und Skeletmuskulatur zutreffen; sie sind nicht a priori strittig, indem die erstere sich mit der Energiequelle, die letztere mit der Reizübertragung befaßt. Vgl. auch ADLERs Versuche mit Thymusextrakt bei der Myasthenie.

Lungen. Atmung.

Die Chirurgie hat sich mit der **Atmung** im allgemeinen nur in ganz grobem Sinne beschäftigt. Sie ist außerdem, bis in die letzten Jahre hinein, fast ausschließlich morphologisch-mechanisch gewesen. Das gilt auch in bezug auf rezenteste Fortschritte: extrafasciale Apikolyse bzw. Lobolyse. Doch ist die extrapleurale Thorakoplastik in ihrer Indikation etwas zurückgedrängt durch transitorische Maßnahmen ersten Ranges, denen im Idealfalle gar keine Dauerbeeinträchtigung der respiratorischen Funktion anhaftet (extrapleuraler Pneumothorax!). Bei einem Atmungsstillstand bedarf man der künstlichen Atmung, neuerdings auch zeitlich unbeschränkt im DRINKER-Apparat mit Elektromotorantrieb. Bei Wiederbelebungsversuchen — künstlicher

Atmung — mit dem Saug- und Blaseverfahren benutzt man einfach die bekannten HERING-BREUERschen Reflexe: ohne Sauerstoff, mit einem indifferenten Gas, etwa Helium, gerät die Respiration gleich gut in Gang (BIRNBAUM und THOMPSON). Die Überdruck- und Unterdruckverfahren der Lungenchirurgie werden allerdings auch einer (immerhin grobmechanischen) Funktion gerecht. Man denke weiter an den offenen oder geschlossenen Pneumothorax, an die richtige Stabilisation des Mittelfells zur Behebung bedrohlicher (Atmungs- und) Kreislauferscheinungen, denen man neuerdings auch in der Behandlung des massiven Lungenkollapses mit Lufteinfüllung wieder begegnet.

Mit der Ventildrainage beim Spannungspneumothorax wird man nur ganz grobmechanischen funktionellen Anforderungen der Atmung gerecht. Die Schmerzverhütung durch intercostale Novocainisation bei schweren Brusttraumen verfolgt einen ähnlichen Zweck (SANGER). Ähnliches gilt von der protrahierten Betäubung besonders epigastrischer Laparotomiewunden. Auch die Anerkennung der Tatsache, daß es operativen Kollapsmaßnahmen trotzende Kavernen gibt, deren Widerspenstigkeit im positiven Kavernendruck begründet ist - diese Kavernen machen äußere Drainage im Sinne MONALDIs erforderlich —, ist nur ein Niederschlag grobmechanischer Atmungsbetrachtung (VINEBERG und KUNSTLER). Die Bekämpfung des Lungenödems mittels Überdruckatmung macht sich nur mechanische Faktoren zu Nutzen. Doch auch hier beginnt Funktionelles durchzudringen.

Der Mensch bedarf zum Leben nicht nur des Sauerstoffs in der Außenluft, sondern auch einer ausreichenden Lungenoberfläche zum Gasaustausch sowie einer genügenden Blutmenge für den Transport. Nicht der reine Sauerstoff ist für Wiederbelebungsversuche ideal. Wenn auch der Organismus den Sauerstoff braucht, so ist doch nicht in erster Linie sein Fehlen, sondern die Anwesenheit der Kohlensäure der physiologische Atmungsreiz. Auch im Schock verwendet man deshalb die CO_2-O_2-Atmung, die auch den Blutdruck hebt. Zwar ist der Reiz der Kohlensäure auf das Atmungszentrum nicht die einzige Grundlage der reflektorischen Atmungssteuerung. Physikalische und chemische Reize des Carotissinus spielen dabei mit, wie ihnen auch eine bedeutsame Rolle bei der Regulierung des Kreislaufs zukommt (vgl. daselbst).

Man bedient sich der Sauerstoff-Kohlensäureatmung auch zur Verhütung und Behebung postoperativer Atelektasen, besonders bei Oberbauchoperierten. Sie erzwingt ausgiebige Atmung und tritt als funktionelle Maßnahme in Konkurrenz mit der rein mechanischen bronchoskopischen Aspiration obstruierender Schleimpfröpfe.

Vor etwa 20 Jahren hat GRAHAM die Bedeutung der respiratorischen Oberfläche dargetan. Damals war die Drainagesterblichkeit der Grippeempyeme am Ende des ersten Weltkrieges erschütternd. Es hat sich ergeben, daß man keine (offene) Drainage eines Brustfellempyems vornehmen soll, solange die noch vorhandene Lungenentzündung funktionierende respiratorische Oberfläche an sich einengt. Neuerdings erwuchs die Forderung, bei in Aussicht zu nehmender großer Thorakoplastik (oder Lungenlappenexstirpation), die Atmung (Vitalkapazität) nicht dauernd vorher durch den therapeutischen Versuch einer Phrenicusausdrehung zu schädigen. Ihr zu prüfender Heilwert sei (ALEXANDER) nur auf temporärem Wege zu versuchen (Quetschung). Nur dann steht nichts dem nachher etwa erforderlichen Maß der Thorakoplastik im Wege. In demselben Sinn einer funktionellen Vorprüfung ist auch der Pneumothorax zu bewerten, der einer Lobektomie oder Pneumonektomie zunächst nur aus technischem Grunde vorausgeschickt wurde.

Die einfache Bestimmung der Vitalkapazität, die nach dem Eingriff nicht unter einen Grenzwert gesunken sein soll, genügt nicht. Der Atemgrenzwert — die Maximalventilation der Lungen in einer Minute — enthält neben der Vitalkapazität den Zeitfaktor und ist demzufolge ein besseres Maß der tatsächlichen ventilatorischen Funktion, die weder nach einer Thorakoplastik, noch nach der Pneumonektomie oder beiderseitigen Lobektomie unter ein lebensnotwendiges Mindestmaß gesunken sein darf, damit keine Dauerdyspnoe resultiert.

Eine seitengetrennte Bestimmung der Lungenventilation ist sogar vorhanden und bietet Ausblicke in bezug auf lungenchirurgische Indikationen. Neuerdings bietet die KNIPPINGsche spirographische Lungenuntersuchung weit bessere Hinweise und Anzeigen, die namentlich für die Dosierung reversibler Kollapsmaßnahmen (Pneumothorax) wichtig sind. Doch zeigt sie auch gegebenenfalls Unzulänglichkeiten einer stattgehabten Plastik, die einer Korrektur bedürfen, an. Die Spirographie mißt (registriert) neben der Vitalkapazität u. a. die Sauerstoffmenge, die der Organismus zurückbehält, verbraucht, bei Sauerstoff- und bei Luftatmung. Bei Luftatmung soll das Blut schon nahezu maximal arterialisiert sein. Falls bei Sauerstoffatmung mehr Sauerstoff retiniert wird, lag bei der Luftatmung Unterarterialisierung (vgl. auch WHITEHEAD) vor. Als Operationsfolge liefe dies dem Grundgedanken der Kollapstherapie (Ruhe, Entspannung) zuwider, da sich aus der Unterarterialisierung zwangsläufig, doch nicht vollkompensierend, eine Hyperventilation ergibt. Auch das zeigt das Spirogramm an. Einer durchbluteten, schwerkranken, z. B. kavernenhaltigen Lungenpartie entstammt nichtarterialisiertes Blut; wenn dieses demjenigen gesunder Lungenteile beigemischt wird, ergibt sich insgesamt unterarterialisiertes Aortenblut. Hier ist der Kollaps angezeigt: die Durchströmung der nicht nützenden Lungenpartie fällt nahezu fort, Unterarterialisierung wird kaum mehr verschuldet. Beim übertriebenen Pneumothorax kann Unterarterialisierung auftreten; dem ist bei Nachfüllungen Rechnung zu tragen. Nichtkollabierte, jedoch stillstehende, nicht belüftete Lungenteile führen gleichfalls Unterarterialisierung herbei, deren konsekutive Hyperventilation durch weitere (Korrektur-)Plastik behoben werden kann. Dies sind alles Beispiele chirurgisch wichtiger Verknüpfungen der Atmungs- und Kreislauffunktionen, bedeutsamer Betriebsregulationen in der Klinik (PETZOLD).

Zur Erforschung der funktionellen Atmungsreserve kann man bestimmen, bei welcher Verringerung der Sauerstoffkonzentration in der Einatmungsluft sich schon eine Unterarterialisierung des Blutes ergibt: auch das ist ein funktioneller Belastungsversuch.

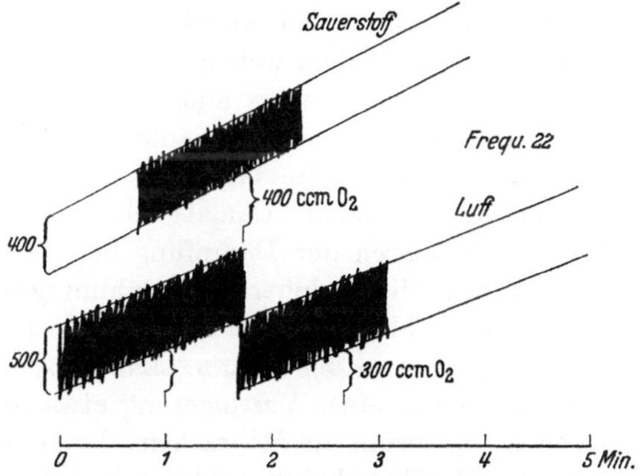

Abb. 10. Spirogramme einer unbefriedigenden Thorakoplastik. Arterielles Defizit 100 cm³/min Hyperventilation.

Lungenchirurgisch wichtige Standardbestimmungen harren allerdings noch einer allgemeinen Anerkennung und Anwendung.

Es scheint mir namentlich in der Chirurgie der Brustorgane verblüffend, welche groben destruktiven Eingriffe sich der Operateur leisten kann, d. h. mit welcher erstaunlichen funktionellen Reserve und Kompensationsmöglichkeit die Natur den Menschen ausgestattet hat. Die modernen Lob- und Pneumektomien, die Entfernung ganzer Lungenlappen und Lungen (-flügel) haben die alle Erwartung übertreffende Kompensation, den Ausgleich des Lungenverlustes ans Licht gebracht. Die Entfernung eines ganzen Lungenflügels verursacht noch keine dauerhafte Unterarterialisierung des Blutes, ist sogar mit normalem Schwimmsport zu vereinen. Die Erklärung liegt darin, daß es keine zurückbleibende, blutdurchströmte, jedoch unbelüftete Lungenteile gibt.

Die Novocainisation des N. phrenicus am Halse spielt eine Rolle beim Tetanus, sowie beim widerspenstigen Singultus.

Die Gasnarkose hat die Atmungsfunktion dem Chirurgen auch nähergebracht; noch beim Äther hatte man sich kaum mit dem Sauerstoffbedürfnis des Menschen zu befassen. Bei der Stickoxydulnarkose jedoch braucht das Narkosegas so viel Volumprozente, daß für den Sauerstoff kaum noch ein ausreichender Prozentsatz übrigbleibt. PAUL BERT hat dem im Tierversuch abgeholfen, indem er einen Überdruck von $^1/_5$ Atmosphäre verwandte. Und man liest oft, die Überdruckmöglichkeit der Gasnarkoseapparate gestatte eine ausreichende Vertiefung der Narkose ohne Sauerstoffknappheit. Dies trifft keineswegs zu: es kann nur ein Überdruck von 15 cm Wasser, nicht Quecksilber, erreicht werden. Die Gefahr des Sauerstoffmangels ist somit, ungeachtet dieses Überdrucks, vorhanden, besonders bei äußerster Beschränkung des Ätherzusatzes. Der unbestrittene Vorteil der Gasnarkose, sie schade den parenchymatösen Organen nicht, gerät in Gefahr, gelegentlich durch einen viel größeren Nachteil aufgewogen zu werden. Es liegen bereits klinische und experimentelle (v. d. Horst) Beiträge vor über Hirndegeneration, die nach Beendigung der eigentlichen Gasnarkose zum Tode führte. Auch ich schrieb damals irrtümlicherweise: Schäden nachher seien nicht zu befürchten. Die Gefahr des Sauerstoffmangels wächst besonders unter Umständen, welche an sich die Atmung erschweren: offenr Pneumothorax, Seitenlage und besonders die Bauchlage.

In diesem Zusammenhang sollte die Heranziehung des Curare zur Muskelerschlaffung, die bekanntlich besonders bei Lachgasnarkosen dürftig ist, befremden. Damals war man stutzig vor dem Morphium-Scopolamin wegen der Dämpfung der Aktivität des Atemzentrums. Curare bringt die periphere Atemlähmung in Reichweite. Übrigens ist die Muskelerschlaffung beim Periduralblock maximal und ohne Risiko.

Die Cyanose in der Trendelenburgschen Lage erklärt sich allerdings nicht aus einer Verringerung etwa der Vitalkapazität. Hauptsache ist immerhin die Mehrarbeit, die vom Zwerchfell gegenüber den andrängenden Baucheingeweiden geleistet werden soll (Altschule und Zamcheck). Doch auch die kreislauferschwerende, somit den Sauerstofftransport behindernde Trendelenburgsche Beckenhochlagerung ist bei einer Lachgasnarkose keineswegs gleichgültig. Entsprechendes gilt von latenter Kreislaufdekompensation, die an sich schon eine Unterarterialisierung des Blutes herbeiführen kann. Die Rückatmungsnarkosen beschwören neue Probleme herauf: Da die Ausatmungsluft noch etwa $^3/_4$ des eingeatmeten Sauerstoffs enthält, brauchen nur wenige Prozent Sauerstoff für die neuerliche Einatmung hinzugefügt zu werden. Falls die Kohlensäure nicht abgefangen wird, vertieft sie die Atmung, was an sich einen niedrigeren Sauerstoffgehalt gestatten würde. Die freikommende Stelle ist allerdings schon von Kohlensäure eingenommen, so daß dieser Nutzen fraglich erscheint.

Cyclopropan, dem leider die Arrhythmiegefahr anhaftet, dazu auch noch das Explosionsrisiko aller übrigen gasförmigen Narkoticis, gestattet überreichliche Sauerstoffzufuhr.

Zur Überwindung der akuten allgemeinen Anoxämie, etwa in Grenzfällen der großen Lungenchirurgie, könnte in einer Hochdruckgaskammer die Sauerstoffinhalation mit einem Überdruck von 1—2 Atü herangezogen werden: das Blut löst dann mehr Sauerstoff und genügt sonst nicht mehr gerecht zu werdenden Anforderungen, bis sich eine

Anpassung der Atmung und des Kreislaufs ausgebildet hat, der Überdruck und später auch die Sauerstoffatmung überflüssig geworden ist.

Kurz ist hier das **Bronchialasthma** zu erwähnen, gehört es doch als hereditär-allergische Erkrankung in Parallele zur unten zu besprechenden Colica mucosa — Colitis ulcerosa (auch der Bluteosinophilie wegen). Und wegen der parasympathischen Lage und Manifestationen gibt es Beziehungen zur Ulcuskrankheit. Die chirurgischen Erfolge beim Asthma möchte man von Eingriffen am Vagus erwarten, dem auch der Spasmus der Bronchialmuskulatur zu verdanken ist.

Der N. vagus birgt auch die bronchosekretorischen Fasern. Tatsächlich haben Sympathicusoperationen keine anerkannt glänzenden Erfolge gezeitigt. Doch befindet sich die funktionell betonte Chirurgie des Asthma bronchiale noch erst im Anfang (GÖBEL).

Bis vor kurzem waren dies Exstirpationen des Halssympathicus. Neuerdings will LERICHE mit der Stellektomie befriedigende Erfolge beobachtet haben. Doch scheinen diese Angaben mir, angesichts des kapriziösen Asthmaverlaufs, kaum beweiskräftig. Übrigens gibt es wahrscheinlich nicht nur neurogenes Asthma, sondern auch Anfälle auf humoraler Basis.

Vaguseingriffe wurden bisher nur in ganz kleiner Zahl ausgeführt. Es handelt sich um große Operationen: die Resektion der Rami bronchiales posteriores bzw. des Plexus pulmonalis posterior nach BRÄUCKER, RIENHOFF und GAY. Sie beseitigt nicht nur die Vagusfasern zu den Lungen, sondern auch die sympathischen Fasern. Die Vagusstämme bleiben unberührt. Eine Bewertung der Erfolge ist schwierig.

Das Bronchialasthma wird zunehmend als Symptom, nicht als Erkrankung sui generis betrachtet. Dementsprechend sucht man nicht so sehr die gesonderten Anfälle zu bekämpfen, sondern widmet man sich der Bekämpfung der Bereitschaft zu den Anfällen, die allergisch, auch neurogen sein können. Dahingestellt bleibe, inwieweit sich die allergische Herkunft doch noch auf dem Nervenwege auswirkt. Die Bestrebungen, dem Bronchialasthma auf chirurgischem Wege beizukommen, sind nicht gerade die erfolgreichsten der autonomen Nervenchirurgie.

Der Atmung des CO_2-O_2-Gemisches bedient man sich auch erfolgreich zur Förderung der Resorption von an anormalen Stellen befindlicher Luft, deren Stickstoff zunächst ausgewechselt wird (Emphysem, ventrikulographische Luft; auch Darmgase beim Meteorismus). Dieser funktionellen Bekämpfung des Meteorismus steht die mechanische Absaugung mittels des MILLER-ABBOTT-Schlauches gegenüber.

Schließlich denkt der Chirurg wohl kaum daran, daß die Atmung der schnellstarbeitende Mechanismus zur Innehaltung des Säurebasengleichgewichtes ist. Der Atmung verdankt er neben den Nieren, daß sich bei einer Gallen- oder Darmfistel keine sofortige grobe Acidose ergibt. Bei der Magenretention ist es wiederum die Atmung, die die Alkalose hintanzuhalten, die Blutphysikochemie zu stabilisieren sucht.

Auch unter dem Bilde der **Caissonkrankheit** machte die Physiologie des Gaswechsels unlängst ihren Eintritt in die Chirurgie. Beim zu schnell dekomprimierten Caissonarbeiter gehören die akut bedrohlichen Erscheinungen zwar zur Neurologie, doch gibt es auch Fernbeschwerden im Gebiete der Chirurgie. Nach überstürzter Dekompression bleibt ein Teil der Blutgase nicht gelöst, was auf Verstopfung zahlreicher kleiner Gefäße hinausläuft. Die einzig richtige Behandlung ist die sofortige Rekompression und sehr langsame Dekompression nachher. Falls der Patient durchkommt, ereignen sich bisweilen nachher kleine Nekrosen im Knochensystem, wodurch z. B. eine Deformation des Hüftkopfes verschuldet werden kann, und die somit letzten Endes Folgen der Funktionsstörung des Gaswechsels sind.

Der Caissonkrankheit verwandt scheinen die schmerzhaften Beschwerden beim Flug in größter Höhe. Namentlich könnten bei schnellem Anstieg und gleich schnellem Sinken des äußeren atmosphärischen Drucks multiple feinste Luftembolien entstehen.

Leber. Gallenwege. Bauchspeicheldrüse. Milz.

Was im sog. Zonengesetz der Leber (Henschen) zum Ausdruck kommt, die Trennung der Stromlinien im Pfortaderstamm, befindet sich noch am Rande der mechanischen Pathologie. Eine morphologische Trennung der Zuflüsse aus der V. mesenterica superior und den anderen Pfortaderwurzeln ist nicht vorhanden, an der hämodynamischen ist allerdings nicht zu zweifeln, um so mehr, als sie inzwischen experimentell-chemisch erhärtet wurde. Nicht nur die Topographie der Leberabscesse entspricht der funktionellen Trennung der Strombahn im Pfortaderstamm, auch die trübe Schwellung des Leberparenchyms ist entsprechend der Lokalisation ursächlicher peritonealer Pathologie im linken oder rechten Leberlappen anzutreffen. Eine Analogie drängt sich auf: Suppurative Lungenprozesse aus den bevorzugt erkrankten unteren Partien werden mit Vorliebe in das Gehirn, in die brachiocephalen Gefäße verschleppt. Die zweite Analogie, die Kreuzung der den beiden Hohladern entstammenden Blutströme im linken Vorhof des Fetus ist erst vor etwa 10 Jahren experimentell sichergestellt.

Die Duodenalsondage hat in der praktischen Therapie sehr wenig, in der Diagnostik schon mehr geleistet. Wichtiger sind die Ergebnisse im Sinne der pathologischen Aufklärung, so z. B. in bezug auf die akute Hepatitis.

Nach dem einfachen Vorbild der Gelbsucht durch Verschlußstein hat man sich damals den Schleimpfropf als sehnlichst erwünschte morphologische Ursache des **„katarrhalischen" Ikterus** — der akuten Hepatitis — hinzugedacht. An der Entstehung der Gallensteine nicht nur der Schnürleber, hat damals auch das Korsett grobmechanisch als beteiligt gegolten. Diese Zeiten sind längst vorüber. Doch hat sich auch in diesem Terrain die Gepflogenheit des alleinigen mechanischen Denkens bis in das letzte Jahrzehnt erhalten. Die Gallensperre bewirkt den Übertritt der Galle ins Blut, und was lag mehr auf der Hand, als sich die cholämische Blutungsneigung dadurch erklärt zu denken? Die Würdigung der Tatsache, daß es bei jeglicher Acholie des Darms (Gallenfistel) und auch bei Parenchymschäden der Leber zur gleichen Blutungsneigung kommen kann, hat neuester Erkenntnis den Weg geebnet: Resorptionsschäden des Vitamins K bzw. Untauglichkeit der Leber, mit dessen Hilfe Prothrombin herzustellen, sind als Betriebsschäden an die Stelle der mechanischen Gallenstauung als funktionelle Ursachen der vom Chirurgen nunmehr nicht länger so sehr gefürchteten hämorrhagischen Diathese getreten. Damit hat die äußere Gallenfistel (1. Tempo) zur Verringerung der Blutungsgefahr beim zweiten großen Eingriff ihre Anweisung verloren. Bei Infekten kann sie allerdings noch indiziert sein.

Die Bewertung einer indolenten Gelbsucht leichteren Grades ohne Acholie des Darms als funktionell, durch Hepatitis verursacht, sollte immerhin der recht seltenen unilateralen Gallenobstruktion Rechnung tragen: die ätiologische Hepaticusgeschwulst ist morphologische Ursache des latenten Ikterus.

Die Leberentartung infolge kompletter Gallenstauung, die gelegentlich über ein Jahr ertragen wird, kann schließlich eine symptomatische perniziöse Anämie verursachen, indem die Herstellung des Leberfaktors zur Erythropoese versagt; allerdings ist dies selten.

Heute verhütet der Chirurg die **hypoprothrombinämischen Blutungen** (Dam, Apitz, Koller) durch parenterale Einverleibung vitamin-K-ähnlicher Substanzen und umschifft er dabei die Klippe der konditionalen Defizienz. Sonst hat sich die Leber-(glykogen-)Schutztherapie erhalten. Aus dieser funktionellen Erkenntnis heraus erwuchs der Chirurgie die Forderung der primären Cholodochusnaht bei Steinoperationen. Auch ist deswegen in entsprechenden Fällen die Gallenanastomose zur sofortigen inneren Drainage angezeigt (chronische Pankreatitis). In beiden Fällen soll nicht der technischen Leichtigkeit zuliebe anders vorgegangen werden; die funktionelle Pathologie diktiert die Meisterung anatomischer und technischer Schwierigkeiten und Risikos. Kirschner hat sie besonders befürwortet. Ich habe gelegentlich die transpapilläre duodenale Hepaticusdrainage — der

VÖLCKERschen nachgebildet — herangezogen, um der äußeren Gallenableitung aus dem Wege zu gehen.

Gestützt auf anatomisch-mechanische Erwägungen war es auch unbegreiflich, daß sich die cholämische Blutungstendenz (COLLER und FARRIS) manchmal erst nach der die Gallenwege freimachenden Operation zeigte. Funktionelle Erkenntnis bringt auch hier die Erklärung.

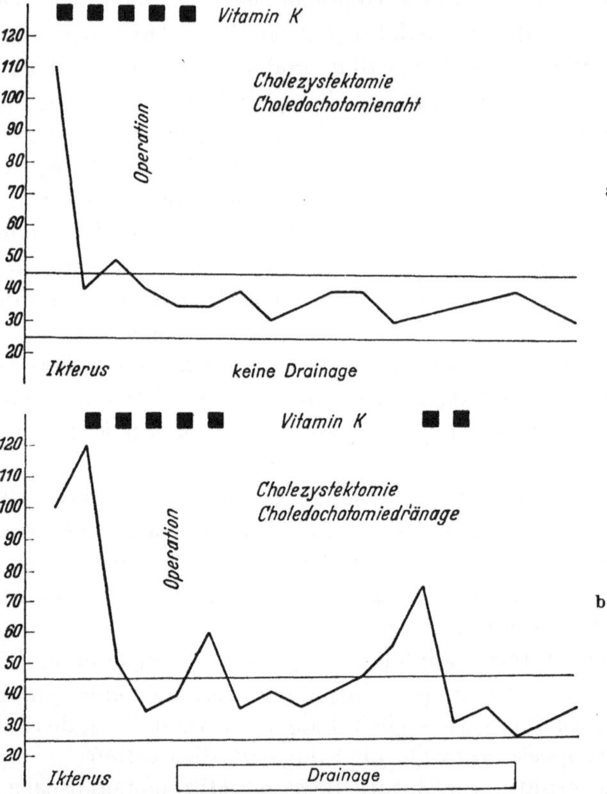

Abb. 11 a u. b. a Prothrombinzeit bei drainagefreier Gallenoperation, auch ohne fortgesetztes Vitamin K, keine nachträgliche Verlängerung. b Prothrombinzeit. Von neuem Verlängerung während der äußeren Gallendrainage, die wieder Vitamin K erforderlich machte.

Zwar hat die Operation (nur bei innerer Gallendrainage) die Resorptionsstörung des Vitamins K behoben; die Narkose kann jedoch sehr wohl die Leber nunmehr zur Prothrombinsynthese weitgehend unfähig gemacht haben: auch das Coma hepaticum kann sich erst nach der den Ikterus behebenden Operation ereignen!

Es hat sich sogar daraus eine Leberfunktionsprobe ergeben: falls mittels K-Vitamin eine Gerinnungsbeschleunigung herbeigeführt wird, ist das Leberparenchym offenbar zur Prothrombinsynthese imstande (ALLEN; STEWART und ROURKE; ZIFFREN).

Es ist noch nicht so lange her, daß man sagte, der schwer Leberkranke — mit akuter Atrophie, mit chronischer Gallenstauung — erliege im Coma hepaticum cholämisch. Dabei erblickte man die Todesursache in dem Organ, das am meisten und jedenfalls primär morphologisch geschädigt war. Diesen Tod suchte man somit hintanzuhalten durch Anwendung einer Leberschutztherapie. Seitdem hat eingehenderes Studium gezeigt, daß an dem Lebertod eine konsekutive Nierenstörung stark beteiligt ist (man beachte Oligurie und Anurie). Die Nierenfunktion bricht zusammen unter der Last der Ausscheidung anormaler Stoffe, die dem Leberparenchym entstammen (WILENSKY). Ja sogar am Tode infolge traumatischer Leberzertrümmerung (BECKER, ORR) sind die Nieren mit schuld. Auch für diesen morphologisch-funktionellen Hergang trifft die Bezeichnung „Leber-Nierensyndrom" zu. Und der Versuch, das Leben zu erhalten. sollte sich dementsprechend auch mit Nierenschonung befassen (FURTWÄNGLER, PYTEL).

Ein derartiger Leber-Nierentod entspricht auch dem Lebensende beim „Crush"-Syndrom, der groben Verschüttung der Extremitäten. Konsekutive massale Muskelautolyse, Kreislaufüberschwemmung mit Zerfallprodukten verschulden dabei grobe Parenchymschäden.

Es gibt nur eine, wirklich rein-morphologische Kontraströntgenologie im Gallengebiet, das ist diejenige, welche gelegentlich intra operationem mit Lipiodol vorgenommen wird und deren man sich auch in Fällen mit persistierender äußerer Gallenfistel bedient. Es handelt sich dann um Cholangiographie, an deren Gelingen kein funktioneller Mechanismus beteiligt ist. Die Integrität des Leberparenchyms ist nicht erforderlich, und die Gallenblase fehlt sowieso in entsprechenden Fällen. Die Cholangiographie mittels in die Gallenwege eingetretener Gase bzw. Kontrastspeise — anläßlich innerer Gallenfisteln spontaner oder operativer Herkunft übergehe ich hier. Bei der am meisten geübten Gallenröntgenologie handelt es sich um Cholecystographie.

Da das Kontrastmittel jedenfalls zuerst von der Leber ausgeschieden werden muß, wäre mit demselben eine Leberfunktionsprobe erdenklich. Doch wagt man es wohl kaum, eine funktionell geschädigte Leber — z. B. bei Ikterischen — dem Tetrajodphenolphthalein auszusetzen, um so mehr als die photographische Beurteilung die Integrität der Gallenblase noch zur Vorausetzung hätte.

Die Cholecystographie gestattet nicht, ein Hepatogramm herzustellen; damit ein Gallenblasenschatten entsteht, muß das Tetrajodphenolphtalein — es passiert die Leber in ungenügender Konzentration — in der Gallenblase angereichert, eingedickt werden. Das gelungene Cholecystogramm bietet somit nicht nur eine gelegentliche Diagnostik der Gallensteine — morphologische Aussparungen —, sondern auch die Garantie einer gehörigen Gallenblasenfunktion. Das Fehlen eines Gallenblasenschattens bedeutet nicht ohne weiteres den Verschluß des Ductus cysticus, sondern kann auch der fehlenden Galleneindickung entstammen: morphologisch-mechanische versus funktionelle Diagnostik.

Die Röntgendiagnostik der Leber gestattet mit und ohne Pneumoperitoneum kaum mehr als Umrißmorphologie. Dagegen ermöglicht die Thorotrasteinspritzung in eine Ader ein funktionell-anatomisches Bild der Leber. Normales Leber- (und Milz-)gewebe ergibt einen besonderen Schatten — das Retikuloendothel speichert das Thorium. Geschwulstknoten, ein Echinococcus usw. bilden Aussparungen, die im örtlichen Fehlen der Leberfunktion begründet sind.

Wie am Magen-Darmkanal fördert der Parasympathicus (wie Pituitrin, Physostigmin) die Passage, Entleerung auch der Gallenblase und -wege, hemmt den Sphincterschluß. Der Orthosympathicus, d. h. die Nn. splanchnici, bewirken Stase. Das legt zunächst den Gedanken nahe, der atonischen Stauungsgallenblase (vésicule de Stase) mittels Splanchnicektomie abzuhelfen. Tatsächlich scheint mir in diesem Sinn etwas erreicht zu sein: erleichterte Entleerung (vgl. JOHNSON und BOYDEN; MIRIZZI; SCHMIEDEN und ROHDE; STRODE; WESTPHAL).

Es ist allerdings kaum anzunehmen, daß derartige Nerveneingriffe ohne Einfluß auf die Vorgänge des Stoff- und Energiewechsels in der Leber seien. Weiter bedeutet die rechtzeitige Behandlung der Stauungsgallenblase wahrscheinlich eine Prophylaxe konsekutiver Lithiasis und (oder) Entzündung, es wird somit der Übergang funktioneller Pathologie in morphologische verhütet. Die Innervation der Gallenwege legt auch den Weg nahe, über welchen psychische Momente eine Gallenkolik heraufbeschwören könnten. Emotionelle Gelbsucht dagegen könnte ebensogut regelrecht der Leber und ihrer Innervation entstammen.

Der Vorschlag, bei der Gallendyskinesie die Papilla Vateri auf plastischem Wege zu dilatieren, erinnert an die HELLERsche Operation des sog. Kardiospasmus, die gallendigestive Anastomose und die Ösophagogastrostomie; und entsprechende Bedenken kommen dabei auf: derartige Eingriffe bezeugen der funktionellen Störung doch wohl sehr viel morphologisch-technische Ehre, im Vergleich zu am Splanchnicus angreifenden Heilbestrebungen.

Die Bedeutung der Cholesterose (WOMACK und HAFFNER) der Gallenblasenmucosa in der Genese schwerer Gallenleiden legt die Vermutung nahe, es könnte sich in dieser örtlichen Stoffwechselstörung die Gallendyskinesie zunächst auswirken.

Die Splanchnicektomie tritt bei der Stauungsgallenblase in Konkurrenz mit Anastomosenoperationen, ohne wie diese das Risiko der aszendierenden Infektion mit zu umfassen. Falls die Cholecystektomie postoperative Spannungserscheinungen — fehlende Druckregulation — nach sich gezogen hat, bringt die Splanchnicektomie Erleichterung; sicherheitshalber kann man die Novocainvorprobe machen. (Die Ramikotomie v. GAZAS ist damit überholt.)

Die Splanchnicektomie ist jedoch auch als sensible Entnervung des gesamten Gallengebietes wirksam, sie behebt auch Schmerzen, an deren Entstehung die efferente autonome Nervenversorgung keineswegs beteiligt ist: so z. B. den entzündlichen Schmerz und den postoperativen tiefen. Dazu ist eine komplette Splanchnicusbetäubung nicht erforderlich: die Novocainisation der unteren Splanchnicuswurzeln genügt. Ganz besonders geeignet ist der gürtelförmige Periduralblock. Sie beweist auch, daß es sich nicht um Nieren-Harnleiterpathologie handelte; denn deren Schmerzreize gehen über die oberen Lumbalnerven, sie können isoliert unter dem Zwerchfell paravertebral betäubt werden (LÄWEN u. a.).

Die Splanchnicektomie könnte auch dadurch von Bedeutung sein, daß sie an der Verhütung des Steinrezidivs beteiligt ist. Sie setzt nicht nur den extrahepatischen Gallenmechanismus in Gang, sondern sie ist auch als Choleretícum (BRUGSCH) zu bewerten: sie fördert die Produktion einer weniger konzentrierten Lebergalle.

Heutzutage sind manche der Ansicht, daß bei der Steinkolik die entzündliche Exacerbation die Hauptursache ist, jedenfalls die grobmorphologische Lithiasis (Einklemmung) nicht allein wichtig ist.

Allgemein wird beim **Gallensteinleiden** nebst den Steinen die Gallenblase entfernt, weil sie bzw. ihre Entleerungsschwierigkeit, die anatomische Grundlage des Leidens darstellt. Darüber hat man nicht bedacht, daß nicht alle Gallensteine der Gallenblase primär ihre Entstehung verdanken und daß somit auch nicht alle Gallensteinträger der Cholecystektomie bedürfen. Beim hämolytischen Ikterus ist die Milz (der Retikuloendothelialapparat) mittels der erhöhten Blutdestruktion (HYMANS V. D. BERG und SNAPPER) die Grundursache. Die entsprechenden Pigmentsteinchen verdanken ihre Entstehung einer Betriebsstörung. Durch Splenektomie wird diese grosso modo beseitigt. Da ein Steinnachschub nicht mehr zu erwarten ist, kann der Chirurg es bei der einfachen Entfernung der Steine aus der Gallenblase bewenden lassen (v. GELDEREN). Aus der Erkenntnis dieser Lithiasis, aus gesicherter funktioneller Ursache heraus, kann dem Patienten die gesunde Gallenblase erhalten bleiben (vgl. hyperparathyreotische Nephrolithiasis). Im Schrifttum sind sogar mehrere Fälle verzeichnet (PEMBERTON), in denen bei Hämolytisch-Ikterischen wegen der Gelbsucht zunächst nur die steinehaltige Gallenblase entfernt wurde: die Gelbsucht bestand natürlich weiter fort. Man hatte versehentlich die Gallensteine als morphologische Ursache der Gelbsucht betrachtet und nicht den hämolytischen Ikterus als funktionelle Ursache der Gallensteine.

Es sind sogar im Choledochus Steinrezidive vorgekommen, da mit der Milz die Hauptstelle der Hämolyse belassen wurde. Es versteht sich, daß es sich dabei von neuem um Pigmentsteinchen gehandelt hat. Eine entsprechende Pigmentcholelithiasis infolge pleiochromer Galle ereignet sich bisweilen bei schwerer Malaria, mit stark erhöhter Destruktion der roten Blutkörperchen.

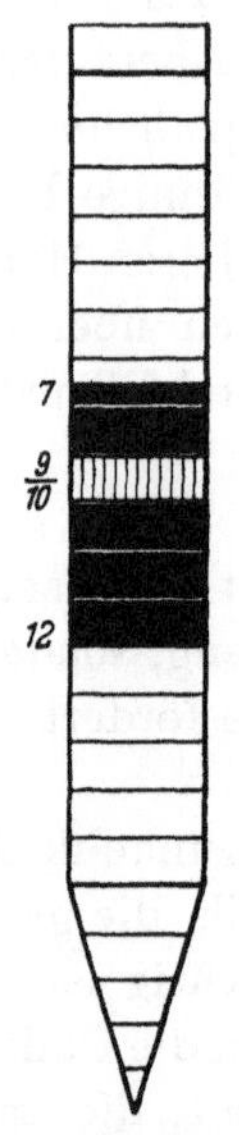

Abb. 12. Peridural-Anästhesie der Leber-Gallenwege.

Die funktionelle Pathologie der Leber hat sonst vorläufig nur diagnostische und prognostische Bedeutung in der Chirurgie. Sollten Belastungsproben (Galaktosetoleranz, Bilirubinausscheidung, Hippursäuresynthese, auch die Prothrombinbildung) groben Parenchymschaden anzeigen, so lag mit großer Wahrscheinlichkeit zunächst kein mechanischer Ikterus vor, auch keine anerkannte chirurgische Indikation. Oder es trübt sich die Voraussage. Die von v. HABERER behauptete Heilwirkung der dekompressiv gedachten äußeren Gallendrainage beim hepatischen Ikterus ist mir auch auf funktionellem Wege nicht recht verständlich; sie dürfte bisher auch kaum exakt bewiesen sein.

Zum Pankreas ist auch das Kapitel Stoffwechsel nachzulesen.

Es ist genügend bekannt, daß die Mehrzahl der von der **akuten Pankreasnekrose** Betroffenen Gallensteine aufweist (SCHMIEDEN-SEBENING). Diese Gallensteine, besonders die des unteren Choledochus und der Papille, werden wohl oft richtig in ätiologischem Zusammenhang mit der Pankreasnekrose betrachtet. Experimente über Gallenrückfluß ins Pankreas bilden sozusagen den Schlußstein zu dieser Lehre. Und dementsprechend wird oft, falls nur irgend angängig, bei der Pankreasnekrose die Cholecystektomie neben der Choledochusdrainage gefordert. Bisweilen wird sogar bei akuter Pankreasnekrose aus der obigen Lehre generalisierend heraus die steinfreie Gallenblase geopfert.

Auch hier sollten funktionell pathologische Erwägungen einsetzen. Sphincterkrämpfe des ODDIschen Muskels können ebensogut der aus der Gallenblase entleerten Galle mit demselben Effekt den Weg in die Bauchspeicheldrüse weisen.

Die sog. perforationslose Gallenperitonitis (CLAIRMONT und v. HABERER, auch HENSCHEN) wird zur Zeit als Folge des umgekehrten Rückflusses des Pankreassaftes in die Gallenblase aufgefaßt. Auch dazu ist anzunehmen, daß Wirsungianus und Choledochus wenigstens zeitweilig zu einer einzigen Röhre durch Papillenstein oder Oddi-Spasmus gestaltet wurden, und zwar unter nicht erklärten, umgekehrten relativen Druckverhältnissen. Die konsekutive Gallendiffusion macht äußere Gallendrainage erforderlich.

Schließlich könnte die akute Pankreasnekrose auf reflektorischem Wege einem örtlichen Gefäßkrampf entspringen (Knape).

Die Fermententgleisung durch akuten Verschluß des Ductus Wirsungi s. pancreaticus, der übermäßige Übertritt der Amylase in das Blut ist nicht nur ein Diagnostikum der Pankreasnekrose, sondern auch ein Lokaldiagnostikum der Cholelithiasis: nur dem Duodenum nahe Steine des Choledochus, welche durch Kompression den Ductus pancreaticus beeinträchtigen, verursachen (oft) Fermententgleisung.

Eine positive Diastasereaktion des Blutserums, ähnlich derjenigen der epidemischen Parotitis, könnte als Fermententgleisungsfolge auch bei der sonstigen Parotitis schwerkrank darniederliegender Patienten vorkommen (Appelbaum).

Inwieweit der Bauchspeicheldrüse auch noch ein den Fettstoffwechsel regulierendes Hormon — das Lipocaic Dragstedts — entstammt, bleibe dahingestellt; chirurgische Bedeutung hat es allenfalls bisher nicht erlangt.

Auf jeden Fall sollte bei der Pankreasnekrose eine Gallen-(Choledochus-)drainage vorgenommen werden, und neben derselben sind die Eingriffe an der Bauchspeicheldrüse selber wohl endgültig in Vergessenheit geraten, im akuten Stadium wenigstens.

Von der Entfernung der normalen Gallenblase, des physiologischen, wenn auch nicht immer ideal arbeitenden Druckregulators, ist doch in steinfreien Fällen neben der Choledochusdrainage kaum zusätzlicher Gewinn zu erhoffen. Sie sollte somit unterbleiben. Das sonstige Argument zur Cholecystektomie — es sei die Pankreatitis von der entzündlichen Gallenblase her fortgeleitet entstanden — sucht wohl meistens nur der dem Chirurgen zu mystischen Lehre von der Dyskinesie des Sphincter Oddi aus dem Wege zu gehen.

Nach einer akuten Pankreasnekrose entsteht nicht so selten ein Diabetes, in dessen Verhütung steckt somit auch nebenbei der Zweck der Frühoperation, die den Pankreasschaden auf das unumgängliche Mindestmaß zu beschränken beabsichtigt. Heutzutage verlassen sich viele Kollegen jenseits des Ödemstadiums auf innere, d. h. diätetische Behandlung, deren Absicht es ist, die äußere Sekretion der Bauchspeicheldrüse möglichst einzuschränken. Das läuft auf dieselbe Absicht hinaus.

Die häufigste Ursache verstärkter Uterusblutungen sind wohl die Myome, und die Behandlung derselben ist die chirurgische Entfernung der Myome, manchmal einschließlich der gesamten Gebärmutter: mit dem Eingriff an der blutenden Stelle bzw. an deren unmittelbarer anatomischer Ursache bedient man sich strengstens morphologisch fundierter Chirurgie. Die röntgenologische Aufhebung des mensuellen Zyklus, die am Ovarium angreift, gehört dagegen schon zur funktionell begründeten Therapie. Weit weniger bekannt sind die Fälle, in denen die Genitalblutungen die bedrohlichste Erscheinung einer WERLHOFFschen **Thrombopenie** sind. Da gilt es, die Unterzahl der Blutplättchen zu beheben, d. h. deren übernormale Vernichtung auszuschalten: sie findet bekanntlich in der Milz statt. Dementsprechend gelingt es manchmal, mittels der Splenektomie die — erhaltenen — periodischen Genitalblutungen auf ein normales erträgliches Maß zu beschränken: funktionelle Chirurgie, die an entferntem Ort eine pathologische Funktion ausschaltet und nebenbei die Menstruation als normale Funktion erhält!

Beim hämolytischen Ikterus kann eine symptomatische Uratgicht vorkommen: übermäßigem Kernzerfall entstammt abnorm viel endogenes Urat (Harnsäure). Typische Arthritis und Tophi können resultieren. Diese Uratgicht wird durch die Splenektomie geheilt. Es brauchen die Tophi nicht symptomatisch excidiert zu werden (LINTON und TALBOT). Die erworbenen Formen hämolytischer Anämie, die man als symptomatische bezeichnen könnte, kommen auch gelegentlich für die Splenektomie in Betracht (vgl. v. SCHÜRER).

Mit denjenigen Milzexstirpationen, deren Zweck es ist, die übermäßige Destruktion der Erythro- und Thrombocyten zu beheben, ist jedoch die funktionell-korrelativ geplante Milzchirurgie keineswegs erschöpft. Die Milz reguliert (drückt) anscheinend auch die Bildung der roten Zellen im Knochenmark; das bezeugen die JOLLY-Körper, die nach jeder Splenektomie im Blute auftreten, als Zeichen vermehrter Erythrocytenabgabe. Auf diese Weise wären wohl (früher, vor der Leberbehandlung) die Remissionen bei der Perniciosa nach der Splenektomie, sowie auch die Besserung der Anämie bei gewissen „hepatolienalen Erkrankungen“ (BANTI) zu verstehen.

Hierher gehört auch die eventuelle Indikation zur Splenektomie bei der Anaemia splenica infantum. Da eine neurale Verknüpfung kaum erdenklich ist, dürfte der Gedanke einer hormonalen Regulierung naheliegen. Für sonstige Milzfunktionen (Immunität; die normale Blutmauserung, als Blutreservoir hat die Milz beim Menschen nur geringe Bedeutung), findet nach der Splenektomie ein völliger Ausgleich (seitens des sonstigen Retikuloendothels) statt.

Bei Splenektomierten entsteht eine gewisse Thrombosebereitschaft, wie dieselbe auch bei der Polycythämie vorkommt.

Bei der Hämophilie liegt nach neuerer Erkenntnis eine Thrombokinasedefizienz vor. Die Blutplättchen sind nicht direkt beteiligt (KARK).

Die Blutungsbereitschaft der Hämophilie fußt in einer genotypischen — im großen und ganzen geschlechtsgebunden-recessiven — funktionellen Anomalie chemischer Natur. Der Vitamin-K-Mangel ist gleichfalls eine chemische Blutungsursache: Prothrombinknappheit. Bei der essentiellen Thrombopenie jedoch liegt der Defekt eines mikromorphologischen Gerinnungsbausteins zugrunde, der sich allerdings auf chemischem Gebiet auswirkt (vgl. auch QUICK).

Die Milz hemmt anscheinend auch die Abgabe der anderen morphologischen, daselbst hergestellten Blutbestandteile, besonders diejenige der Granulocyten. Daraus könnte sich bei der Agranulocytose bzw. Panmyelopathie — allerdings nur in verzweifelten Fällen — eine Anweisung zur Splenektomie ergeben (HEILMEYER). Es fragt sich weiter, ob nicht die vermehrte Thrombocytenabgabe an der therapeutischen Bedeutung der WERLHOFF-Splenektomie mitbeteiligt ist.

Die Strahlentherapie, soweit es sich um eine funktionelle Maßnahme handelt, hat in der intravenösen Applikation des radioaktiven Phosphorisotopen eine elektive Knochen- und Knochenmarksbestrahlung gefunden. Sie dämmt die Aktivität der Brutstätten der Erythrocyten und Granulocyten bei der Polyglobulie und Leukämie ein. Bei letzterer konkurrieren Radiophosphor und Urethan also.

Bei der splenischen Agranulocytose (WISEMAN) ist die Hyperaktivität der Milz exklusiv den weißen Formelementen des Blutes gewidmet. Sie wäre als Analogon des hämolytischen Ikterus und der WERLHOFFschen Erkrankung mit Splenektomie zu behandeln.

Unter den Ursachen medikamentöser Agranulocytose ist das Thiouracil mit seinen Verwandten zu den Sulfonamidpräparaten hinzugetreten.

Mehrfach wurden der Milz krebsfeindliche Eigenschaften zugeschrieben; die Akten dürften darüber noch nicht geschlossen sein (SAUERBRUCH, FICHERA). Da mutet es doch ganz sonderbar an, daß noch vor wenigen Jahren zur technischen Erleichterung der totalen Magenresektion (die nur wegen Krebs statthaft ist) die Mitentfernung der Milz empfohlen wurde (LAHEY).

Die Splenektomie beim hämolytischen Ikterus und bei der Thrombopenie steht als Beispiel funktioneller Pathologie in der Chirurgie der Milzentfernung wegen Ruptur, Torsion oder bei der Milzaderthrombose (Blutungen aus Ösophagusvaricen) gegenüber. Dann hat der funktionelle Ausfall kaum praktische Bedeutung.

Der Sinn der Splenektomie bei der BANTIschen Erkrankung — die Lehre der portalen Hypertension scheint mir bei derselben kaum begründet — ist wohl ein vorwiegend oder ausschließlich mechanisch-morphologischer.

Morphologisch ist die Indikation zur Milzexstirpation beim Gaucher. Es ist allerdings mit der Möglichkeit zu rechnen, daß die Gaucher-Splenektomie die Entstehung gleichartiger Knochenpathologie beschleunigen könnte (LOGAN).

Wenn es auch mehrere polycythämische Reaktionen gibt, auf Anoxie, Kobalt, so hat sich daraus doch keine korrelativ-chirurgische Behandlung ergeben.

Neuerdings hat SCHAFER dargetan, daß der Entzügelungshochdruck oft neben Polycythämie einhergeht, während VAQUEZ-Kranke vielfach Hochdruck aufweisen. Weiter stellte sich ihm heraus, daß die Entzügelungshyperglobulie durch sehr ausgedehnte paravertebrale Sympathektomie verschwand bzw. verhütet werden konnte, und dieser Erfolg hielt beim Menschen an, solange die Desympathisation vorhielt (Schweißversuch). Da bleibt eigentlich nur noch der Mechanismus dieser kausalen Verknüpfung zu ergründen. SCHAFER vermutet eine örtliche Anoxie des Knochenmarks unter dem Einfluß neurogener präsinusoidaler Gefäßverengerung. Jedenfalls scheint die funktionell-chirurgische Betrachtung auch in bezug auf die Hyperglobulie angebahnt.

Einer Polyglobulie begegnet man oft bei vegetativen und extrapyramidalen Störungssyndromen, sie ist manchmal vom Hochdruck begleitet. Vgl. MODEL und WOLF (Polyglobulie nach Encephalitis.)

Dickdarm. Adhäsionen. Obstipation.

Wie auch übrigens am Digestionstrakt, hemmt die orthosympathische Innervation den Tonus, und die Peristaltik des Colons unterhält den Sphincterschluß (Nn. splanchnici, auch lumbales); die parasympathische Nervenversorgung ist antagonistisch.

Wieweit der Vagus sich bemerkbar macht — es heißt bis an den sog. CANNON-BÖHMschen Punkt — im linken Transversum — von wo an der Pelvicus in Betracht kommt, ist nicht leicht zu entscheiden. Jedenfalls gibt die anatomische Präparation keinen Aufschluß. Die Ergründung dieser funktionellen Anatomie wird noch durch die Wahrscheinlichkeit erschwert, daß auch spinalparasympathische Fasern (KUREs) zum Colon gelangen, und zwar ungeachtet der Vagus-Pelvicusgrenze. Doch dürften wir in der Analyse der physiologischen Anatomie der Visceralinnervation unter Heranziehung der Methodik des Periduralblocks inzwischen weitergekommen sein.

Die Colitis ulcerosa, wie sie bisweilen dem Chirurgen zur Behandlung zugeführt wird, ist anscheinend ein Beispiel der gröbsten örtlichen morphologischen Pathologie. Und dennoch hat es einen Sinn, sie hier zu betrachten, handelt es sich doch keineswegs um ein gewöhnliches

Leiden infolge rein örtlicher Ätiologie. Dies geht schon daraus hervor, daß die örtliche Behandlung (Appendicostomie, Ausschaltung — Spülungen) so wenig nützt. Und auch die Tatsache, daß anaphylaktische Momente (auch Bluttransfusionen) manchmal Erstaunliches leisten (v. BERGMANN), deutet auf extraintestinale Ätiologie hin. Es fragt sich somit, ob die Chirurgie mit der Lokalbehandlung des Darmes wohl auf der richtigen Spur ist. (Im sonst hoffnungslosen Endstadium und bei etwaiger Perforation gibt es allerdings kaum eine andere Möglichkeit.)

Neben der Dickdarmresektion kommt bisweilen die untere Ileostomie in Betracht, doch scheint mir dies eine unsoziale Aushilfe. Die Operierten können mit derselben allerdings uneingeschränkt weiterleben. Sogar die Ausschaltung mittels Ileostomie garantiert nicht die Heilung der ulcerösen Colitis, und von den örtlichen Maßnahmen ist nur die Colektomie zweifelsohne erfolgreich.

Es verwundert nicht, daß allerhand Mikroorganismen im Laufe der Zeiten als Ursachen der regionalen Ileitis (Enteritis) angeschuldigt wurden. Ähnliches war der Fall bei der ulcerösen Colitis. Die Ätiologie beider Erkrankungen ist nicht in mikrobiellem Sinn gelöst; man könnte sich fragen, ob nicht in ganz anderem Sinn zu fahnden wäre; auf dem Gebiete der funktionellen Pathologie gibt es jedoch nur in bezug auf die Colitis ulcerosa Vermutungen, in allergisch-hyperergischem Sinn. Einerseits gibt es Angaben über Erblichkeit der Colitis ulcerosa, andererseits fehlt die Übertragbarkeit und eine epidemische Verbreitung wie bei der Ruhr, Cholera und dem Typhus. Aus demselben Grunde scheint mir die Anwendung besonders des Sulfaguanidins nicht aussichtsreich. Das sehr wenig resorptionsfähige Sulfaguanidin nützt zwar bei der bacillären Ruhr; bei der chronischen, auch die tiefen Darmwandschichten betreffenden Colitis ulcerosa aber wäre im günstigsten Falle mehr von einem leicht resorbierten Sulfonamid zu erwarten. Recht unangenehme Nebenfolgen, sogar eine KORSAKOWsche Psychose, sind vorgekommen; es handelt sich um eine exquisit chronische, rezidivierende Erkrankung, und dementsprechend um eine sich in die Länge ziehende Sulfonamidtherapie.

Es ist nicht zu leugnen, daß psychische Störungen und Rezidive der Colitis ulcerosa oft nebeneinander einhergehen: was dabei Ursache, was Folge ist, könnte wechseln; die Möglichkeit psychogener Rezidive bzw. Verschlimmerungen ist keineswegs zu leugnen (DANIELS). Vgl. Ulcuskrankheit.

Die moderne Schleimhaut-Röntgenologie hat uns mit der funktionellen Gestalt des Dickdarms vertraut gemacht; bisher kannte man fast nur die grobe Umrißmorphologie. Bei der Colica mucosa gibt es einen Pilocarpindarm — allerdings ohne Anwendung dieses Pharmakons. Der Ausdruck Vagusdarm, Parasympathicusdarm wäre schon besser.

Serienweise Untersuchungen, namentlich KNOTHEs, haben alle erwünschten Zwischenstadien von der Colica mucosa bis zur ernstesten Colitis ulcerosa gezeigt. Es gibt somit fließende Übergänge von der funktionellen Colica (ohne Sektionsbefund) bis zur morphologischen Colitis ulcerosa. Erstere steht in Parallele zum Bronchialasthma; beide Erkrankungen haben bekanntlich eine konstitutionelle Veranlagung (Allergie-Emotionen) zur Voraussetzung, d. h. die parasympathische Lage ist gemeinschaftlich (auch die Eosinophilie).

Wenn es auch nicht gelungen ist, für das Asthma eine anerkannt erfolgreiche und verständliche Operation auszuarbeiten (den Sinn der Halsstrangversuche KÜMMELs verstehe ich nicht), so wundert es mich doch, daß es an Versuchen gefehlt hat, die Colitis ulcerosa mittels Operationen am Parasympathicus anzugehen.

Am Diverticulitisdarm ist die spastische Schleimhaut so sehr charakteristisch, daß man sich jetzt fragen möchte, was für die Entstehung des Leidens bedeutsamer ist, die Diverticulose oder der Parasympathicusdarm, um dessen nächste Folge es sich bei der Diverticulose wahrscheinlich handelt. Wenn auch die Sigmoiditis bewußt in der Regel chirurgisch nicht angegangen wird (nur bei Perforationen), so fragt sich doch: Liegt nicht auch hier die Aussicht einer erfolgreichen Intervention am Parasympathicus vor?

Elektive parasympathische Entnervung, so erwünscht diese bisweilen auch wäre (Ulcuskrankheit, Parasympathicusdarm, z. B. der Colitis ulcerosa, sonstige allergische Manifestationen), ist anscheinend bisher an technischen unüberwindlichen Schwierigkeiten gescheitert: Herzvagus bzw. Blasenpelvicus dürfen nicht mit in Fortfall geraten, außerdem wäre der Spinalparasympathicus zu berücksichtigen. Daher dürften Torantil und ähnliche Antiallergicis eine gewisse Beliebtheit erworben haben; sie sollen Histamin unwirksam machen und kämen somit einer (transitorischen) parasympathischen Entnervung einigermaßen gleich.

Schließlich ist noch der regionalen Enteritis (CROHN) zu gedenken. Bei der sonst völlig unbekannten Ursache sollte eine Zugehörigkeit zum Parasympathicusdarm wenigstens in Erwägung gezogen werden.

Über mensuelle Darmblutungen und mensuellen Darmverschluß vgl. das Kapitel Geschlechtsorgane.

KLEINSCHMIDT und ISHIKAWA gelang es in Tierversuchen, durch Läsion der Pelvicusinnervation das menschliche Megacolon nachzuahmen; diese Läsion bewirkt ein Überwiegen des Orthosympathicus. Überdies ereignet sich beim Menschen die zum Megacolon oft gehörige Megacystis mehrfach nach operativer Pelvicusverletzung (Mastdarmexstirpation, erweiterte Hysterektomie).

Das Megacolon (die neuerdings als Nebenerscheinung erkannte Megacystis wurde bisher nicht gesondert operativ angegangen) war in der Vergangenheit oft Gegenstand einer Colonresektion. Dem lag die Auffassung zugrunde, es handle sich um ein Leiden morphologischer Herkunft. Abknickung, sigmorectale Klappe wurden angeschuldigt. Es wurde sogar einmal die Phylogenese — also wieder Morphologie — herbeigeholt. Dennoch waren die Erfolge solcher Resektionen nicht glänzend.

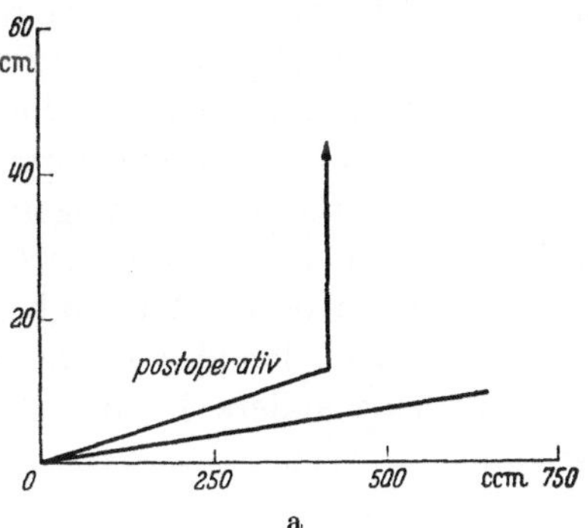

a

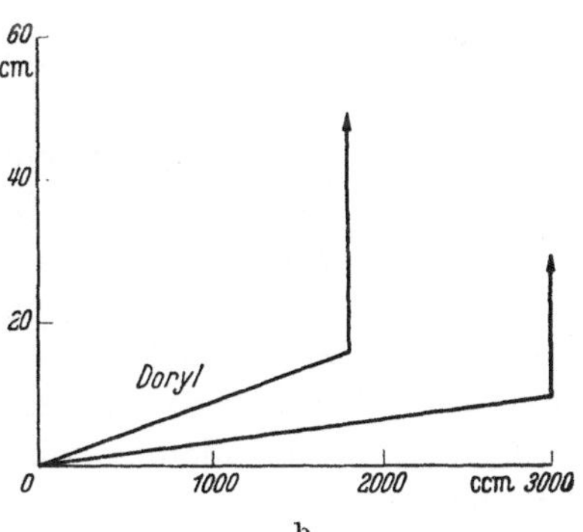

b

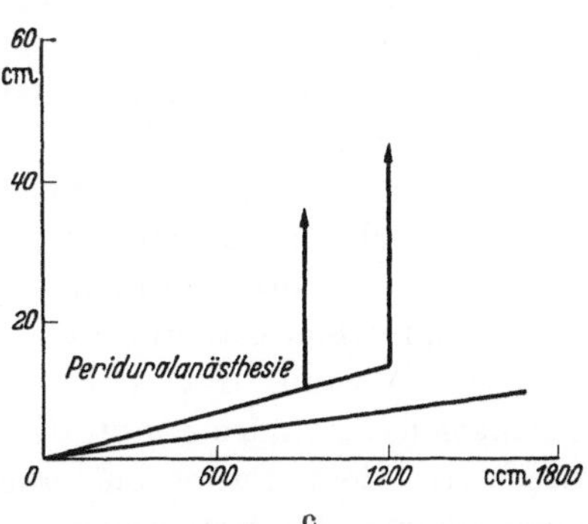

c

Abb. 13 a—c. Funktionsprüfung bei Megacystis und Megacolon. a Cystometrogramm vor und nach der Sympathektomie. b Colonmetrogramm vor und nach der Doryleinspritzung. c Megacolon: Metrogramm vor und nach der Periduralblockade (Funktionstest).

Seitdem hat sich die Auffassung durchgesetzt, es handle sich beim Megacolon um eine übermäßige Sympathicusaktivität, somit um ein neurogenes, zunächst funktionelles Leiden. Dementsprechend wurden erfolgreiche Operationen am orthosympathischen Nervensystem, dazu mit minimaler Sterblichkeit belastet, vorgenommen. In nicht zu weit fortgeschrittenen Fällen kann das (Mega-) Colon, von der Überaktivität des Sympathicus befreit erhalten werden (vgl. ADSON, LEARMONTH, PÄSSLER. Auch die Megacystis und etwaige Megaureterer bilden sich zurück. Die Auswahl derjenigen Megacolonfälle, die sich für die orthosympathische Entnervung besonders eignen, in denen es sich somit (noch) hauptsächlich um viscerale Neuropathologie handelt, erfolgt mittels der Spinalanästhesie, insbesondere der KIRSCHNERschen gürtelförmigen: sie schaltet den Orthosympathicus zentral aus, beläßt dagegen die Pelvicusfunktion. Die peridurale viscöse Anästhesieplombe GÖPELs scheint mir das schonendste Verfahren der funktionellen Vorprüfung. Entsprechendes gilt bei der Auswahl der funktionellen „essentiellen" Hypertoniker usw. Die Beurteilung, welche Megacolonfälle sich für die Resektion des N. praesacralis eignen, ist noch auf anderem, funktionellem Wege möglich. Falls sich nach Einspritzung eines Parasympathicomimeticums (z. B. Doryl) mittels Durchleuchtung oder Colonmetrographie Tonuserhöhung bzw. deutliche Peristaltik zeigt, ist die operative Sympathicusausschaltung aussichtsreich und zu versuchen (v. GELDEREN).

Die Desympathisation wegen Megacolons kann auf verschiedene Weisen geschehen. Grenzstrangresektion auf beiden Seiten ist möglich, sie zieht Anhydrosis und kaum bemerkte Vasodilatation an den Beinen nach sich. Excision des Plexus hypogastricus und mesentericus inferior ist eine andere Eventualität, mit Verlust der Ejaculation als Nebenfolge. Wozu bei sich auch auf den Mastdarm ausdehnender Ektasie der Plexus hypogastricus (Präsacralnerv) als Zusatz zu den Grenzsträngen mitreseziert werden soll, ist mir nicht deutlich: man beschwört so beiderlei unerwünschte Nebenerscheinungen herauf. Schließlich kann man auch einmal gezwungen sein, die Sigmaschlinge — ungeachtet funktionell-pathologischer Kenntnis — zu resezieren (GRIMSON), besonders wenn sich ein Volvulus in irreparabler Darmwandschädigung ausgewirkt hat. In veralteten Fällen bildet sich beim zunächst rein funktionellen Leiden eine mächtige Hypertrophie der schwer zu entleerenden Darmpartie aus. Darin ist aus der zunächst funktionellen Pathologie ein nunmehr auch morphologisches Leiden geworden, dem der alleinige Eingriff am Sympathicus auch oft nicht mehr nützt.

Die Dickdarmresektion ist mit beträchtlicher Mortalität belastet; außerdem verhütet sie Beschwerderezidive nicht immer. Falls auf der Analseite erweiterter Darm stehengeblieben ist, wird das Rezidiv fast zur Gewißheit.

Die Chirurgie bedient sich bisweilen therapeutisch auch einer transitorischen Änderung der Innervationslage. Die Lumbalanästhesie hat — ungeachtet ihrer beträchtlichen Schattenseiten, die dem periduralen Spinalblock allerdings nicht anhaften — für Ileusfälle wenigstens den Vorteil, daß sich eine auffällige Erhöhung des Darmkontraktionszustandes ergibt, die dem Chirurgen die Laparotomie sehr erleichtert, dem Patienten, auch mittels etwaiger postoperativer Wiederholung, den Meteorismus, die Darmatonie erspart. Dazu eignet sich auch die Splanchnicusnovocainisation (SERVELLE).

Jeder Chirurg ist wohl oft in seiner Bauchdiagnostik nicht über **Ptose**, Verwachsungen oder chronische Wurmfortsatzentzündung hinausgekommen. Erstere war vielleicht röntgenologisch festgestellt; an der Diagnostik der zweiten beteiligt sich oft eine frühere erfolglose Operation, während die dritte nur zu leicht angenommen wird, falls sich nichts anderes vorfindet. Die Ptosediagnostik hat schon die Pexie mehrerer

Organe (Magen, Nieren) verschuldet; diese hat schlimmstenfalls nichts genützt, während die Ptose-Gastroenterostomie die Sachlage nur verschlimmern kann, so z. B. dadurch, daß sie ein Anastomosengeschwür verschulden kann. Doch gibt es manche symptomlose Ptose, und eine Gastroptose mit Beschwerden bei normaler Entleerungszeit magenchirurgisch behandeln zu wollen, hat gar keinen Sinn: die normale Funktion kann nicht gebessert werden. (Die Angelhaken- und Stierhornform des Magens sind unter der Überschrift Magen besprochen.)

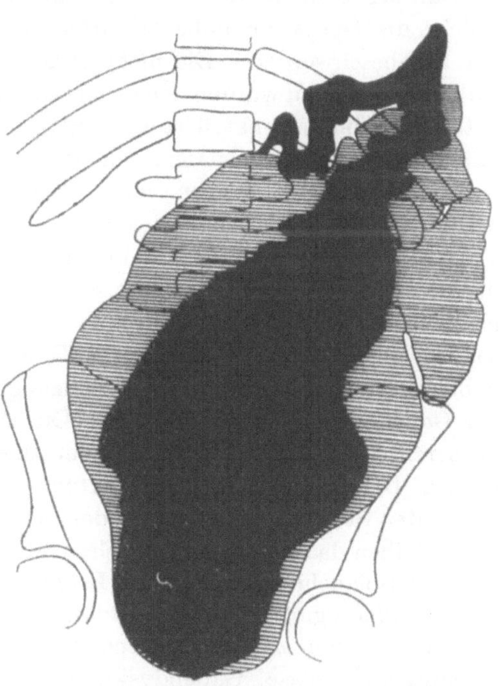

Abb. 14. Kontrasteinlauf bei Megacolon vor (schraffiert) und nach (vollschwarz) der orthosympathischen Entnervung.

Der Nierentiefstand dokumentiert sich durch das erweiterte Pyelum bisweilen einigermaßen als behandlungsbedürftig: die Funktion des Harntransports in die Blase ist anscheinend gestört, durch Abknickung etwa über einem Gefäß (sonst dürfte die Nephropexie gar keinen Sinn haben), gelegentlich auch durch Hypertension (Cann und Romansky). Die intravenöse Pyelographie hält zwar die zweite Stelle in bezug auf Schattendichte; dafür gibt sie ein weit besseres Bild von der Funktion der Niere, des Nierenbeckens und des Harnleiters, die sich in unzähligen Ptosefällen als normal, nicht behandlungsbedürftig, erweist. Eine Coloptose mit nichtverspäteter Passage etwa mittels Dickdarmresektion operativ anzugehen, wäre Leichtsinn, hätte keine Berechtigung.

Adhäsionen im Bauch, d. h. Restbeschwerden nach einer Laparotomie, sind um so häufiger, je geringfügiger der damalige Operationsbefund war. Dies gilt ganz besonders im Gallengebiet, in dem sich auch heute bei tamponfreier und drainagearmer Operation dennoch verhältnismäßig viele Adhäsionen ereignen sollen. Man hätte gerade das Umgekehrte erwarten sollen: mehr Verwachsungen nach weniger reinlicher Operation. Und doch staunt man bei einer Intervalloperation des Wurmfortsatzes oft, wie vollständig Verwachsungen nach anfänglichem Infiltrat schwinden können. Nach einer Magenresektion sollen besonders selten Adhäsionen entstehen, sind postoperative Beschwerden selten. Auch dies ist kaum zu begreifen. Oder sind solche Adhäsionen, nur diagnostisch oder auch tatsächlich vorhanden, vielleicht bedeutungslos? Entsprechen sie vielleicht mehr dem morphologischen Kausalitätsbedürfnis der Chirurgen als der funktionellen Pathologie, welche die Operation unbeabsichtigt hervorgerufen hat, als Ursache der Restbeschwerden? Die nicht gerade seltenen Beschwerden nach Gallenoperationen wurden neuerdings aufgefaßt als Folgen der Neuromentstehung im traumatisierten Gebiete des Lig. hepatoduodenale. Es hat dabei wohl eine Analogie zu der alten Überwertung der Amputationsneurome vorgelegen; das scheint mir auf obsolete Abwege zu führen. Der Gallenoperierte hat heutzutage fast immer keine Gallenblase mehr. Die Druckregulierung und der Gallenfluß in den Darm sind gestört. Falls es sich bei (und vor) der Operation um geringfügige Pathologie handelte — die Gallenblase ihrer Aufgabe somit noch einigermaßen genügte (z. B. als Stippchengallenblase), — so haben sich Leber (Kapsel) und Gallengänge nicht vorher an den Verlust der Gallenblasenfunktion gewöhnt. Die Druckbeschwerden setzen unvorbereitet ein und werden postoperativen Verwachsungen zur Last gelegt. Die steinfreie Cholecystektomie und die Gallenoperation bei indolenten Steinen, beides mehr oder weniger Operationen par complaisance, haben da einen ganz schlechten Ruf. Dankbar erscheint manchmal die Splanchnicektomie zur Behebung postoperativer Schmerzen in der Gallenregion: sie muß allerdings nicht dazu verführen, ein Steinrezidiv — oder zurückgelassene Steine — zu übersehen. Vgl. bei Stauungsgallenblase, Gallendyskinesie.

Sollte es mit der Gastritis und den Ulcusrezidiven nach der kleineren Magenoperation (Gastroenterostomie) wirklich anders sein? Steckt nicht hinter diesen Verwachsungen manches neue Geschwür bzw. die funktionelle Pathologie der Gastritis?

Wie steht es mit den Adhäsionen im Darmgebiete? Daß schmale Stränge akuten Darmverschluß verschulden können, mit Strangulation einer Darmpartie, daran ist nicht zu zweifeln. Gynäkologische Bauchoperationen in der Anamnese haben da zu Recht einen besonders schlechten Ruf, doch auch vaginale Operationen und sogar gynäkologische Spontanpathologie teilen sich darin, bzw. sind desselben sehr verdächtig. Doch die breiten Verwachsungen, wie man sie am Dickdarm bei der PAYRschen Doppelflinte kennt, haben diese tatsächlich pathologisch-chirurgische Bedeutung? Es ist genügend bekannt, daß die Anheftungsverhältnisse des auf- und absteigenden Dickdarms außerordentlich wechseln, ohne daß diesem Umstand klinische Bedeutung zukommt. Sollten da flächenhafte Verwachsungen auch besonders am muskelstärkeren Dünndarm wirklich die Passage hemmen, akuten Darmverschluß verschulden? Oder gibt es (infolge unvernünftiger, weil widernatürlicher zivilisierter Lebensweise) eine recht häufige habituelle chronische Obstipation, die auch dann und wann neben an sich ziemlich gleichgültigen Adhäsionen einhergeht? Schließlich sollte man bei sämtlichen Verwachsungen sich eindringlichst die Frage vorlegen, ob nicht doch irgendein bisher übersehener Krebs oder ein sonstiges Leiden dahinter verborgen ist.

Bei der **chronischen Appendicitis** handelt es sich oft um einen Wurmfortsatz, dem eine Entzündung nicht anzusehen ist, und der dennoch als die Ursache rechtsseitiger Unterbauchbeschwerden betrachtet wird. Auch zeitigt die Appendektomie bei gänzlich unzureichendem Befund oft Erfolge, die ich nicht alle als suggestiv betrachten möchte. Da inzwischen eine Röntgenologie der Appendix (sogar der Mucosa) entstanden ist, die an demselben funktionelle Gestalten ermittelt hat, wäre der appendikulären Muskelwand am Zustandekommen chronischer Appendixbeschwerden eine Bedeutung nicht abzusprechen.

Schließlich ist bei der Röntgenuntersuchung des Dickdarms dem anatomischen Bilde des eingepreßten, unphysiologischen Kontrastklysmas nicht so ausschließlich zu trauen. Die Bilder bei der Verfolgung peroral verabfolgten Kontrastbreies gestatten eine Funktionsanalyse des (Dick-)Darmkanals: sie sagen mehr aus als Weite (Atonie) oder Enge (Spasmus), die an sich habituell, doch darum noch nicht funktionell bedeutsam sind. Nach Eingriffen am sympathischen Nervensystem des Darms (PÄSSLER) besteht seine Weite meistens fort; der Tonus, die Entleerung wird gebessert, was für den Kranken weit wichtiger sein dürfte (Megacolon). Hier ist auch der chronischen Obstipation zu gedenken; wegen derselben wurden schon große Colonresektionen vorgenommen. In geschicktester Hand mit geringer Mortalität wurden beachtenswerte Erfolge gezeitigt (LANE). Dennoch scheint mir, daß hier ein Mißverhältnis zwischen Erkrankungsursachen und chirurgischer Therapie besteht, und zwar besonders qualitativer Art. Soll eine Betriebsstörung nun wirklich so grob-anatomisch geheilt werden? Oder wäre auch hier durch eine Abschwächung der peristaltikhemmenden sympathischen Innervation etwas zu erreichen? Ein Anfang in diesem Sinn wurde schon gemacht; die Resektion der beiden Lendengrenzstränge, oder nur eines einzigen, hat Besserungen bewirkt.

Dabei scheint diese letzterwähnte Obstipationstherapie doch einigermaßen kausal anzumuten. Für Atonie der mehr oralen Dickdarmpartien, des rechten Coecocolons, eignet sich die Splanchnicektomie vielleicht besser. Doch scheint mir, daß die Therapie der Obstipation ziemlich leichten Herzens an der Frage vorbeigeht, was primär ist: die Atonie, manchmal besonders rechts, oder ein linksseitiger Colospasmus. Die Beantwortung dieser Frage wäre nicht nur entscheidend in der Wahl des operativen Eingriffs (Resektion links oder rechts). Schwieriger ist zu deuten, auf welche Weise die Darmdesympathisation bei spastischer Obstipation erfolgreich sein soll. Sie macht allerdings eine sorgfältige Auswahl der im Spezial- (Individual)fall zu opfernden sympathischen Bahnen erforderlich.

Mich dünkt, die Heranziehung der Spinalbetäubung post laparotomiam könnte als Mittel zur Förderung der Darmgymnastik in aseptischen Fällen zur Verhütung von Adhäsionen beisteuern. Diese zeitweilige Schaffung einer parasympathischen Lage — etwa auch mittels Prostigmin — tritt als funktionelle Maßnahme in Konkurrenz mit der Verwendung von Amnionflüssigkeit oder Heparin als lebloses Hilfsmittel.

Nieren. Nebennieren.

Über sog. prärenale Urämie als Funktionspathologie vgl. beim Kreislauf.

Die **chirurgische Pathologie und Diagnostik der Nieren,** einschließlich der retrograden Pyelographie, ist ganz vorwiegend morphologisch begründet. Die intravenöse Urographie dagegen ist schon als Pyelographie kein rein morphologisches Diagnosticum. Schon die Tatsache, daß überhaupt nach intravenöser Kontrastdarreichung ein Pyelogramm entsteht, ist als Nachweis einer erträglichen Nierenfunktion zu bewerten. Übrigens ermöglicht die intravenöse „Pyelographie" zugleich die Anfertigung eines funktionell-anatomischen Nierenbildes, des Nephrogramms. Es ist dem Thorotrast-Hepato- und Splenogramm vergleichbar und gestattet z. B. eine Geschwulstdiagnose nicht nur aus der morphologischen Pyelumverdrängung heraus, sondern mittels der funktionellen Aussparung. Die bekannten Funktionsproben bezwecken nur, an Hand einer Funktionsstörung die Lokalisation und die ursächliche Morphopathologie ausfindig zu machen. Steine und Infektionen sind die Hauptsache. Die Bekämpfung der letzteren ist allerdings neuerdings viel effizienter geworden (ketogene Diät-Sulfonamide), und zwar nicht auf dem Wege des ausschließlichen direkten Angriffs. Wahrscheinlich läuft dies schon auf eine Beschränkung der Steinrezidive hinaus. Bei jeder konservativen Steinoperation sind ja die häufigen Rezidive deprimierend. Auch sonst sind sie für die Nieren nicht gerade unschädlich; vgl. unten. Bis vor kurzem gab es nur diätetische Maßnahmen einer nicht ganz überzeugenden Vorbeugung.

Daran hat sich seitdem erfreulicherweise doch etwas geändert, und zwar gibt es heute eine chirurgische Prophylaxe, die dem Gebiete der funktionellen Pathologie angehört. Allerdings eignet sie sich anscheinend nicht so oft, wie amerikanischerseits behauptet wurde (JEWETT). Die Zahl der Calciumphosphat-Nierensteinfälle, in denen dahinter die Hypercalcarurie, Hypercalcämie, auch anderweitige Calcinose einer Nebenschilddrüsenüberfunktion steckt, ist verhältnismäßig klein, sie übersteigt nicht 3% (CHUTE); verhältnismäßig viele Hyperparathyreosen — etwa 10% — werden allerdings anläßlich einer Steinkolik diagnostiziert (ALBRIGHT und BLOOMBERG, BARNEY und MINTZ, COLBY, HIGGINS, WILDER und HOWELL). Doch in diesen Fällen beseitigt man auf chirurgisch-funktionellem Wege, durch die Hyperparathyreoidektomie, die Veranlagung zur Nierensteinkrankheit endgültig. So kann man den Nieren gegenüber extrem konservativ sein. Das ist auch der Nebenerfolg bei der Hyperparathyreoidektomie, die wegen einer Ostitis fibrosa generalisata vorgenommen wurde.

Der Zusammenhang **Nieren-Blutdruck** ist jedem geläufig. Wenn auch nicht hinter jedem Hochdruck Nierenpathologie steckt, so ist dies doch oft wohl der Fall und in diesen medizinischen Fällen handelt es sich um doppelseitige Erkrankungen, um Nierenfunktionsdefekte auf morphologischer Basis, denen der Chirurg nicht beikommen kann. Doch gibt es seltene Fälle, die günstiger liegen, in denen der Hochdruck nur durch eine Niere verschuldet wird, und die somit durch Nephrektomie heilbar sind. Es handelt sich um Kranke mit einer vollwertigen Niere und einer zweiten, deren Funktion meistens kaum in Betracht kommt und deren Anwesenheit an sich somit den Hochdruck verschuldet (PALMER u. a.; SCHROEDER und FISH). Wie dies geschieht, wird durch Versuche (Drosselung der Nierenarterie) GOLDBLATTS einigermaßen beleuchtet. Daraus geht ja hervor, daß Nierenischämie Hochdruck verursachen kann. Teleologisch wäre dies als nützliche Regulierung zu bewerten, wahrscheinlich auch in den gewöhnlichen medizinischen, doppelseitigen Fällen. Dementsprechend kann auch eine ischämische, mißgebildete, auch pyelonephritische Niere die Blutdruckerhöhung verursachen, die infolge der Nephrektomie der sonst nicht belästigenden Niere oder des Rudiments verschwindet. Diese Nephrektomie bedient sich somit insofern funktioneller Pathologie, als sie eine wichtige Betriebsstörung des Kreislaufs beseitigt, ohne denselben direkt in Angriff zu nehmen. Revascularisationsversuche (vgl. entsprechend der Cardioomentopexie) haben beim medizinischen Hochdruck des Menschen infolge symmetrischer Nierenpathologie noch keine eindeutigen Erfolge gezeitigt (vgl. ISELIN, BRUGER-CARTER). Einseitige Nierenbestrahlung hat schon Hypertension im Gefolge gehabt, die durch Nephrektomie behoben wurde (DEAN und ABELS).

Die Hypertension infolge einer Nierenptose, die somit nur im Stehen vorhanden ist und dementsprechend als orthostatisch bezeichnet wird, ist auch als nierenischämisch zu betrachten: ptotische Drosselung des Nierenkreislaufs (BRAASCH und GOYANNA).

Die Therapie derselben ist die Nephropexie. Es ist nicht daran zu zweifeln, daß es solche chirurgische Hypertensionsfälle infolge einseitiger Nierenpathologie gibt. Doch ist deren Zahl sehr beschränkt. Und man sieht in der Behandlung mittels Nephrektomie mehr Enttäuschungen als Erfolge. Offenbar gibt es unter den Hochdruckleidenden, die Träger einseitiger, als ischämisch aufgefaßter Nierenpathologie sind, doch recht viele Patienten, deren Hochdruck anderer Herkunft — z. B. essentiell — ist. Renaler Hochdruck kann auch hervorgebracht werden durch Cystennieren sowie durch etwa einseitigen Harnleiterverschluß (vgl. MARTIN und MCCURDY).

Die Zahl der Goldblatthypertensionen schrumpft somit zusammen auf die sog. chirurgischen Hochdruckfälle unilateraler Nierenpathologie; dazu gehören dann und wann auch die Überreste einseitiger Nierentraumen (BRAASCH und STROM). Dieser Hochdruck wird hervorgerufen durch den Übertritt nephrogener Wirkstoffe mit peripherangiotonischem Effekt in das strömende Blut.

Der Gegensatz der Hydronephrose durch mechanische Ursache — Stein, aberrante Arterie — und der funktionellen, sog. dynamischen infolge überwiegender Sympathicusinnervation (vgl. Megaureter, auch Megacystis als Analoga) ist hier zum Schluß zu betonen. Therapeutischer Gegensatz: Steinentfernung, Umpflanzung versus Desympathisation.

Schließlich bleibt noch die Chirurgie derjenigen Nierenpathologie zu erörtern, die auch heutzutage noch als medizinisch betrachtet wird. Es handelt sich um echte Nephritiden, sekundäre Schrumpfnieren und um die schwer nierenkomplizierten Ausgänge der essentiellen Hypertension. Die einschlägige Chirurgie fing damals an mit der von EDEBOHLS befürworteten Nierendekapsulation zur Bekämpfung nephritischer Anurie. Sie war zeitgemäß zunächst rein mechanisch gedacht in dem Sinne, daß die Entkapselung das geschwollene Nierenparenchym vom Druck befreien, wohl auch den Nierenkreislauf dekomprimieren sollte. Seitdem hat man im großen und ganzen diese Indikation fallen lassen; sie hat jedenfalls kaum Nachahmung gefunden. Inzwischen wurde der Dekapsulation die Bedeutung einer autonomen Entnervung untergelegt, um eine mehr als teilweise dürfte es sich kaum handeln können. Dennoch erwuchs ihr aus dieser Auffassung heraus versuchsweise die Anweisung bei chronischer Nephritis bzw. beim nephrogenen Hochdruck.

Mit der Entnervung des Nierenstiels (PAPIN, WILDBOLZ) eröffnete sich eine neue Ära funktioneller Nierenpathologie. Anfänglich herangezogen — wie neuerdings die Exstirpation des Ganglion aorticorenale, wie auch die Splanchnicektomie — zur Behebung unklarer Nierenschmerzen hat sich die Zahl der Indikationen seitdem erweitert. Zur kleinen, sog. dynamischen Hydronephrose kamen hinzu: nephritische Anurie, Hochdruck beliebiger Herkunft. Anfänglich dachte man sich den etwaigen Erfolg der Stielentnervung als Folge der Unterbrechung sensibler Nierennerven. Neben der Erweiterung der Indikation ging eine ganz andere Bewertung des Eingriffs einher, indem der efferenten autonomen Niereninnervation eine bedeutsame Rolle zuerkannt wurde. Der Stielentnervung wurde nicht nur die Behebung pyeloureteraler Spasmen, sondern auch Nierengefäßerweiterung nachgerühmt.

Den dritten Markstein bildet schließlich die Splanchnicektomie, meistens in der Behandlung des essentiellen Hochdrucks (vgl. daselbst). Auch in der Behandlung nephritischer Zustände dürfte sie nicht ganz wertlos sein. Und besonders dies interessiert uns hier zunächst (v. Gelderen). Soweit sich die Chirurgie mit medizinischer Nierenpathologie beschäftigt, befaßt sie sich mit der Förderung der Diurese, der Behebung der Anurie, der Urämieverhütung, der Besserung der Nierendurchblutung. Und auch auf diesem Wege könnte sie dem renalen Hochdruck entgegenarbeiten. Seit den Experimenten Goldblatts steht wohl außer Zweifel, daß der nephritische Hochdruck durch Nierenischämie mitverschuldet wird. Einige physiologische Bemerkungen sind hier unerläßlich.

Es ist nunmehr auch am Menschen sichergestellt, daß die orthosympathische Niereninnervation die Durchblutung einschränkt, die Diurese verringert und die Tubulusarbeit fördert. Splanchnicektomie oder Stielentnervung — beide sind in bezug auf den Nierenerfolg gleichwertig, fördern die Diurese, senken die Konzentration. Bis an eine Maximumclearance heran steigt die totale Ausscheidung des Harnstoffs und des Chlors. Mehrdurchblutung und verringerte Rückresorption sind die Ursachen. Die Vagusinnervation manifestiert sich in dieser Hinsicht an den Nieren nicht. Die antidiuretische Wirkung des Pyramidons erfolgt auch auf dem Nervenwege, fehlt an der entnervten Niere. Sie greift somit wohl am Mittelhirn an. Der Blutdruck ist für die Diurese offenbar nur insoweit wichtig, als sein Absinken bis an das Niveau des kolloidosmotischen Drucks des Blutplasmas Anurie verursacht, übermäßiges Ansteigen an normalen Nieren die Harnflut nicht vermehrt. In Übereinstimmung mit der Lehre Goldblatts könnte man von einer auf operativem Wege herbeigeführten Mehrdurchblutung nephritisch-ischämischer Nieren eine Blutdrucksenkung erwarten, indem die Nieren keinen pressorischen Wirkstoff mehr in das Blut abgeben, bzw. dessen Abgabe eingeschränkt wird. Hiermit sind die funktionell-chirurgischen Möglichkeiten an den Nieren angedeutet. Die subchronische Nephritis, auch die Spätstadien des essentiellen Hochdrucks, die als maligne Sklerose zu der Nephritis hinüberleitet, kann eine Nierenentnervung indizieren, zur Mehrung der Diurese, Mehrdurchblutung und konsekutiven Blutdrucksenkung. Da eine durch Splanchicektomie eventuell bewirkte starke allgemeine Blutdrucksenkung sich an der Nierenfunktion dramatisch auswirken könnte, kommt diese kaum in Betracht. Die Stielentnervung hat bei sonstiger Anurie, auch bei der „reflektorischen", Erfolge gezeitigt; sie könnte auch z. B. beim „Crush Syndrom" (BYWATERS), den ausgedehnten Verschüttungsnekrosen, in der Behandlung der mehr oder weniger akuten nephritischen Pathologie angezeigt sein. GOORMAGHTIGH schlug beim „Crush Syndrom" Dekapsulation vor.

Falls Stielentnervung bei akuter Anurie als ein zu großer Eingriff erscheint, bleibt noch die Novocaineinspritzung an die Rami communicantes der Nerven Th 12 und L 1 möglich. Dieselbe führt nur einen Gefäßerfolg in den Nieren, keine sonstige grobe dekompressive Blutdrucksenkung des Splanchnicusareals herbei, gefährdet die Nierenfunktion nicht.

Es fragt sich zum Schluß, ob nicht auch in Fällen akuter Nephritis auf dem Wege autonomer Nervenchirurgie genützt werden konnte. Zur Zeit wird die akute Nephritis meistens als allergisch-hyperergische Reaktion auf irgendeinen (meistens Streptokokken-) Infekt aufgefaßt. Das läuft auf einen exsudativen und angiospastischen Mechanismus hinaus. VOLHARD möchte den Gefäßspasmus als Primum movens betrachten. Da wäre zu erwägen, inwieweit akuten Nephritiskranken mittels orthosympathischer Nierennervenausschaltung genützt werden könnte. Es müßte sich dazu wohl etwa um eine protrahierte, ölige Novocainblockade des Splanchnicus handeln. Eine unwiderrufliche Unterbrechung kommt ja nicht in Frage, und der nephritische Hochdruck kann nebenbei extrarenal bekämpft werden.

Als zusätzlicher Eingriff zur Nephropexie bzw. zur Steinrezidivoperation hat die Nierenstielentnervung eine Berechtigung, insofern, als sie eine Zunahme der Diurese, eine Mehrflut verdünnten Harns bewirkt. Sie wirkt der Stase entgegen. Ob es darüber hinaus auch Aciditätsveränderungen in erwünschtem Sinn gibt, ist keineswegs einwandfrei bewiesen, sogar nicht im Tierversuch.

Damit man einen Patienten über eine urämische Phase hinweghelfe, kann man sich eines Dyalisatorapparates außerhalb des Organismus, der das mittels Heparin vor Gerinnung geschützte Blut reinigt, bedienen, oder eine mehr chirurgisch anmutende Peritonealirrigation mit einer modifizierten RINGERschen Lösung vornehmen (KOLFF bzw. FINE).

Die korrelative Pathologie, die in der renalen Osteodystrophie manifest wird, ist bei den offenbar vermittelnden — weil eben hyperplastischen — Nebenschilddrüsen angeführt. Nierenchirurgische Indikationen dürften derselben nur äußerst selten entstammen können.

Im Vorstehenden wurde die kleine dynamische Hydronephrose und deren Behandlung — Desympathisation — schon gestreift. Auch am Harnleiter kann sich die Überaktivität des Sympathicus auswirken in Atonie: Hydroureter. Entsprechende Schmerzen, auch der Harntransport in die Blase indizieren neurochirurgische Intervention. Vgl. bei Megacolon und Nervensystem.

Nebenbei sind hier die Blasenasymmetrien zu erwähnen, die gelegentlich auf dem Wege der cystographischen Kontraströntgenologie in die Erscheinung treten. Es gibt morphologische, durch einseitige Harnleiter- und Blasentuberkulose verursachte Blasenasymmetrie und funktionelle als Ergebnis unilateraler Pelvicusläsion, z. B. anläßlich der Mastdarmexstirpation oder der erweiterten Hysterektomie entstanden (einseitige Harnblasenatonie bzw. Megacystis).

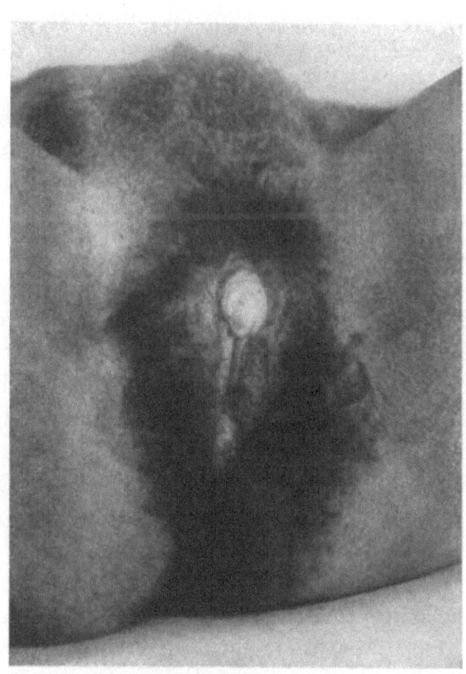

Abb. 15. ♀ Äußeres Genitale bei Nebennierenrindenadenom.

Es handelt sich bei der funktionellen Blasenasymmetrie somit um einseitiges Sympathicusüberwiegen, mag dabei nun die Folge unumgänglicher Operationsverletzungen oder kongenitale Anomalie vorliegen.

Die **Chirurgie der Nebennieren,** die operative Entfernung ihrer Geschwülste, ist in mehreren Hinsichten ein Beispiel der Bedeutung funktioneller Pathologie, korrelativer Art (vgl. THADDEA, KESSEL).

Die Indikation stammt kaum je von der Anwesenheit einer örtlichen, an sich belästigenden Geschwulst her. Akute, krisenhafte Blutdruckverhältnisse (Markgeschwülste, vgl. BROSTER und McKEITH; SUERMONDT, MENCHER), sowie der kaum von der CUSHINGschen Erkrankung zu trennende Interrenalismus — somit ganz andere „organferne“ Umstände — liefern die Indikation. Rinden- und Markgeschwülste bzw. -hyperplasien sind gesondert zu betrachten; übrigens sind nicht alle funktionell-pathologisch wichtig.

Die Neuroblastome und Ganglioneurome des Nebennierenmarks sind nicht die Ursache endokriner Symptome, im Gegensatz zu den Phäochromocytomen.

Bei der Entfernung der Markgeschwülste zieht man einen funktionellen Versuch heran, der bei der keineswegs seltenen Ektopie und beim bilateralen Vorkommen der Phaeochromocytome auf die richtige Spur leiten kann. Solange die Histamininjektion sich in sofortigem paroxistischem Hochdruck auswirkt, ist noch phaeochromes geschwülstiges Markgewebe vorhanden. Nach demselben ist dann somit weiter zu fahnden (ROTH und KVALE).

Beim Interrenalismus handelt es sich bekanntlich um Rindenhyperfunktion auf anatomischer Basis, die sich in Hirsutismus, Fettsucht des Stammes und chronischer Hypertension auswirkt. Die Nebennierenchirurgie befaßt sich somit auch mit dem Fettstoffwechsel und mit einer Hochdrucksonderform.

Die Symptomatologie der Nebennierenrindengeschwülste entspricht der Hormonproduktion (androgen, oestrogen), sowie auch dem Alter des Patienten. Es ist somit auch Feminisation möglich, wenn auch selten. Und die Entfernung einer Nebennierenrindengeschwulst kann gelegentlich eine Entgleisung im Sinne des weiblichen Geschlechts rückgängig machen; hier sind die — bekanntlich meistens männlichen — Pseudohermaphroditen zu erwähnen (CAHILL-YOUNG).

Übrigens konnte die frühere entsetzlich hohe Sterblichkeit nicht aus der örtlichen Entfernung an sich des kleinen, wenn auch vergrößerten Organs erklärt werden. Sie ist die Folge grober Umwälzungen im endokrinen Gleichgewicht; sobald diese gemildert bzw. mittels Organpräparaten vorübergehend ausgeglichen werden, hält sich die Sterblichkeit in erträglichen Grenzen.

Das Ionengleichgewicht (Na-K), die Nierenschwelle, sind dabei eventuell symptomatisch zu berücksichtigen.

Sonstige funktionell-korrelative chirurgische Pathologie der Nebennieren ist bei den Geschlechtsorganen angeführt; vgl. auch bei Kreislauf und Stoffwechsel.

Nebennieren-Trans(im-)plantationen wegen Insuffizienz — etwa beim Addison — haben heute, nun im Rindenextrakt Cortin, sowie im (Desoxy-) Corticosteron ein guter Ersatz vorliegt, kaum noch einen Sinn, es sei denn, daß der mehr dauerhafte Implantationsersatz — weil dieser nicht täglich erforderlich ist — als weniger belästigend empfunden wird (vgl. Hypophyse). Allerdings waren Nebennierentransplantationen bisher wenig erfolgreich. Versuchen, mittels Einpflanzung etwaiger von Interrenalismusoperationen herrührender Rindengeschwulstgewebeteile eine ADDISONsche Erkrankung zu heilen, bin ich nicht begegnet. Dennoch wäre sie in Betracht zu ziehen, da der letale Ausgang des Addison vom Rindenausfall verschuldet ist. Wie dem Addisonkranken im seltenen Fall einseitiger Nebennierenpathologie chirurgisch (durch Exstirpation) geholfen werden könnte, ist nicht recht verständlich: da müßte man schon eine reflektorische oder toxische Schädigung der anderen Nebenniere heranziehen.

Am Erfolg der Hochdruckoperationen (am Splanchnicus, Ganglion coeliacum) könnte die orthosympathische Entnervung der Nebenniere mittels Einschränkung der Adrenalinabgabe auch beteiligt sein.

Die Ausscheidung der neutralen Sterone ist ein Maß des Abbaus androgener Hormone, seien diese nun adrenaler oder testikulärer Herkunft. Testistumoren und Arrhenoblastome des Ovars sind auch von einer mehr oder weniger erhöhten Ausscheidung neutraler Sterone begleitet. Derartige Geschwülste sind somit auszuschließen, ehe aus der erhöhten Steronenausscheidung auf Nebennierenrindengeschwulst geschlossen werden darf (Zimmermann).

Es ist hier die m-Dinitrobenzol-(= Farb-)Reaktion für Keimdrüsenhormone anzuführen. Die klinische Bedeutung dieser Reaktion besteht vorerst vor allem in der Erkennung von Überfunktionszuständen der Nebennierenrinde. Beim Vorhandensein einer Ausscheidung von mehr als 100 mg/Tag an neutralen Steronen kann auf das Vorhandensein eines Tumors geschlossen werden. Das ist die erste einwandfreie chemische, nicht tierexperimentelle Diagnose eines malignen Tumors. Ohne chirurgischen Eingriff könnte so die schwierige Differentialdiagnose des Tumorsitzes beim Cushingschen Syndrom mit der Farbreaktion geklärt werden. Nach der Geschwulstentfernung sinkt die Ausscheidung der Sterone zur Norm. Das etwaige Rezidiv kann Monate vor der klinischen Manifestation chemisch erkannt werden. Bei korrelativer Nebennierenrindenhyperplasie dürfte allerdings die Steronenlage, die übermäßige Exkretion, vom Vorstehenden kaum verschieden sein. Das corticotrope Prähypophysenhormon legt diesen Gedanken nahe.

Das hypophysäre (adreno-) corticotrope Hormon soll sich in gewissen Addisonfällen, denen Hypophysenpathologie zugrunde lag, therapeutisch bewährt haben (Hemphill; Wilder).

Da Leriche an Kaninchen eine Bürgersche Erkrankung durch wiederholte Nebennierenimplantation erzielt hat, ist der Oppelschen Suprarenalektomie wegen juveniler Gangrän doch eine Heilungsmöglichkeit einzuräumen. Die Erfahrungen derjenigen Länder, in welchen Revolutionszeiten eine große Anzahl juveniler Gangränfälle heraufbeschwört haben, legen außerdem den Gedanken der Psychogenese in diesem Sinn besonders nahe.

Geschlechtsorgane.

Es gibt bekanntlich periodische Krankheitserscheinungen beim Weibe, die neben dem normalen mensuellen Zyklus einhergehen, ihm jedoch nicht zuzurechnen sind. Nicht so ganz selten sind monatliche Blasen- und sonstige extragenitale Blutungen, die sich am Unterbauch und dessen Organen ereignen. Viel seltener ist die mensuelle Ischias. Die Ursache der ersteren ist in periodischer Hyperämie und Blutung aus ektopischer Gebärmutterschleimhaut begründet. Derartige Blasenblutungen werden auf direkteste Weise durch endoskopische Koagulation beseitigt. Doch gibt es bei sehr ausgedehnter Endometriose (GOODALL), die operativ kaum radikal anzugehen ist, auch eine chirurgische Behandlung auf korrelativem Wege. Die Entfernung beider Ovarien oder die röntgenologische Vernichtung der periodischen Tätigkeit der Eierstöcke beseitigt nicht nur die Menstruation, sondern auch sämtliche Endometrioseblutungen auf hormonalem Wege. Derselben Therapie sind auch sonstige periodische Folgezustände, z. B. die mensuelle Ischias, zugänglich: die Beseitigung der den Nerven (bzw. seine Wurzeln) drückenden Schwellung ausgedehnten Endometriosegewebes heilt die Ischias. Sonstige dem Chirurgen bisweilen zugehende Endometriosepathologien sind die sog. Schokoladecysten des Eierstocks (periodische Überschwemmung des Unterbauchs, mit peritonealen Reizerscheinungen) und die Endometriose des Septum rectovaginale (zyklischer Darmverschluß) bzw. des Mastdarms (periodische Darmblutungen). Der mensuelle Zyklus wird allerdings von der Hypophyse her gesteuert, und Eingriffe am Eierstock begnügen sich also mit der Intervention an der nächst höheren übergeordneten Stelle. Die hormonale Schwangerschaftsdiagnose (Prolan) sowie diejenige des Placentoma malignum sind Beispiele humoraler Diagnostik in einem chirurgischen Grenzgebiet.

Ein sehr schönes Beispiel therapeutischer Wandlungen infolge funktionell-pathologischer Kenntnis liefert die Chirurgie der weiblichen Geschlechtsorgane. Bei der Bekämpfung der weiblichen Sterilität hat die Morphologie lange vorgeherrscht. Ganz grobmorphologisch fundiert ist die Behebung der Retroflexion, die konservative Myomoperation. Die einfache Sondierung gehört wohl auch hierher. Nicht nur diagnostisch wird die Pertubation vorgenommen. Die Salpingostomie ist schon mikromorphologisch begründete Feinarbeit. Die Mehrzahl dieser Verfahren hat ihre Berechtigung behalten. Daneben — in gewissen Fällen auch wohl an deren Stelle — sind funktionell-pathologisch begründete Maßnahmen aufgekommen. Von einer alternierenden Behandlung mit Follikelhormon und Gelbkörperhormon verspricht man sich heute eine Förderung der Ovulation und der Einbettung des Eies, während

Vitamin E imstande ist, manchem habituellen Abortus vorzubeugen, vielleicht auch bei der Sterilität nützt. Doch auch die Befreiung der Hypophyse vom Druck eines Tumors kann die Fruchtbarkeit (wieder-) herstellen: dabei greift der Chirurg an der zweithöheren (höchsten) übergeordneten Stelle ein und genügt er sozusagen einem funktionell-chirurgischen Ideal.

Die Leichtigkeit, man möchte fast sagen der Leichtsinn, mit welchem man durch die synthetischen Hormonpräparate ermöglichte extreme Dosierungen anwendet, rächt sich mehrfach: es entstehen Brustdrüsenhyperplasien und sonstige Manifestationen am Genitalapparat, die uns die Möglichkeit einer Carcinogenese nahelegen. Sollte sich die Angabe, daß Vitamin E die Erscheinungen der Menopause gleichfalls lindert, als richtig herausstellen, so wäre man imstande, carcinogene Komplikationen zu vermeiden (CHRISTY, auch ADAMSTONE). Der Chirurg verwendet gegebenenfalls Gelbkörperhormon zur Erhaltung einer Schwangerschaft, ungeachtet welcher laparotomiert werden muß (FALLS).

Die Dysmenorrhoe wird noch immer am besten durch die Überstehung einer normalen Geburt geheilt. Die manchmal zugrunde liegende infantile Entwicklung erschwert leider die Konzeption. Doch auch sonst soll Hormontherapie mit dem Infantilismus auch die Dysmenorrhoe beheben. Mir scheint die Praxis auf diesem Gebiete nicht zu halten, was die Theorie und das Tierexperiment versprechen. Dementsprechend scheint mir die Operation COTTEs, die präsacrale Neurektomie = Resektion des Plexus hypogastricus superior in der Dysmenorrhoe noch immer nicht obsolet. Sie behebt die korporale Gebärmutterschmerzhaftigkeit meistens schlagartig, und verschuldet daneben keine irgendwie bedeutende Ausfallserscheinungen (CURTIS, FONTAINE und HERRMANN).

Nach der Ansicht BOURGs geht die Beschränkung einer Hysterektomie auf den Supravaginalteil nicht nur morphologisch-technischen (Harnleiter-) Schwierigkeiten aus dem Wege. Es handelt sich auch um eine konservierende Operation: die totale Uterusexstirpation ist recht oft von bedeutsamer Atrophie der Scheide und des äußeren Genitales gefolgt.

Die Bedeutung des persistierenden Gelbkörpers als Ursache einer Scheinschwangerschaft hat mehr tierpathologisches als ärztliches Interesse (vgl. auch HECKEL).

Es gibt zwei Arten der Eierstockgeschwülste, die uns hier im funktionell-pathologischen Sinne noch besonders interessieren. Der sog. Granulosazellentumor verschuldet Hyperfeminisierung, auch vorzeitige Geschlechtsreife in jeder Hinsicht, beim Kleinkinde eventuell Menstruation (HARRIS, HODGSON). Differentialdiagnostisch kommt eigentlich nur übergeordnete Nebennierenpathologie in Betracht (Interrenalismus), was uns bei der chemischen Verwandtschaft des Corticosterons mit den (sämtlichen) Geschlechtshormonen nicht zu wundern braucht. Die operative Entfernung der Granulosazellengeschwulst — somit auch die Ausschaltung ihrer übermäßigen Hormonfunktion — macht die vorzeitigen bzw. hypernormalen Geschlechtssymptome rückgängig: Eingriff am übergeordneten Organ.

Die Thecazellengeschwülste des meist vorgerückten Alters verursachen nicht so deutliche endokrine Symptome: Genitalblutungen ohne Tumorbefund an der Gebärmutter sind die häufigste Beschwerde, die durch Oophorektomie behoben wird (Collins u. a., Banner und Dockerty, Curtis).

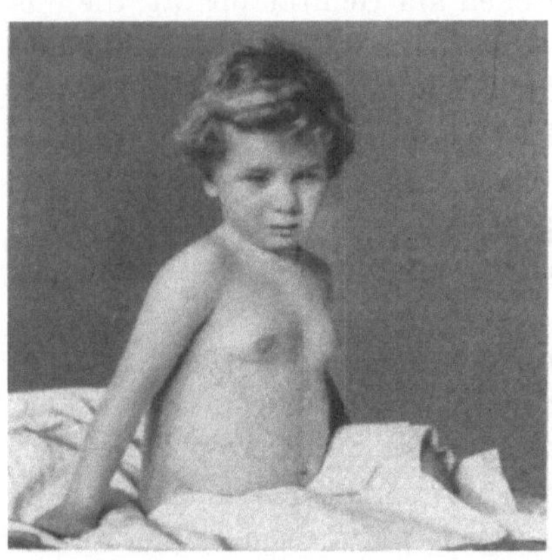

Abb. 16. Granulosazellengeschwulst. 2jähriges, menstruierendes Mädchen; Exstirpation. Stark erhöhte Oestronausscheidung. (Nach Plate.)

Bei den Granulosazellengeschwülsten des Ovars ist mit der Möglichkeit nachträglicher Luteinisation zu rechnen, d. h. mit der Produktion des Progesterons.

Inwieweit der sog. funktionellen Genitalblutung kaum bemerkte, fast mikroskopisch kleine Granulosazellengeschwülste zugrunde liegen — es würde sich dann nicht um rein funktionelle, sondern um korrelative Pathologie eines organfernen Substrates handeln —, bleibe dahingestellt (Cianfrani). Dagegen verursachen Andro(Arrheno-)blastome des Ovariums, Gewächse normalerweise rudimentärer Gonadenanlagen des anderen (männlichen) Geschlechts, Maskulinisierung in bezug auf den Habitus. Auch hier läßt sich auf chirurgischem Wege eine Restitution anstreben. Die fehlerhafte Regulation seitens des Androblastoms — mittels dessen hormonaler Funktion — wird wieder gutgemacht. Auch hier ist, und zwar ganz besonders an den Nebennieren-Rindentumor bzw. das hypophysäre Basophiloma zu denken, die als nächsthöhere bzw. allerhöchste — doch nicht angreifbare — pathogenetische Instanz in Betracht kämen. Es gibt auch, wenn auch sehr selten, Hodengeschwülste, welche schon beim Kleinkinde männliche Sexualausbildung des Erwachsenen hervorrufen können. Auch dabei liegt fehlerhafte Hormonalregulierung vor, deren Folgen wenigstens teilweise durch Abtragung des geschwülstigen Hodens (Hemikastration) ausgeglichen werden können. Bei der männlichen Frühreife könnte es sich sonst noch um eine Epiphysengeschwulst bzw. Hypothalamuspathologie handeln; was dabei vorliegt — wahrscheinlich Vernichtung der normalen betreffenden Funktion, nicht geschwülstige Hyperfunktion — ist nicht sichergestellt. Obgleich Epiphysentumoren erfolgreich angegangen wurden, hat die Chirurgie epiphysärer Frühreife noch keine praktische Bedeutung erlangt.

Auch beim männlichen Geschlecht gibt es Beispiele korrelativer Pathogenese und Therapie. Früher wurde auf operativem Wege die scrotale Lage nicht (vollständig) heruntergestiegener Hoden erzwungen, und dementsprechend war ursächlich von mechanischen Descensushindernissen die Rede. Seitdem wurde die Wirkung der gonadotropen Hormone und des Androsterons entdeckt; sie wurde zuerst an Affen festgestellt (ENGLE, SPENCE und SCOWEN u. a.); ihr therapeutischer Effekt bei der inguinalen Retentio testis ist über jeden Zweifel erhaben (v. GELDEREN). Der Vergleich mit der Spontanheilungsaussicht in unbehandelten Fällen läßt keinen Zweifel aufkommen. Daraus resultieren humorale (hormonale) Erwägungen über die Entstehungsweise, wenn dadurch auch in Spezialfällen die mechanische Betrachtungsweise nicht völlig in Abrede gestellt wurde.

Die unilateralen (asymmetrischen) Fälle, in denen das Hormondefizit nicht allein wichtig sein kann, sprechen weniger gut auf Hormontherapie an; dies stimmt. Nebenbei sich entwickelnder Hypergenitalismus begrenzt jedoch das Maß der Hormontherapie, die bei abdominalen Fällen selten von Erfolg gekrönt ist.

Es gibt jedoch auch eine Gruppe symmetrischer Fälle, in der die korrelative Pathogenese nicht so einfach humoral ist. Bei der FRÖHLICHschen Dystrophie pflegen hormonale Behandlungsversuche zu scheitern, jedenfalls die Fettsucht unberührt zu lassen. Da muß man wohl nach anderen Ursachen im Schädelinnern suchen, wenn sie auch oft im Hypothalamus unzugänglich sind. Jedenfalls sollte dem wissenschaftlichen Chirurgen mit der Orchidopexie oder mit der örtlichen Behandlung einer Hüftepiphysiolyse beim FRÖHLICH die Sachlage nicht restlos geklärt erscheinen. Für die Erkennung der Hodengeschwülste (BARRINGER) hat die Hormonaluntersuchung nur wenig geleistet. Von

Tabelle 2. *Descensus testis, spontan und hormonal in durchschnittlich $4^1/_2$ Monaten.*

Art der Fälle und Behandlung		Knaben			Hoden	
		Zahl	davon geheilt		Zahl	davon deszendiert
			einseitig	beiderseitig		
Bilateral:	Hormon	33	16	10	66	42 = 64%
	Spontan	25	2	1	50	5 = 10%
Unilateral:	Hormon	31	10		31	10 = 32%
	Spontan	23	1		23	1 = 4%

neuem erhöhter Prolangehalt nach der Operation zeigt allerdings die inzwischen aufgekommenen Metastasen an. Sehr selten sind Interstitialzellengeschwülste des Hodens, die vorzeitige Sexualausbildung und entsprechenden Steronenstoffwechsel hervorrufen (vgl. NATION u.a.).

Die vorzeitige Genitalentwicklung wird allerdings durch Entfernung der Geschwulst nicht rückgängig gemacht; das sonstige Körperwachstum wird im Lauf der Jahre nachgeholt. Es gibt manchmal überraschende Diskrepanzen in bezug auf Steronenstoffwechsel, LEYDIG-Befund und klinischen Status.

Schließlich gibt es die Gynäkomastie als hormonale Folge seltener Hodengeschwülste, nach denen im entsprechenden Fall somit zu fahnden ist.

Welche Fragen mittels der gelegentlichen Sterilisation noch der Beantwortung zugeführt werden können, bleibt abzuwarten.

Prostatiker werden nicht so ganz selten von einer Epidydimitis befallen, und diese Komplikation ereignet sich ganz besonders während des Dauerkatheterismus und im Anschluß an die Operation. Mehrere Operateure nehmen deshalb beim Prostatiker sofort die Unterbindung des Ductus deferens, die sog. Vasoligatur vor; zur Vorbeugung der Nebenhodenentzündung. Da schien aber dieser prophylaktische Eingriff mehr zu leisten, als man sich von demselben versprochen hatte. Nicht nur wollen mehrere Fachgenossen ein Aufblühen der bisher nur mit der Vasoligatur behandelten Patienten erlebt haben, doch sollen die essentiellen Prostatikerbeschwerden (Harnverhaltung usw.) auch dadurch gebessert sein. Auf dem Wege der direkt morphologisch begründeten Pathologie ist dies kaum zu verstehen. Doch gibt es eine Erklärung auf dem Wege der funktionellen Pathologie. Die Vasoligatur blockiert freilich die spermatogenetische Tätigkeit des Hodens; dabei soll eine gewisse Hypertrophie und Hyperfunktion der endokrinen Hodenbestandteile zustande kommen. Und von der Anfachung der männlichen Hormonproduktion könnte man sich jedenfalls die Besserung der Prostatabeschwerden vorstellen, um so mehr, als mit dem Klimakterium virile die prostatischen Harnbeschwerden aufkommen. Neuerdings wurde diese funktionelle Betrachtung gestützt durch beachtenswerte therapeutische Erfolge (v. CAPELLEN), die mittels verabfolgten männlichen Hormons erstrebt sein sollen.

Die Genese der Harnverhaltung bei der sog. Prostatahypertrophie denke man sich nicht rein anatomisch-mechanisch, werden doch gerade die meisten akuten Retentionen durch kleinere Vorsteherdrüsen verschuldet. Und um HOMEsche Mittellappen handelt es sich dabei ziemlich selten. An der theoretischen Begründung fehlt allerdings Manches; so gelang es weder GESCHICKTER noch Anderen, durch massive Testosteronüberdosierung sichtbare Veränderungen an der Prostata herbeizuführen.

Die Chirurgie verwendet die Vasoligatur somit in zweierlei Sinn: zur direkten Aufhebung der Generationsfähigkeit und zur funktionell korrelativen Prostatabehandlung.

Die funktionelle Blasenanalyse ist beim Nervensystem besprochen, zugleich mit derjenigen des Dickdarms (Rectosigmoids). Die Genital-

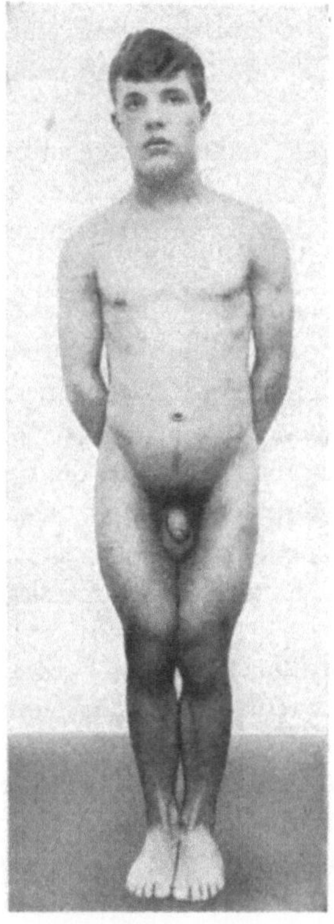

a

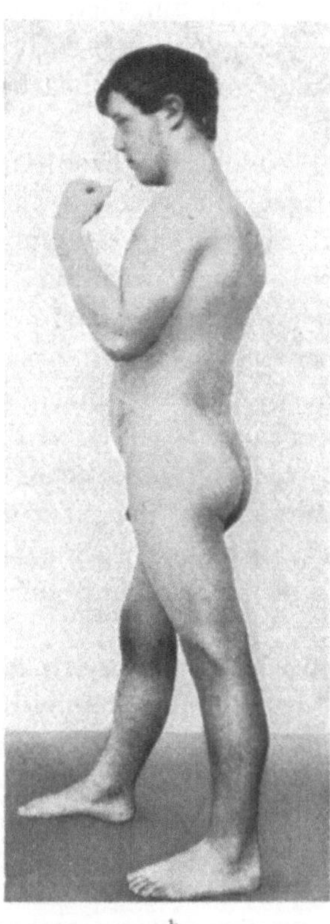

b

Abb. 17 a u. b. Zwischenzellengeschwulst (nach BRANDSMA). 10jähriger Knabe, der wie ein Erwachsener aussieht. Hemikastration. Hormonausscheidung nicht erhöht.

störungen neuraler Herkunft sind gleichfalls beim Nervensystem abgehandelt (dissozierte und totale Potenzstörungen infolge vegetativer Nervenpathologie).

Wenn es auch nicht an Versuchen gefehlt hat, so ist es doch bisher nicht gelungen, der Homosexualität eine hormonale Ursache unterzulegen. Die früheren Gonadentransplantationen (Testisimplantationen) sind somit schon rein theoretisch sinnlos; korrelative Pathologie liegt offenbar nicht vor.

Anders liegt die Sache bei dem Scheinzwittertum. Beim Pseudohermaphroditismus liegt gelegentlich (stets ?) eine Nebennierenrindenhyperplasie vor. Es ist YOUNG gelungen, durch Nebennierenexstirpation eine korrelativ-selbsttätige Korrektur einzuleiten: die Morphologie des äußeren Genitales änderte sich nach der Operation zusehends, ohne daß an demselben örtlich etwas vorgenommen wird, im erwünschten Sinne. Diesem auf funktionellem Wege im Laufe einiger Zeit erreichbare Erfolg steht der bisher geläufige sofortige Effekt der örtlich-plastischen Operation am Genitale externum gegenüber (vgl. ÜBELHÖR). Letzterer kann eventuell dadurch erleichtert werden, daß man vorher die Vergrößerung der zu bearbeitenden Gebilde auf hormonalem Wege anstrebt.

Dem Pseudohermaphroditismus können Gonadendysgerminome zugrunde liegen; doch scheint dieser Befund sehr selten zu sein, und eine korrelativ-chirurgische Heilung, die an der Keimdrüse angreift, ist etwas ganz Außergewöhnliches (LONG).

Kaufmännisch orientierte Medizin scheint mir die Bedeutung der Hormone beim Menschen, besonders im Sexualgebiet stark übertrieben zu haben. Sie hat allerdings die Forschung angeregt auch im Sinn der synthetischen Herstellung z. B. des Stilbens (Stilbestrol).

Es besteht ein deutlicher Antagonismus zwischen dem gonadotropen Hormon auf der einen Seite und den eigentlichen Geschlechtshormonen, den oestrogenen bzw. androgenen Substanzen auf der anderen. Ein Überschuß der letzteren hemmt die Produktion der ersteren.

Die Brustdrüsenhypertrophie — bisweilen einseitig — der Pubertätsjahre hat offenbar keinen hormonalen Hintergrund, ist somit auch nicht einer korrelativen Therapie zugänglich (vgl. BUIRGE).

Man hat Testosteron verwendet bei der essentiellen Gynäkomastie, der präpuberalen Geschlechtsinsuffizienz, und auch bei der typischen FRÖHLICHschen adiposogenitalen Dystrophie. Bei der letzteren nützt gonadotropes Hormon kaum.

Die männliche Sterilität hat in den letzten Jahren erneutes Interesse beansprucht, seitdem bewiesen wurde, daß der Verschluß der Ableitenden Samenwege keineswegs den endgültigen Verlust der Spermatogenese im Hoden herbeiführt. In günstigen Fällen — nach einer Probeexcision — schien der Versuch einer „Vaso-epididymostomie" angebracht. Derartige morphologisch erdachte Operationen dürften ziemlich selten erfolgreich gewesen sein. Anders steht es mit den funktionell begründeten Eingriffen; hypophysenchirurgische Operationen stellen in entsprechenden Fällen öfters Libido, Potenz und Zeugungsfähigkeit des männlichen Partners wieder her und verhüten dann gelegentlich die Auflösung der Ehe.

In denjenigen Fällen der Gynäkomastie, in denen auf hormonalem Wege nicht geholfen werden kann, bzw. die nicht einer objektiven

Hormonstörung entspringen, bleibt nur die Amputation, wie bei der Pubertätshypertrophie der weiblichen Brust, übrig (WEBSTER).

Die Erhaltung der Gonaden — der Endokrinologie wegen — scheint doch nicht so grundwichtig zu sein; bei vielen Patientinnen macht es kaum einen Unterschied, ob bei der Hysterektomie die Adnexe erhalten werden oder nicht: weder Libido noch Orgasmus sind beeinträchtigt, und auch beim männlichen Kastraten erhält sich bisweilen doch einiges Sexuelle (vgl. GASTON).

In der Prophylaxe des Rezidivs maligner Brustgeschwülste spielt nach ADAIR bei beiden Geschlechtern die chirurgische oder Röntgenkastration bzw. -sterilisation eine Rolle. Dasselbe wird vom Prostatakrebs behauptet. Die Wirkung dachte man sich wohl in dem Sinne: Beseitigung korrelativ verursachter, beim Weibe periodischer Hyperämie der vom Krebs befallenen Regionen: Mammacarcinom. Neuerdings möchte man doch einen allgemeineren Hormonaleffekt bzw. Hormonenantagonismus (vgl. unten) vermuten.

Der Erfolg der wiederaufgelebten Kastrationsbehandlung beim Prostatakrebs und der neuerdings befürworteten, eventuell zusätzlichen Hormonbehandlung (Oestradiol) ist nur palliativ, er erinnert an die gleichfalls palliative Testosteronbehandlung des weiblichen Brustdrüsenkrebses, die auch durch (Röntgen-) Kastration unterstützt werden kann (DEAN). Vgl. das Kapitel Skelet.

Die VORONOFF-Operation kommt nicht mehr in Frage, seitdem in der Implantation krystallinischer Testosterontäfelchen ein guter, lange vorhaltender Ersatz vorliegt. Testosteron wird auch in Anwendung gebracht zur Verhütung des weiblichen Brustdrüsenkrebsrezidivs (PRUDENTE).

Bei der akuten Mastitis kommt der Chirurg wohl einmal in die Lage, die Lactation auf hormonalem Wege zu beenden.

Stoffwechsel. Stoffwechselkrankheiten.

Angesichts des 70-tägigen Hungerrekords könnte man schließen, der Chirurg habe bei seinen Kranken wohl nie mit dem Stoffwechsel zu schaffen. Allerdings schränkt die Enthaltung des Wassers neben dem Hungern die Lebensdauer stark ein, auf einige Tage (Oligurie — Anurie). Und deshalb hat sich in der Vor- und Nachbehandlung Operierter der Brauch parenteraler und (rectaler) Feuchtgaben früh durchgesetzt. Zucker oder Salz mußte darin aus osmotischen Gründen schon enthalten sein. Sonst kam man fast zugleich von der Rectalernährung wieder ab.

Zuletzt hat man sich den Schaden infolge abnorm großer Feuchtverluste (und der Abgabe der darin enthaltenen Minerale) vergegenwärtigt

(COLLER und MADDOCK) und auch die Eiweißbilanz in Betracht gezogen. Erst daraus erwuchs der Chirurgie ein reges Interesse an Stoffwechselfragen außerhalb der sog. Krankheiten des Stoffwechsels. Die Änderungen der Stoffwechselfunktionen, nicht nur der energiespendenden (Kohlenhydrate, Fette, Eiweiß), gehören als Teile der Funktionspathologie auch in diesen Beitrag. Darin ergibt sich wohl eine gründliche Neuorientierung gegenüber der alten Chirurgie, die damals fast nur eine praktische anatomische Übung am Lebendigen war.

In der Chirurgie hat vom **Mineralstoffwechsel** fast nur derjenige des Chlornatriums Bedeutung, und zwar bei der Nachbehandlung Bauchoperierter (v. GELDEREN; COLLER und MADDOCK). Doch gibt es auch seltene Fälle, wo chirurgisch in den Mineralstoffwechsel eingegriffen wird. Wie beim ADDISON gibt es (seltene) Fälle einer Hypophysengeschwulst, in denen die Nieren bei normalem Chlornatriumgehalt des Blutplasmas dasselbe nicht zurückzuhalten vermögen. Dann hebt die Hypophysenoperation die NaCl-Schwelle der Nieren. Da dem Diabetes insipidus manchmal ein Tumor der Hypophyse oder ihrer nächsten Umgebung zugrunde liegt — damit soll die diencephale Herkunft nicht verneint sein —, eröffnet sich die Perspektive operativer Heilung dieser Erkrankung des Stoff-(Wasser- und Salz-)wechsels. Es ergeben sich nach Nebennieren-(Rindentumor-)exstirpationen vorübergehend akute ADDISON-artige Schockkrisen, denen kausal durch Desoxycorticosteron (palliativ auch durch große NaCl-Gaben) abgeholfen werden kann. Übrigens senkt die operative Entfernung einer Rindengeschwulst die zuvor erhöhte NaCl-Schwelle der Nieren, eliminiert somit die Hyperchlor-(natrium-)ämie. Sonst hat das NaCl nur Bedeutung bei den Verlusten infolge wiederholten Erbrechens, das nicht nur auf die Abgabe von HCl, sondern auch von NaCl hinausläuft. Im Schock kommen wohl besondere NaCl-Verluste infolge Darniederliegens der Nebennierenrindenfunktion (gesenkte Nierenschwelle) hinzu. Es droht hier eine Hypochlorämie (allerdings neben Alkalose), die der Nierenfunktion verhängnisvoll werden kann.

Solange Oligurie besteht, ist Vorsicht bei der Einverleibung sogar isotonischer Salzlösungen geboten: die Atmung entfernt Wasser ohne Mineralien (Kochsalz), die dem Organismus aufgebürdet bleiben; hier ist NaCl teilweise durch Glykose zu ersetzen (COLLER). Die fahrbare Patientenwaage leistet bei der Kontrolle der Feuchtbilanz vorzügliche Dienste.

Die NaCl-Bilanz ist von derjenigen des Wassers kaum zu trennen. Ödeme bedeuten NaCl-Verhaltung: NaCl-Verlust geht neben Exsiccose einher; sie verringert an sich schon die Diurese. Wenn auch heutzutage die Ödeme nicht mehr ohne weiteres als Folge der geringen

Exkretion betrachtet werden, so dürfte die Gefahr auch des (Lungen-) Ödems bei Überschwemmung mit physiologischer Salzlösung nicht zu unterschätzen sein.

Über den Kalkstoffwechsel vgl. Nebenschilddrüsen.

Diese Gefahr haftet der Glykoselösung nicht so sehr an. Dem darin enthaltenen Wasser wird die Glykose bald genommen (verbrannt); sonst ist ihm nichts Wasserretentionsförderndes beigegeben; nur verwässert sie das Blut, was an sich auch schadet (vgl. Ödem). Große Mengen wenig konzentrierter Traubenzuckerlösung können dagegen schaden bei anhaltendem Erbrechen, indem das Wasser chlorbeladen erbrochen wird und einer Hypochlorämie Vorschub leistet. Auf diesem Umwege kann die Glykoselösung doch noch eine funktionelle Nierenstörung herbeiführen.

Auf physikochemischem Gebiete ist Folgendes von Bedeutung: Die Alkalose infolge HCl-Erbrechens (der Organismus hält dabei als Kompensation CO_2 in den Lungen zurück und ändert die Zusammensetzung des Harns entsprechend) steht der Acidosis bei Fisteln alkalischen Inhalts (Gallenwege, Darm) gegenüber. Doch auch sonst gibt es eine Acidosis mäßigen Grades nach Operationen. Dabei ist nicht der Alkaliverlust auf dem Nierenwege primär, sondern die Anhäufung organischer Säuren des Fettstoffwechsels. Fasten und Narkoseschaden der Leber sind daran beide schuld.

Die sog. Magentetanie hat mit dem Kalkstoffwechsel nichts zu tun; sie ist Alkalosefolge: der normale Serumkalkwert bezeugt dies. Anscheinend ist der Blutkalk jedoch bei erhöhtem p_H nicht genügend in tetanieverhütender Form vorhanden. Dennoch hilft intravenöser Kalk vorübergehend; 0,1 normale Salzsäure intravenös mutet mehr ätiologisch an. Chloretum ammonicum oder calcicum wirkt auch ansäuernd.

Absichtliche chirurgische Eingriffe in das Säure-Basengleichgewicht usw. gibt es nicht. Zwar beseitigt die Gastroenterostomie die Alkalose der Pylorusstenose (infolge Salzsäureverlustes). Auch bedient man sich in der Chirurgie bisweilen diätetischer Maßnahmen, die das Säure-Basengleichgewicht zu verschieben suchen.

Die NaCl-arme Gerson-Sauerbruch-Hermannsdorfer-Diät will eine Säuerung herbeiführen (allerdings ist sie auch besonders salzarm und vitaminreich) zur Förderung der Tuberkuloseheilung. Eine ketogene Acidose wird auch zur Bekämpfung der Pyelitis angewandt. Der Chirurg begegnet der Dehydration nicht nur als unerwünschter Komplikation. Bisweilen — besonders in der Chirurgie des Gehirns — bedient er sich der Dehydration als therapeutischer Maßnahme. Der Hirndruck sinkt durch osmotische Entwässerung, sei diese nun durch Magnesiumsulfat, hypertonische Salz- oder Zuckerlösung, Euphyllin oder neuerdings durch intravenöse Einverleibung einer großmolekularen „Acacia"-Lösung bzw. des hypertonischen lyophilen Serums herbeigeführt. Eine direkte anerkannte Chirurgie der Zuckerkrankheit steht noch aus. Die Acidosis infolge unvollständiger Fettverbrennung wird allerdings bei der Behandlung komplizierender akuter Infektionsherde chirurgisch gebessert, doch ist dies bestenfalls ein entfernter Nebenerfolg.

Der Stoffwechsel des Calciums ist auch für die Chirurgie wichtig. Die Calciumknappheit der Kriegsernährung, besonders des Hungerwinters 1944/45, hat uns die Hungerosteopathie vorgeführt. Die Resorption des Kalkes leidet bei der Acholie des Darmes (TAMMANN), einer durchaus chirurgischen Erkrankung. Die unter denselben Umständen dürftige Verwertung des Kalkes ist von der Beeinträchtigung der Aufnahme des Vitamins D mitverschuldet. Hyperfunktion oder Hyperplasie bzw. Geschwulst der Nebenschilddrüsen mobilisiert den sonst im Knochengerüst ziemlich fest verankerten Kalk.

Die anderen Mineralien haben bisher für die Chirurgie keine Bedeutung erlangt.

Von den sog. Spurenelementen ist das Jod bei der Schilddrüse angeführt.

Der Wasserstoffwechsel wird nicht nur humoral im Zusammenhang mit dem Salz gesteuert. Der Diabetes insipidus als Folge diencephaler Morphopathologie sowie die Einschränkung mittels Pituitrin oder Hypophysenimplantation deutet darauf hin. Dementsprechend haftet allzu gründlichen Hypophysenoperationen unter anderem auch eine gewisse Gefahr der Polyurie an.

Die Diurese als Objekt funktioneller Nierenchirurgie ist im Kapitel Nieren besprochen; vgl. auch Hochdruck.

Es ist dann zu wenig von der antidiuretischen Hormonproduktion zur Verfügung geblieben, wie sich dies auch vor einer etwaigen Operation wegen Polyurie infolge des durch den Hypophysentumor verschuldeten Druckes auswirken kann.

Von den pseudochirurgischen Oberbauchbeschwerden der Zuckerkrankheit ist hier nicht die Rede.

Der Diabetiker schafft dem Chirurgen besondere Sorgen; falls er diese einem Inneren Kollegen überträgt, soll er doch ein gewisses Verständnis für seine wesentliche Mithilfe haben (vgl. FISCHER).

In der inneren Medizin gibt es zwei Richtungen: die ältere will mit möglichst geringen Insulindosen auskommen, was selbstverständlich auf Einschränkung der Kohlenhydrate hinausläuft. Die andere will einen guten Zuckerumsatz erstreben und braucht dazu entsprechend mehr Insulin. Nicht Fettmast, sondern Arbeitsfähigkeit ist die Absicht. Im allgemeinen fördert die Abmagerung die Kohlenhydrattoleranz.

Außerdem gibt es die Frage, ob grundsätzlich Zuckerharn, also Hyperglykämie vermieden werden soll. Wenn man eine Glykosurie mit in Kauf nimmt, ermöglicht man eine bessere Zuckerbilanz: mehr verwerteter Zucker bedeutet wohl auch größere Glykogenreserven u. a. in der Leber. Schließlich ist in Zeiten bedeutender Toleranzschwankungen (Operation, Infektion) zu bedenken, daß Acidosis (mangelhafte Zuckerverwertung) Lebensgefahr bedeutet, Glykosurie nicht; sog. Insulinresistenz bedeutet oft chirurgische Komplikation (Infekt) oder anderweitige Endokrinopathologie, die nicht zur typischen Zuckerkrankheit gehört (vgl. SCHLOSS). Übrigens ist die Besserung der Toleranz durch Schonung nicht bewiesen, die Gefahr der Hyperglykämie bei Jugendlichen doch im allgemeinen bei kurzer Dauer gering.

Ich glaube somit dem Diabetiker, der operiert werden soll, eine reichliche Kohlenhydratkost (zum Teil mittels Insulin) gestatten zu können. Dies ermöglicht gute Leberfunktion und damit eine Toleranzbesserung nicht sofort Hypoglykämie bewirkt, sollte eine leichte Glykosurie die Sicherheitsbreite vergrößern. Das (eventuell) zureichende Insulin soll somit nicht die Hyperglykämie völlig ausschalten. Nachher kann man mit den Kohlenhydraten und dem Insulin heruntergehen; doch den Höchstleistungen, die eine Operation vom Organismus fordern kann, dürfte dieser am besten mittels großer Kohlenhydratgaben gewachsen sein, die auch während der etwa erforderlichen Ruhe im Bauch parenteral oder rectal zugeführt werden sollten. Bei örtlicher Betäubung oder einer Gasnarkose sollte dies gar nicht versäumt werden. Auch beim Nichtdiabetiker sollte man an die geringen Kohlenhydratreserven des Organismus denken. Damit nicht eine schwere Acidose und Ketose die unausbleibliche Folge wird, soll bei mehrtägiger Karenz wenigstens so viel Zucker gereicht werden, daß die zur Deckung des Calorienbedarfs erforderliche Fettverbrennung auch ketonfrei stattfinden kann.

Sonst erfreut sich eine kohlenhydratreiche Leberschonkost eines besonderen Rufes bei Gallen- und Pankreasleiden. Die Fette sollen dabei manchmal eingeschränkt werden. Hierfür gibt es drei Argumente: Erstens: die Fette schaden, setzen sie doch z. B. auch beim Diabetiker die Toleranz herab. Die Fettmast der Leber schadet der Glykogenspeicherung; sie sollte nicht aufgezwungen werden. Die Fette beanspruchen die Leber stark; die Pankreassekretion wird angefacht. Als zweites Argument, das m. E. weniger schwer wiegt, gilt die schlechte Ausnutzung der Fette. Die gesättigten Fette, besonders diejenigen mit langer Kohlenstoffkette, werden bekanntlich verhältnismäßig schlecht resorbiert. Allerdings kann die Resorption der Fette durch Zusatz gallensaurer Salze gefördert werden. Auch ist der Organismus nach neuester Erkenntnis nicht imstande, alle Fette (Arachidon-, Linol- und

Linolensäure, die mehrfach ungesättigten; Vitamin F) zu synthetisieren, und die Calorien des dennoch verwerteten Fettes dürften — bei lange währender Erkrankung — nicht zu verschmähen sein. Drittens verursachen Fette (Eidotter und Rahm!) Gallenblasenkontraktionen; sie fördern somit die Drainage der Gallenwege, führen aber auch Koliken herbei. Nach der Operation werden oft Bitter- oder Glaubersalz vorgeschrieben, die dasselbe leisten. Warum gibt es denn eine Gegenanweisung für Fette? Vor der Operation dagegen dürfte die Vorsicht, die sich auf Fette und die erwähnten Salze bezieht, allerdings oft Sinn haben.

Die Eiweißverdauung und der Eiweißbedarf spielen in der Chirurgie eine untergeordnete Rolle. Die Nahrungskarenz dauert selten so lange, daß einem chirurgisch Kranken von dieser Seite her Gefahr droht. Die Eiweißreserven sind groß (Muskeln!); auch werden die Fettreserven mehr beansprucht (vgl. CASTEN und BODENHEIMER; MULHOLLAND; PÜTTER).

Dennoch werden diese Reserven offenbar nicht so leicht mobilisiert. Nicht nur bei chronischen Erkrankungen, besonders des Magen-Darmtraktes, sondern auch bei ernsten akuten Leiden fast beliebiger Organe ist Eiweißmangel, Hypoproteinämie, keineswegs selten; die Verbrennungen (COPE; CO FUI), auch die an Decubitus leidenden Patienten, sind besonders zu erwähnen. Wenn auch derartiger Eiweißmangel meistens schließlich überwunden wird, so ist doch nicht daran zu zweifeln, daß manche Rekonvaleszenz bei absichtlicher Zufuhr entsprechender Proteingaben: N-reiche Kost, parenterale Plasma- oder gar Gelatineeinverleibung beschleunigt wäre (ELMAN u. a.; MEYER und KOZOLL). Außerdem gibt es die Möglichkeit wiederholter Bluttransfusionen, die auch auf parenterale Einverleibung verträglichen Eiweißes hinauslaufen. Neuerdings sind Seruminfusionen (auch lyophile) hinzugekommen. Das Neueste auf diesem Gebiete jedoch ist die Einverleibung reiner Aminosäurengemische (in eine Ader): in entsprechender Auswahl zugeführt, wird dem Organismus die Eiweißingestion überflüssig (ELMAN). Eine intravenöse Totalernährung ist sogar möglich! Vgl. Kreislauf, Schock und Infektionen.

Die Beachtung des Eiweißstoffwechsels bei allerhand chirurgischen Patienten will in mehrfacher Hinsicht nützen. Die Globulinfraktion des Bluteiweißes (CANNON) enthält die serologischen Schutzstoffe. Hypoproteinämie leistet dem Aufplatzen etwaiger Laparotomiewunden Vorschub, verlängert die Rekonvaleszenz und gestaltet dieselbe weniger glatt. Eiweißreiche Kost fördert die Wundheilung, wenigstens bei bestehender Hypoproteinämie. Damit nicht eine Eiweißverlustkachexie zur Ausbildung gelangt, ist bei chronischen Eiterungen besonders beim Pleuraempyem eine zusätzliche Eiweißration angebracht: zum erhöhten

Eiweißzerfall im Fieber gesellt sich die Wundabsonderung (Plasmaeiweiß und Eiter).

Als Folgen der Hypoproteinämie begegneten wir im Hungerwinter 1944/45 den Hungerödemen, der Oligurie, sowie der sonst nicht erklärten erhöhten Senkungsgeschwindigkeit der roten Blutkörperchen. Derselben ging damals manchmal jede diagnostische Bedeutung ab, sie deutete nicht auf sonstige organische Pathologie hin.

In letzter Zeit liegen jedoch Angaben vor, daß Eiweißmangel namentlich bei Magendarmoperierten praktische Bedeutung haben kann: Hypoproteinämie schafft Ödembereitschaft. Lange laufende intravenöse Tropfinfusionen sind nicht gerade gleichgültig! Gewisse postoperative Störungen, die sogar manchmal den Gedanken an einen technischen Fehler nahelegen, sollen nach RAVDIN nur Ödemfolgen sein, auch in den operierten Organen, die verschwinden, sobald die Konzentration der Plasmaproteine wieder normal wird.

Und Visceralatonie als B_1-Hypovitaminose könnte mitbeteiligt sein. Diese Hypothese verträgt sich schlecht mit Saisonperiodizität und Geschlechtsunterschied, sie scheint mir nicht das Richtige zu treffen.

Die **Stoffwechselkrankheiten** haben immer als ein Teilgebiet der inneren Medizin gegolten, und bis vor kurzem hat sich die Chirurgie kaum an sie herangewagt. Es wurden allerdings Fett-(Hänge-)bäuche abgetragen, und in der Unterbauchchirurgie wird mit der Erhaltung der Adnexe eine gewisse Prophylaxe der Matronenfettsucht getrieben. Nebenniereneingriffe verringern nebenbei die Fettsucht des Stammes (Hals, Rumpf, Gesicht) beim Interrenalismus. Die sog. paraplegische Form der Fettsucht, auch die Hemiatrophie, hinter welcher man doch Nerveneinflüsse erwarten sollte, wird man wohl als künftig einmal einer neurochirurgischen Intervention zugänglich betrachten, um so mehr, als in letzter Zeit experimentelle Untersuchungen u. a. KURÉs und HAUSBERGERs die Bedeutung der autonomen Innervation für den Fettstoffwechsel dargetan haben. Auch hier ergeben sich gegensätzliche Effekte bei ortho- und parasympathischer Reizung bzw. Pharmakomimetik, und zwar fördert der Parasympathicus anscheinend Depotfettanhäufung.

Die Bedeutung des Nervensystems für den Fettstoffwechsel geht auch aus mehrfach bemerkten Fettansatzperioden in Verbindung mit Emotionen hervor. Sonst redet die Persistenz der Lipome bei zehrenden Krankheiten eine deutliche Sprache: nur das Fett der Geschwulst entzieht sich offenbar dem sonstigen korrelativen Einfluß. Es gibt auch experimentelle Hinweise: Denervation eines umschriebenen Fettkissens ergab übertriebenen Ansatz und Hemmung der Mobilisation während allgemeiner Abmagerung.

Der Fettstoffwechsel (vgl. CONN) hat jedoch zweifelsohne auch einen hormonalen Hintergrund. Dies verbürgen die verschiedenen Typen der Fettsucht, je nach dem Geschlecht, der CUSHINGschen oder suprarenalen Ursache.

Die überwiegende Mehrzahl der Fettsüchtigen verdankt ihre Fettsucht einer besonderen Gefräßigkeit. Ein besonders niedriger Basalstoffwechsel oder eine andere Stoffwechselanomalie hat sich in derartigen Fällen nicht herausgestellt. Um korrelative Pathologie handelt es sich somit nicht, und die keineswegs seltene Heredität betrifft nur die abnorme Eßbegierde, die allerdings einer zentralnervösen — hypothalamischen — Ursache entstammen könnte; über die Verwendung des Phenyl-isopropyl-amins, des Benzedrins, zur Verringerung des Hungergefühls ist man bisher nicht hinausgekommen. Und die Strumektomie beim Basedow hat von jeher den Gesamtstoffwechsel reduziert und dabei eine Art operative Behandlung der endokrinen Magersucht getrieben. Daran hat sich neuerdings Einiges geändert. Im Vorstehenden wurde beim Hirnanhang schon darauf hingedeutet.

Die hypophysäre Kachexie (SIMMONDS) hat in dem Versuch KYLINS der Überpflanzung von Kalbshypophyse vielleicht keine Heilung, aber doch eine lange währende Besserung erfahren. Neuerdings wurde sogar die Anorexia nervosa — die psychisch bedingte extreme Abmagerung mit Amenorrhoe usw. als funktioneller Simmonds gedeutet (V. D. HORST).

So bestechend diese Lehre auch sein möge, dürfte an der Begründung doch Manches fehlen (KLINEFELTER).

Auch mit den Erkrankungen des Zuckerstoffwechsels befaßt sich die Chirurgie neuerdings. Die Zuckerkrankheit als Folge einer (chirurgischen) Cholelithiasis oder Pankreasnekrose möchte ich noch — als weniger gesichert — beiseite lassen. Die transitorische Glykosurie bei Gallenkoliken weist — wie die Fermententgleisung — mit Bestimmtheit auf den Hauptgallengang, und zwar auf dessen Papillenteil hin; es wird eine Stoffwechselstörung dabei als chirurgisches (Lokal-) Diagnosticum verwendet. Die chirurgische Behandlung des Diabetes ist bisher nicht über Versuche hinausgekommen. Es liegen Angaben vor, (insulinrefraktäre) Diabetesfälle auf funktionell-korrelativem Wege zu bessern: Einmal bezweckten Hypophysenoperationen anscheinend, das kontrainsuläre Hormon (LUCKE) zu beseitigen; das andere Mal wurde Splanchnicektomie herangezogen, wohl um den Nebennierenfaktor zu schwächen. Auch darin könnte der Erfolg eines Hypophyseneingriffs begründet sein. Die Ligatur des Ductus pancreaticus bzw. des Pankreaskopfes soll (vgl. Vasoligatur) das endokrine Substrat fördern. Einzelne diesbezügliche Behandlungsversuche am Menschen liegen schon vor (LINHART). Die Ergebnisse sind leider nicht unwidersprochen geblieben. Doch hat sich die Operation des sog. Hyperinsulinismus bewährt. Es gibt Leute, die sich infolge spontaner hypoglykämischer Anfälle, nicht nur psychisch sonderbar verhalten, mehrfach als Betrunkene angewiesen werden, sondern sich auch zur Coupierung ihrer Anfälle eine besondere Kohlenhydratgefräßigkeit angewöhnt haben. Oft finden sich als morphologische Ursache ein (oder mehrere) Adenome aus Inselzellen in der Bauchspeicheldrüse (WILDER, FRANTZ, KRAUSS, RAYNER). Die Beseitigung dieses Adenoms heilt den Hyperinsulinismus, falls er nicht durch funktionstüchtige Lebermetastasen fortgesetzt wird. Doch kann es sich anscheinend auch um eine morphologisch kaum und quantitativ gar nicht erfaßbare Hyperfunktion oder Hypertrophie sämtlicher Inseln handeln (rein funktioneller Hyperinsulinismus). Da kann die grobe Entfernung (DAVID und CAMPBELL) eines ganzen Abschnitts der Bauchspeicheldrüse noch die Heilung des Hyperinsulinismus bewirken. Es möge zugestanden werden, daß in solchen Fällen ein funktioneller Gegensatz zum Diabetes chirurgisch erschlossen und beseitigt wird. Es wäre vielleicht daran zu denken, daß die Vagotomie die Insulinproduktion schwächt. Die Implantation eines Inselzellenadenoms dürfte anscheinend jedenfalls zeitweilig beim Empfänger den Diabetes bessern.

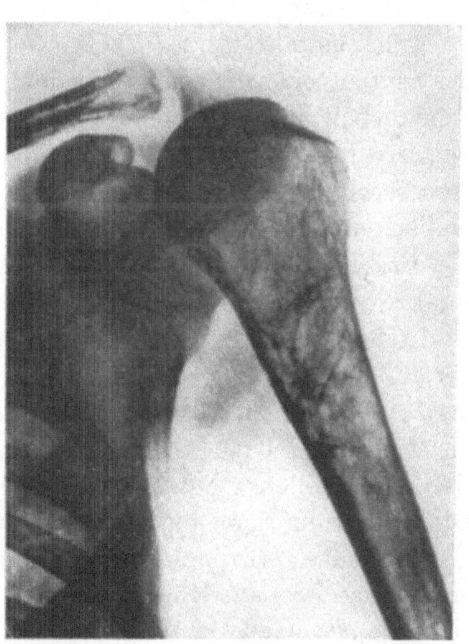

Abb. 18. GAUCHERsche Erkrankung des Humerus.

Die sog. reaktive Hypoglykämie gehört der inneren Medizin (PRUNTY).

Von den Lipoidosen, den Erkrankungen, mit denen die Namen GAUCHER, NIEMANN-PICK und SCHÜLLER-CHRISTIAN-HAND verknüpft sind, hat bisher keine korrelativ-pathologische oder funktionell-chirurgische Bedeutung erlangt. Vor wenigen Jahren jedoch hat SNAPPER auf eine generalisierte Lipoidgranulomatose aufmerksam gemacht, die neben Hypercholesterinämie einhergeht. Sie ist durch eine Verbreitung am Knochensystem ähnlich der Ostitis fibrosa generalisata gekennzeichnet, hat somit nicht die kraniohypophysäre, typische Lokalisation: diese Erkrankung des Stoffwechsels gehört in diagnostischer und palliativ-therapeutischer Hinsicht (Spontanbrüche) zur Chirurgie.

Die Arthrosis deformans wird neuerdings als konstitutionelle, degenerative Stoffwechselkrankheit vermutet, analog der Arthrosis alcaptonurica (Homogentisinsäure). Es soll sich somit um eine fermentative Konstitutionsanomalie handeln. Und die Hoffnung erwächst, künftig noch einmal eine andere Behandlung ausfindig zu machen als die Gelenkresektion mit Arthrodese, heute die einzige Routinebehandlung.

Arthritis urica und Gichttophi kommen nicht nur bei der essentiellen Gicht vor, sondern auch symptomatisch, infolge endogener Harnsäuresteigerung beim hämolytischen Ikterus (Kernzerfallprodukte, vgl. GÄNSSLEN).

Anhangsweise ist der Energiewechsel zu streifen. REHN hat mittels des thyreotropen Hormons mit dem Kreislauf auch den Energiewechsel angekurbelt, in der Absicht, die Operationsgefährdung herabzudrücken. Die Strumektomie bzw. Thyreoidektomie wegen Hyperthyreose oder Herzbeschwerden (Angina pectoris) sucht den Energiewechsel zu normalisieren bzw. auf ein unternormales Niveau einzuschränken. Seit der Erkennung der Tatsache, daß die Geschlechtsdrüsen den Energie- (und Stoff-)wechsel beschleunigen — man erinnere sich auch der zyklischen prämenstruellen Hyperthermie (PALMER) —, weiß man mit der Kastration auch in den Energiewechsel einzugreifen. Ganz besonders gilt dies wohl von der operativen Entfernung derjenigen Gebilde, die vorzeitige bzw. übertriebene Geschlechtsausbildung verursachen (Granulosazellengeschwülste, Zwischenzellengeschwülste des Hodens). Die Förderung der Gonadentätigkeit dadurch, daß die Operation eines chromophoben Hypophysenadenoms die darniederliegende Produktion des gonadotropen Hormons wieder ermöglicht — die konsekutive Hebung der Gonadenfunktion zeigt sich an der auf dem normalen Niveau einregulierten Ausscheidung der neutralen Sterone —, ist letzten Endes auch eine Anfachung des Energiewechsels. Doch auch sonst dürfte der Stoffwechsel, soweit chirurgisch wichtig, von Begleiterscheinungen des Energiewechsels nicht ganz frei sein. Über den postoperativen Calorienbedarf vgl. ELMAN.

Namentlich bei Hochfiebernden (auch ohne materielle Sonderverluste) findet sich ein derart hoher Energieverbrauch, daß demselben mittels besonders calorienreicher Krankenkost entgegengewirkt werden sollte. Es darf nicht mehr vorkommen, daß der kranke Organismus auch in diesem Sinn mit knapper Not über ein lebensnotwendiges Minimum hinweg — mit dem Leben davon — kommen muß, eben weil darauf vertraut wird.

Extremitätengefäße.

Die erste chirurgische Therapie, die jeden zivilisierten Menschen betrifft, ist die Abnabelung: eine Massenligatur dreier Gefäße. Sie entspringt dem Wunsch anatomisch-mechanischer Sicherheit. Dennoch ist das Überflüssige dieser doktrinären chirurgischen Handlung längst dargetan. Im Säugetierreich unterbleibt eine Abnabelung: die Katze zerkaut den Nabelstrang, das genügt völlig. Seitdem wurde erforscht, daß, sobald die Lungenatmung des Neugeborenen einsetzt und die Nabelarterien zum erstenmal arterielles Blut zugeführt erhalten, diese Schlagadern sich spastisch kontrahieren. Dieser funktionelle Verschluß reicht vollständig aus; nur im gelegentlichen Fall einer Asphyxie — bei venösem Nabelarterienblut — läßt der Gefäßspasmus auf sich warten.

Über die peripherischen Gefäße der inneren Organe ist das entsprechende Organkapitel nachzulesen (Gehirn, Darm).

Es ist eine bekannte Tatsache, daß die Thrombose einer Femoralvene sich in einem starken Ödem der betreffenden Hinterextremität auswirkt: Ein Paradigma morphologisch begründeter Pathologie sollte man sagen: der Venenrückfluß wird abgesperrt — folglich Transsudation gestauter Flüssigkeit in die Gewebe hinein. Und dennoch handelt es sich dabei keineswegs ausschließlich um morphologisch erfaßbare Pathologie, wenn es sich auch ebensowenig um rein funktionelle Pathologie handelt. Wenn man nach dem Vorschlag Leriches den homolateralen Lendensympathicus zeitweilig ausschaltet (mittels wiederholter Novocainisation), bildet sich das Ödem schnellstens zurück (auch das Fieber!). Das autonome Nervensystem ist somit an dem Zustandekommen des Thromboseödems beteiligt (vgl. auch Shumacker). Wenn man nur genau wüßte, wann sich die Thrombose ereignen würde, könnte man dem Ödem wahrscheinlich auch vorbeugen. Eine entsprechende Prophylaxis läßt sich wenigstens bei der arteriellen Embolie anwenden. Falls man bei der akuten Verstopfung einer Femoralarterie sofort den Lumbalgrenzstrang ausschaltet, bildet sich die Leichenblässe, die Kälte der Extremität zurück; der Nekrose wird vorgebeugt. Das ist nur verständlich auf nachfolgendem Wege: Es werden anscheinend in beiden Fällen von dem verschlossenen Gefäß über den Lendensympathicus den nicht verschlossenen Kollateralen gefäßverengernde Impulse erteilt. Diese verschulden das Ödem bzw. die anämische Nekrose. Beide können bei fortbestehender morphologischer Grundlage abgewendet werden Ja, die am Sympathicus angreifende Therapie ist der Embolektomie allein anscheinend überlegen, und dennoch will die Embolektomie die initiale morphologische Pathologie ausschalten. Die zeitweilige sympathische Entnervung (Novocainisation des Ganglion stellatum) wurde sogar zur Gefäßerweiterung bei der Lungen- und Hirnembolie (Leriche) herangezogen.

Arterielle Emboli rufen in erster Linie örtlichen Arterienspasmus hervor. Seine Ausbreitung kann sich sogar auf die Verästelungen des arteriellen Gefäßbaums der heterolateralen Körperseite ausdehnen, und auf diese Weise an der Femoralis einen Reiterembolus der Aortenbifurkation vortäuschen. Die klinische lokalisatorische Diagnostik der arteriellen Embolie ist dementsprechend gar nicht so exakt, wie man meinen sollte. In die vermeintliche anatomische Diagnostik spielen oft unabsehbare funktionelle Momente hinein. Sogar die Arteriographie hilft nicht mit voller Sicherheit über derartige Schwierigkeiten hinweg: sie unterscheidet nicht alles Funktionelle vom Morphologischen, und Papaverin oder Sympathicusnovocainisation beheben zwar manchen funktionellen Verschluß, halten aber auch nicht jeden morphologischen aufrecht (vgl. LINTON).

Der Embolektomie (ohne Arterienligatur) wurde auch wohl die Abbindung des Begleitvenenstammes hinzugefügt, in der Absicht, den peripheren Kreislauf zu bessern.

Die Ligatur des Begleitvenenstammes wurde auch vorgeschlagen bei der Behandlung okklusiver Schlagaderpathologie (GLASSER) als hämodynamische (-mechanische) Maßnahme als Gegensatz zur unten angeführten Arteriektomie.

Die Kreislaufpathologie bei der Halsrippe, auch beim sog. Scalenussyndrom wurde meistens als Folge des unmittelbaren Drucks auf den arteriellen Hauptstamm aufgefaßt, somit mechanisch erklärt. Seitdem mehren sich die Stimmen derer, die einen funktionellen Mechanismus einschalten möchten: den Druck erleiden, nebst den somatischen Nerven, besonders des caudalen Extremitätenrandes, auch die autonomen Nervenfasern. Letzteres wirkt sich in peripherem Angiospasmus aus. Der Verschluß kann auch hoch oben am Schlagaderstamm sitzen, ohne direkt mechanische Drosselung zu bedeuten (LERICHE).

Ähnliche Nerven- und Gefäßstörungen wurden als Folge kongenitalabnormer 1. Thorakalrippe festgestellt (WHITE).

Die Achselvenenthrombose mutet dem Namen nach sehr anatomisch an. Doch handelt es sich bei derselben nach neuerer Erkenntnis um Phlebospasmus: das haben explorative Operationen gezeigt (LÖHR, PUHL).

Nur funktionell-pathologisch ist auch die Heilwirkung der Exstirpation infolge örtlicher Pathologie verödeter (thrombotischer) Schlagadern zu verstehen. Sie bessert den peripheren Gesamtkreislauf in dem einschlägigen Gliede ohne Wiederherstellung der arteriellen Hauptbahn. Auch dieser Effekt ist der funktionellen Pathologie zu verdanken. Kollateralen werden erweitert, vermutlich durch Absperrung konstriktorischer — reflektorischer — Impulse, die vom pathologischen Schlagadersegment ausgehen.

Die Arteriektomie wurde nachher am Hunde experimentell unterbaut von FONTAINE und SCHATTNER.

Falls am schußverletzten Schlagaderstamm eine Gefäßnaht nicht möglich ist, sollte nicht einfach abgebunden, sondern nach doppelter Ligatur durchtrennt werden. Die auf diese Weise erzielten Erfolge scheinen nach der Spitzenleitung der Schlagadernaht nicht sehr übertroffen zu werden, was jedoch nicht als eine Schmälerung der technischen Leistungen HOLMANS, STICHS und v. HABERERS gemeint ist.

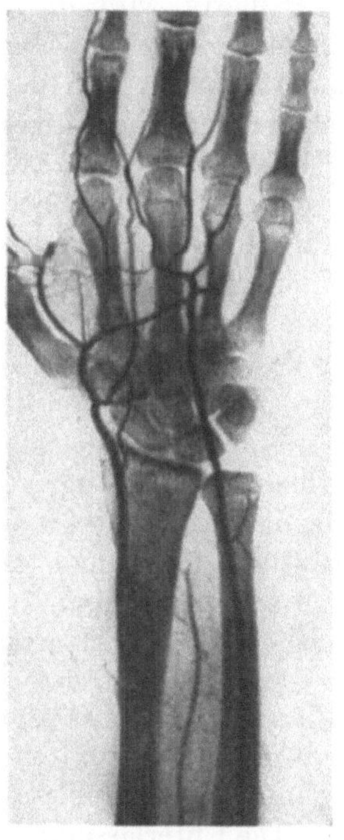

a

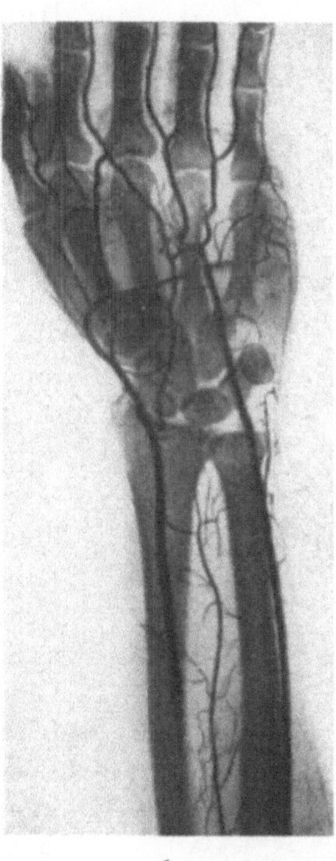

b

Abb. 19 a u. b. RAYNAUDsche Erkrankung. Arteriogramme vor und nach periduraler Pantocain-Desympathisation des Armes: Hypothenarseite.

Nach Aneurysmaresektion ist sogar periphere Hyperthermie möglich — durch Unterbrechung gefäßinnervatorischer Impulse (vgl. Arterienresektion).

Dauerhafte Eingriffe in die funktionelle Pathologie des Arteriensystems (Grenzstrangexstirpationen) zeitigen anerkanntermaßen Erfolge bei der BÜRGERschen Gefäßverengerung, die sich nach SGALITZERS arteriographischer Untersuchung als zum Teil nicht-anatomisch (= weitbar) herausstellt. Ähnlichen Nutzen haben Sympathicusoperationen nach Erfrierungen.

Entsprechendes gilt von der RAYNAUDschen Erkrankung. Vorübergehende Erfolge der funktionellen Pathologie des peripheren

Gefäßsystems gegenüber will man mittels Oestradiolbenzoat erzielt haben; sie wurden auch mit Acetylcholin angestrebt.

Die Verwendung oestrogener Stoffe bei peripherischen Gefäß-„neurosen" fußt auf der Tatsache, daß Raynaudanfälle in der Schwangerschaft kaum je vorkommen. Im Experiment verhütet dementsprechend Oestradiol die Ergotamingangrän des Rattenschwanzes (GRATH und HERRMANN). Palliativ wird die Desympathisation herangezogen zur Besserung der Kreislaufverhältnisse nach der Poliomyelitis, auch im Fall endgültiger ischämischer Muskellähmung. Der Sympathicus ist allerdings nicht nur von Bedeutung im Spätstadium der VOLKMANNschen ischämischen Lähmung. Bis vor kurzem war die pericubitale Kompression der Adern innerhalb der Fascie die unbestrittene Ursache. Dementsprechend sollte die Fascie aufgeschlitzt werden: morphologische Erfassung. Seitdem hat sich angiographisch herausgestellt, daß das Phlebogramm diese Lehre nicht stützt. Zugrunde liegt anscheinend ein arterieller Spasmus (-stupor), es ist wohl auch von örtlichem (arteriellem) Gefäßschock die Rede. Es hat somit in frischen Fällen zunächst Desympathisation stattzufinden, die zusätzliche Dekompression im Ellbogengebiete könnte sich erübrigen. Die Unterlassung derselben wäre jedenfalls nicht als Kunstfehler anzurechnen. Damit ist die Desympathisation von einer palliativen Spätmaßnahme zur kausalen Frühbehandlung geworden. Vgl. HORWITZ.

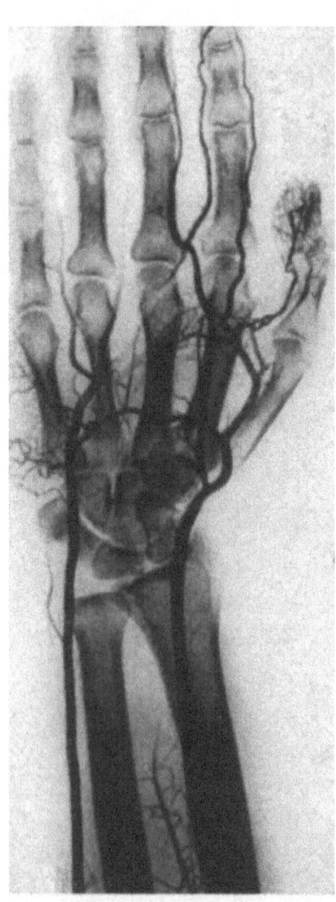

Abb. 20. Arteriogramm. Kein Effekt der Stellatum-Novocainisation bei BÜRGERscher Krankheit.

Die Differentialdiagnostik der peripherischen Schlagaderpathologie als Grundlage vorliegender Durchblutungsstörungen bediente sich zunächst auch der einmaligen Röntgenkontrastaufnahme; bei derselben wird die Arterienmorphologie beurteilt.

In der chirurgischen Pathologie peripherer Gefäßleiden hat man neben SGALITZERs vergleichender Angiographie auch rein funktionelle Tests: Hautthermometrie, Oszillographie. Sie werden nicht nur zur Differentialdiagnostik herangezogen, sondern auch — etwa in Verbindung mit der Grenzstrangganglionnovocainisation — zur Schätzung des Erfolges in Aussicht genommener Ganglionektomie, die zwar bei der Endangitis (RÖPKE) weniger schöne Besserungen zeitigt, aber doch keineswegs aussichtslos ist.

Früher war man bestrebt, mittels physikalischer Wärmeapplikation zu prüfen, inwieweit die peripherischen Gefäße noch erweiterungsfähig waren. Es wurde auch artifizielles Fieber herangezogen. Und als neuestes Kriterium wurde die Capillarmikroskopie verwendet. Dies alles diente der Differentialdiagnostik und Indikation. Seitdem zog man Parasympathomimeticis heran, um den mutmaßlichen Erfolg der Desympathisation zu prüfen.

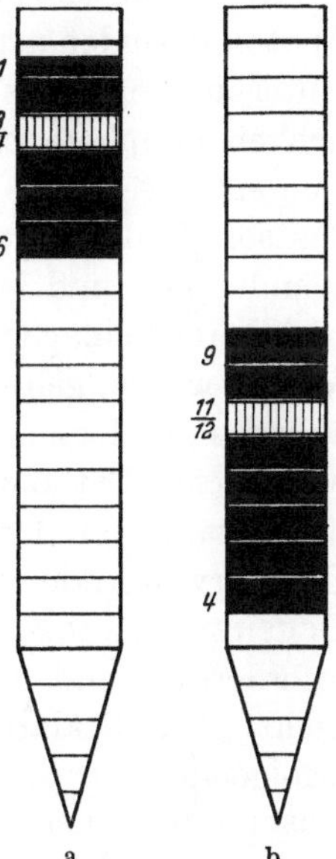

Abb. 21 a u. b. Periduralblockade für die Desympathisation des Armes (a) bzw. Beines (b).

Die funktionelle Vorprüfung des mutmaßlichen Sympathektomieerfolgs mittels parasympathomimetischer Medikation, ist nicht gerade einwandfrei. Sie führt einen systematisierten Effekt herbei. Doryl beim Megacolon hebt nicht nur den Darmtonus, sondern ist von Schweißausbrüchen, kollapsähnlichen Zuständen begleitet. Dies dürfte einer solchen nicht-organbegrenzten Dauertherapie im Wege stehen. Die Nebenerfolge heranzuziehender Sympathicusoperationen sind zwar nicht völlig außer acht zu lassen; aber sie sind weniger störend, beschränkter. Schließlich bedient man sich der natürlichsten Vorprobe: auf transitorischem Wege wird die prospektive Operation nachgeahmt mittels Novocainisation. Dabei wird der praktische Nutzen allerdings höher gewertet als die wissenschaftliche Diagnostik. Man novocainisiert den Grenzstrang oder seine Ganglien, bedient sich etwa auch der radikulären Anästhesie der Periduralplombe (GOEPEL). Der Effekt kann auch exakt gewertet werden: Angiographie, Blasen- und Darmröntgenologie bzw. -metrographie. Auch die schon erwähnten funktionellen Gefäßprüfungen kommen in Betracht.

Die Novocainisation autonomer Nerven oder Ganglien hält sich nur 1—2 Stunden. Die Verwendung viscöser Anästhesieplomben verlängert die Dauer der Blockierung auf 3—5 Stunden. Die Heranziehung öliger Novocainlösungen, amerikanischerseits der Novocain-Bromsalizol-Kombination, erstrebt eine Nervensperre, die einige Tage bis Wochen ausreicht: protrahierte Blockierung. Sie leitet von der prognostisch gemeinten funktionellen Vorprobe schon zur endgültigen Behandlung hinüber (LEE).

Ein Mittelding zwischen der Novocainisation und der Operation stellt der dem Novocain nachzuspritzende Alkohol dar. Diese Therapie

(Neuritisrisiko der somatischen Nerven) ist jedoch nur in besonders operationsgefährdeten Fällen empfehlenswert.

Neuerdings prüft man den peripheren Kreislauf mittels Fluoresceineinspritzung: Impfstriche leuchten nur da auf, wo ein Kreislauf vorhanden ist. Histaminquaddeln entstehen überhaupt nur an durchbluteten Stellen, fluorescieren außerdem unter geeigneten Betrachtungsumständen (NELLER und SCHMIDT; LANGE und BOYD).

In jedem chirurgischen Handbuch und sogar auch in mancher Anatomie findet man Angaben über gefährliche Stellen, an denen der Unterbindung eines arteriellen Hauptstammes mit großer Wahrscheinlichkeit periphere Ernährungsstörungen folgten. An anderen Orten ist eine entsprechende Ligatur weniger gefährlich oder völlig unschuldig; das soll in dem Vorhandensein normalanatomischer Kollateralen begründet sein und ist es auch tatsächlich. Doch ist die Chirurgie der peripheren Schlagadern keineswegs so beschränkt, wie man aus Obigem folgern würde, gelten die „Regeln" doch nur für Gefäßligaturen wegen akuter Pathologie. Bei Eingriffen an arteriellen Hauptstämmen wegen chronischer Pathologie (Aneurysma z. B.) ist eine Nekrose im Gefolge hauptstammverödender Operationen sehr selten (Fossa poplitea!). Gefäßerweiternde Sympathicusoperationen (CRUTCHER, GAGE und OCHSNER, HARBISON, ROSE) sind zu deren Verhütung nicht einmal erforderlich, und um rein funktionelle Aushilfe handelt es sich somit nicht. Die Erklärung liegt in der während chronischer Pathologie erfolgenden Erweiterung schon vorhandener Kollateralen und in der Ausbildung neuer. Die Funktionsübernahme ist somit bei chronischer Pathologie schon eingeleitet, was den Chirurgen fast aller Ligaturschranken enthebt.

Gestatten die vorhandenen Kollateralen bei der Operation der kongenitalen Aortenstenose doch sogar die — zeitweilige — totale Absperrung an der Resektionsstelle.

Die Sympathektomie zur Erweiterung der Kollateralen beim Verschluß eines Schlagaderstammes tritt als funktionelle Maßnahme in Konkurrenz mit der anatomisch-mechanisch gedachten Begleitvenenunterbindung.

Die Grenzstrangresektion (-durchtrennung) als kollateralenerweiternde Maßnahme kann also auch nützen bei organischem Verschluß auf nicht-akuter oder embolischer Basis, bzw. zur Vorbereitung eines hauptstammverödenden Eingriffs (MASON und GIDDINGS), und auch dann könnten sympathische Entnervungen zur Besserung der operativen Aussichten erfolgreich herangezogen werden.

Die Folgen etwaiger Ligaturen größerer Schlagadern werden nicht nur mitbestimmt durch den Kollateralkreislauf, sondern auch durch den momentanen Zustand des Gesamtkreislaufs. Im Schock dürfte die Gefahr örtlicher verheerender Ausgänge viel größer sein als sonst. Das schlagendste Beispiel ist im Kapitel Hirn erwähnt. Doch auch die Aussicht auf Extremitätennekrose, auf Aufgehen von Dickdarmnähten dürfte im Schock näher liegen. Auch hier — z. B. bei den Gefäßschlingen der Appendices epiploicae, die geschont werden sollten — redet die Anatomie somit nicht allein das letzte Wort.

Das Aneurysma arteriovenosum wird an der vorangegangenen Ursache, penetrierender Verletzung, an der pulsierenden Schwellung an entsprechender Stelle sowie an der Überfüllung der Adern und am Geräusch erkannt; dies sind vorwiegend morphologische Kriterien, die dennoch die Differentialdiagnose kaum sicherstellen lassen. Zu möglichst großer Sicherheit in der Diagnostik kann nun ein Zeichen aus dem Gediet der funktionellen Pathologie verhelfen. Falls man am Leistenband eine beliebige (normale) oder irgendwie sonst pathologische Schenkelarterie digital absperrt, ist im besten Falle eine leichte Erhöhung der Pulszahl die Folge. Ganz anders ist es beim arteriovenösen Aneurysma. Bei diesem wirkt sich die Kompression der Schlagader oberhalb des arteriovenösen Aneurysmas in starker Pulsverlangsamung, Beruhigung der Herztätigkeit aus: Die arteriovenöse Fistel hatte nämlich vorher — bei großem Druckgefälle — die Entleerung des Arteriensystems ins Venensystem über Gebühr erleichtert, den Kreislauf beschleunigt, und dementsprechend war die Pulszahl bedeutend erhöht. Bei der Kompression sank sie annähernd auf die Norm zurück (HOLMAN).

Das arteriovenöse Aneurysma der Nierengefäße als Spezialfall kann allerdings neben Tachykardie Hochdruck verschulden (GOLDBLATT-Effekt). Mittels unumgänglicher Nephrektomie wird dabei Blutdrucksenkung erreicht (RIEDER), indem der Kurzschluß des Kreislaufs am Nierenstiel Nierenischämie bedeutet.

Bei Verschüttungsnekrosen (KÜTTNER) täuschen der fehlende periphere Puls und eine Lähmung manchmal nur eine totale Gefäßverletzung vor. Arterien und Venen sind in einem Teil der Fälle durchgängig, nur spastisch kontrahiert durch Gefäßquetschung oder Quetschung der unmittelbaren Gefäßumgebung. In solchen Fällen kann die versuchsweise angewandte periarterielle Novocaininfiltration von Erfolg gekrönt sein, indem der örtliche Kreislauf sich wiederherstellt (KÜTTNER und KROH).

Es wurde vorgeschlagen (KANAAR), als extremitätensparende Maßnahme, den in seiner Durchblutung akut schwer geschädigten peripheren Teil der Refrigeration zu unterziehen, ohne Schlauch natürlich. Die Absicht war dabei dem gekühlten Gewebe eine längere ischämische Überlebungsdauer zu ermöglichen und auf diesem Wege etwa über die kritische Gefahr hinwegzukommen. Sympathischer erscheint gegebenenfalls die Desympathisation zur örtlichen Besserung der Kreislaufverhältnisse.

Unter den Umständen, die an verspäteter Knochenbruchheilung schuld sein können, ist auch der Angiospasmus zu erwähnen, der gelegentlich als Kontusionsfolge nach groben Traumen vorhanden ist und sogar Gangrän verschulden kann (Leriche, Henry).

Bei den örtlichen Erfrierungen handelt es sich keineswegs (von vornherein) um eine zu Eis gefrorene Extremität bzw. Blutsäule in den Gefäßen. Die mikroskopische Untersuchung amputierter Gliedmaßen hat in Frühstadien der Erfrierung nur reversible Pathologie aufgedeckt. Offenbar verursacht die Kälte zunächst nur einen Gefäßspasmus, der allerdings — falls nicht rechtzeitig behoben — Nekrose nach sich zieht. Auch an den geschädigten Gefäßen ereignen sich später angitische (arteriitische), somit morphologische, endgültige Abweichungen. Der Zweck der Frühhilfe der Chirurgie ist es, den frostbedingten Gefäßspasmus zu beseitigen, der Nekrose auf diesem Wege vorzubeugen bzw. deren Ausdehnung einzuschränken, schließlich konsekutive endangitische Morphopathologie zu verhüten. Diesen Übergang zunächst funktioneller Pathologie in morphologische sucht sie zu vereiteln durch orthosympathische Nervenunterbrechung (Jung und Fell). In Frühstadien kann sie sich auf nötigenfalls wiederholte Novocainisation des entsprechenden Grenzstrangteils und seiner Ganglien beschränken. Es hebt sich die Hauttemperatur der gefrorenen Extremität, eine vorhandene Lähmung geht zurück. In versäumten Spätfällen gelingt es einem sympathischen Dauereingriff wohl noch, den definitiven Schaden auf das Unumgängliche zu beschränken, auch lebenslängliche Durchblutungsstörungen oberhalb der Stelle der Spätoperation zu verhüten. Dann kommt man nicht um eine Grenzstrangoperation herum. Die althergebrachte Besprechung der Verbrennungen und Erfrierungen in einem Kapitel dürfte angesichts der grundverschiedenen Pathologie nicht mehr empfehlenswert sein.

Inwieweit Starkstrominsulte sich örtlich mittels Gefäßschäden auswirken, bleibe dahingestellt.

Über Frostschäden beim Flug in großer Höhe vgl. Davis.

Zum Zustandekommen schwerer trophischer und Durchblutungsstörungen ist nicht eine direkte Eiskälte erforderlich; die lange andauernde Kühlung, besonders der Füße Schiffbrüchiger, verursacht ähnliche Pathologie bis einschließlich oberflächlicher Nekrose und kann dementsprechend Sympathicuschirurgie indizieren (vgl. Patterson).

Hier sind auch die angiotrophischen Störungen an „Schützengrabenfüßen" zu erwähnen. Auch dabei handelt es sich nicht um richtige Erfrierungsschäden (Kirtley).

Bei den diabetischen Durchblutungsstörungen (Gangrän) haben Desympathisationen wenig Erfolg, offenbar, weil ein Angiospasmus dabei kaum Bedeutung hat; dies haben funktionelle Vorprüfungen seitdem bestätigt.

Die Technik der sympathischen Entnervung, besonders der Extremitäten, interessiert hier nur in einer Hinsicht, und ausschließlich, soweit die Entnervung der glatten Gefäßmuskulatur in Betracht kommt. Es ist nämlich ein großer Unterschied, ob die Desympathisation präganglionär oder sog. postganglionär stattfindet. Bei postganglionärer, eigentlich ganglionärer Entnervung entsteht eine periphere Adrenalinüberempfindlichkeit, die den Erfolg der Befreiung von der zentralen Vasokonstriktion in Frage stellt. An deren Stelle entsteht eine Überempfindlichkeit für örtliche — z. B. Kälte- — Reize. Erst im Tierexperiment (WHITE), später auch am Menschen, wurde festgestellt, daß es keine periphere Adrenalinüberempfindlichkeit gibt, welche die Erfolge präganglionärer Desympathisation trübt. Diese empfiehlt sich somit deswegen. Allerdings gibt es auch eine Schattenseite derselben: die Regenerationsmöglichkeit resezierter präganglionärer Nerven des autonomen Systems erscheint größer als diejenige nach (post-)ganglionärer Operation, die Nervenzellen fortnimmt (KIRGIS und OHLER). Man versucht nun den präganglionären Operationen die Regenerationsmöglichkeit zu nehmen. Die Standardeingriffe zur präganglionären Desympathisation des Armes und Beines sind die einfache Durchtrennung des Grenzstranges unter Th. 2 bzw. L. 2 (Schema im Kapitel Empirie usw.). Sie genügen auch der Indikation Kausalgie, und der obere Eingriff verschuldet überdies nicht zwangsläufig den HORNER-Komplex (vgl. PUHL). Die althergebrachte Lendengrenzstrangresektion im Gebiete von L. 2—3 war praktisch präganglionär, die Stellektomie postganglionär. Demzufolge waren bisher die Erfolge am Bein besser, nicht wegen verschiedener Pathologie oder weil der Gefäßtonus am Bein normalerweise stärker sei. Der geheimnisvolle Unterschied prä- und postganglionärer Entnervung mutet nicht mehr so mystisch an bei Betrachtung einer Analogie an den quergestreiften Muskeln: auch da gibt es einen Unterschied in bezug auf Muskeltrophik und Reizbarkeit, je nachdem das zentrale oder periphere Neuron gelitten hat.

Es ist sehr wesentlich, daß eine beabsichtigte Desympathisation auch vollständig sei; sonst kann der chemische Vermittler der autonomen Nervenreize dennoch die Zellen erreichen.

Die in wenig erfolgreichen Fällen mit dem gewöhnlichen Lendengrenzstrangeingriff behandelten Durchblutungsschäden des Fußes hat man wohl einer nachträglichen Excision der oberen sacralen Grenzstrangganglien unterzogen. Die Erwägung war dabei vielleicht: S 1 und 2 besorgen wenigstens die somatische Innervation des Fußes zum größten Teil. Und die Entfernung der oberen Sacralganglien sei somit eine sichere zusätzliche Desympathisation des Fußes (und Unterschenkels). Sie ist jedoch postganglionär; dies erscheint unerwünscht; außerdem werden Unterschenkel und Fuß schon vom klassischen Lendengrenzstrangeingriff total präganglionär desympathisiert. Der operative Zusatz ist somit auch überflüssig. Schließlich wurden von demselben begreifliche Potenzstörungen berichtet (sacrale Wurzeln des N. pelvicus verletzt).

Leriche hat bei der Arteriitis Nebennierenexstirpation bzw. Splanchnicusresektion vorgeschlagen, in der Idee, die Nebennierenfunktion zu schwächen. Sonst käme nur Arteriektomie oder Grenzstrangeingriff in Betracht.

Essentieller Hochdruck.

Es ist noch nicht so lange her — etwa vor drei Jahrzehnten, in meiner Studentenzeit —, als jede Hypertension auf Nierenpathologie bezogen wurde, und zwar auf symmetrische, sog. medizinische. Seitdem hat sich die Ansicht durchgesetzt, daß der Hochdruck zwar oft, meistens neben medizinischer Nierenpathologie einhergeht, daß aber letztere nicht die primäre Ursache darstellt. Es mehren sich sogar die Stimmen derer, die die begleitende Nephrosklerose nicht nur als Parallelerscheinung, sondern als Folge des „essentiellen Hochdrucks" betrachten. Tatsächlich gibt es Fälle — sie sind begreiflicherweise selten —, in welchen die Patienten einem interkurrenten Tode, auch etwa einem Schlaganfall erliegen und bei der Sektion entweder gar keine Nierenpathologie oder immerhin eine solche nicht gröber als gleichaltriger Normotoniker aufweisen (Müller, Castleman und Smithwick). Wer anläßlich infradiaphragmatischer Hochdruckoperationen gelegentlich den Nieren Probeexcisionen entnimmt, dem begegnen dann und wann auch völlig normale Befunde.

Es wurde auf dem Gebiete der Hochdruckforschung ziemlich viel Experimentalarbeit geleistet. Die Hartwich-Goldblattschen Versuche der Nierenschlagaderschnürung haben gezeigt, daß Nierenischämie Hochdruck verursacht. Ich verkenne den Wert dieser Tierversuche keineswegs, doch scheint mir deren Bedeutung in erster Linie nicht den essentiellen Hochdruck zu betreffen, sondern mehr den nephritischen Hochdruck zu beleuchten. Allerdings könnte im weiteren Verlauf die sog. primäre Schrumpfniere des Hochdrucklers auf dem Wege der Ischämie zur Erhöhung des Hochdrucks beisteuern. Weit größere Bedeutung möchte ich in bezug auf den essentiellen Hochdruck den Tierversuchen Heymans' und seiner Schüler zuerkennen.

Die Opferung aller vier Blutdruckzügler, der Sinusnerven und der Nn. depressores, bewirkt sog. Entzügelungshochdruck. Es entsteht dabei eine generalisierte Arteriosklerose auch der Nierengefäße, die im GOLDBLATT-Versuch durch die Schnürung der Nierenschlagader geschützt sind. Es ist somit nicht mehr daran zuzweifeln, daß primäre Hypertension Nephrosklerose im Sinne der „primären" Arteriolosklerose im Gefolge haben kann. Es ist nicht ersichtlich, daß ein Hochdruck anderer Herkunft nicht gleich gut entsprechende Arteriolosklerose außerhalb der Nieren und in denselben nach sich ziehen könnte. Und in diesem Sinn denkt man sich heutzutage die kausale Verknüpfung von essentiellem Hochdruck und Schrumpfniere. Allerdings haben sich noch nicht alle Kliniker zu diesem avanzierten Standpunkt bekannt.

Tierexperimentell wird die nierenischämische (GOLDBLATT-artige) Hypertension durch zentrale Vasoconstrictorenlähmung — Cordotomie — nicht behoben, bei dem neurogenen Entzügelungshochdruck ist dies wohl der Fall (GRIMSON).

Dieser HEYMANSsche experimentelle Hochdruck steht somit dem menschlichen essentiellen Hochdruck am nächsten; der GOLDBLATT-Hochdruck beleuchtet nur den einseitigen nierenchirurgischen Hochdruck, bzw. den nephritischen oder schwer nierenkomplizierten essentiellen.

Die nierenischämische Hypertension im Sinne GOLDBLATTs, also die humorale Angiotoninhypertension bzw. Reninhypertension ENGERs, mittels deren man anfangs hoffte, den essentiellen Hochdruck restlos zu erklären, verliert ihre Anhänger zusehends, um so mehr, als seitdem zahlreiche Probeexcisionen aus den Nieren der wegen Hochdruck Operierten normal befunden wurden.

Die (zentral-)nervöse Herkunft des essentiellen Hochdrucks wird auch nahegelegt durch die gelegentlichen „symptomatischen" Hochdruckfälle anläßlich morphologischer Zwischenhirnpathologie, wenn auch ein derartiger Befund beim essentiellen Hochdruck bisher aussteht. Die Bedeutung des mutmaßlich beim letzteren nur zwischengeschalteten Diencephalons geht auch hervor aus der blutdrucksenkenden Wirkung der diencephalen Pharmaca, der Barbiturate. Die gelegentliche Blutdrucksenkung mittels schmerzbehebender Cordotomie redet der zentralnervösen und besonders der supranuclearen Genese des essentiellen Hochdrucks eindringlichst das Wort. Vgl. neuestens VAN GELDEREN.

Der essentielle Hochdruck ist das Paradigma zunächst rein funktioneller Pathologie: der Blutdruck wird auf zu hohem Niveau einreguliert. Eine besondere erblich-konstitutionelle Veranlagung ist nicht zu verkennen. Psychische Momente sind sehr wichtig; psychische

Ausspannung senkt den Hochdruck, besonders den systolischen, weniger konstanten. Die Narkoticis des Zwischenhirns, die Barbiturate, sind gleich erfolgreich. Auch das deutet auf eine zentralnervöse Herkunft hin (zentrogene Komponente).

Es ist wohl nicht mehr daran zu zweifeln, daß beim essentiellen Hochdruck — und um diesen handelt es sich in weitaus den meisten Fällen — anfangs nur eine reine Betriebsstörung vorliegt: die Einregulierung des Blutdrucks auf zu hohem Niveau, die auf dem Wege der Hypertonie der peripheren Strombahn erfolgt (vgl. die Studien WEZLERs und BÖGERs). Der Gedanke liegt nahe, daß aus diesem Hypertonus, der ziemlich verbreitet, jedoch nicht universell — Hautgefäße: roter Hochdruck VOLHARDs — ist, sich eine morphologische Gefäßverengerung entwickelt. Einmal handelt es sich um Mediahypertrophie, Arteriolosklerose, ein anderes Mal, in schnell progredienten Fällen der sog. malignen Sklerose um Arterionekrose. Diesen Fällen sowie dem nephritischen Hochdruck entspricht VOLHARDs Prägung: blasser Hochdruck.

Aus dem Schulbeispiel zunächst rein-funktioneller Pathologie heraus hat sich dann grobe bzw. gröbste irreversible Morphopathologie gebildet. Damit ist auch die Aussicht auf chirurgischen Heilerfolg nunmehr auf Palliativeffekt beschränkt. Die Nierenfunktion, die zunächst auch beim schnellprogredienten malignen Hochdruck nicht, bzw. nicht endgültig gelitten hat — normale Clearance, normale Konzentrationsfähigkeit — geht herunter; die Weitbarkeit der Nierengefäße ist endgültig geschädigt. Es ist noch nicht so lange her, daß v. BERGMANN sich in diesem Sinne äußerte. Sollte es gelingen, den Hochdruck auf ein niedrigeres Niveau einzuregulieren, so wäre dem Kranken geholfen. Offenbar haben dem führenden Internisten damals nur pharmakologische und psychische Behandlungsweisen vorgeschwebt, die sich leider bisher ausnahmslos nicht einer bleibenden Heilung haben rühmen können.

Der Hochdruck stellt dem zentralen Motor, dem Herzen, besondere Aufgaben. Es muß mehr Arbeit leisten bei übrigens normalem Minutenvolum. Hypertrophie des linken Herzens ist zunächst die Folge, aus welcher sich schließlich Dilatation, Dekompensation, auch Angina pectoris entwickeln können. Der Hochdruck gefährdet auch andere Organe, das Auge das lebenswichtige Hirn; und zwar geht deren Schädigung mehr oder weniger parallel. Es können sich Retinopathia angiospastica (früher Retinitis albuminurica genannt) und entsprechende Encephalopathie ergeben als Ursachen schwerer Sehstörungen — bis einschließlich der Amaurose — und nicht-hämorrhagischer Schlaganfälle. Wenn auch recht viele hierher gehörige Augen- und Hirnstörungen, auch bisher als sichere Zeichen des herannahenden Todes bewertete, seitdem als reversibel erkannt wurden, so gibt es doch schließlich auch unwiderrufliche Erblindung, Hemiplegie. Mit alledem ist die Stufenleiter von der rein funktionellen, manchmal konstitutionellen und psychisch mitbedingten Hypertonie bis zur schwersten, zum Tode führenden Morphopathologie vollendet. Es ist im Vorstehenden nicht die Rede von den nichtneuralen Korrelationen gewesen, die im Werdegang des Hochdrucks hineinspielen und die in die operative Therapie des Hochdrucks einbezogen sein könnten. Von einer Hyperfunktion der Nebennieren, etwa neural gesteuert, hat sich objektiv nichts herausgestellt. Verständlich erscheint, daß nephrogene Wirkstoffe (Renin, Angiotonin) der kreislaufbeschränkten Nieren in spätere Stadien der essentiellen Hochdruckerkrankung hineinspielen. Dafür dürfte der Beweis in fortgeschrittenen Fällen maligner Sklerose sowie bei den sonstigen, von vornherein nephritischen Fällen des sog. blassen Hochdrucks erbracht sein.

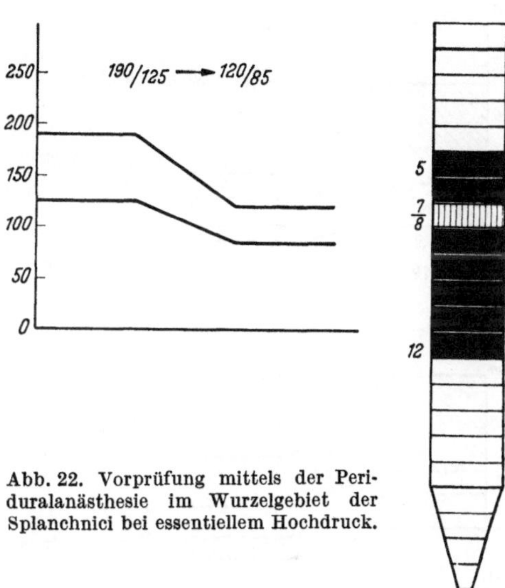

Abb. 22. Vorprüfung mittels der Periduralanästhesie im Wurzelgebiet der Splanchnici bei essentiellem Hochdruck.

Die Kriegskarenz hat ungeachtet der kriegsbedingten Aufregungen bei uns im allgemeinen eine Senkung des Blutdrucks herbeigeführt.

An der Auswahl der zu operierenden Hochdruckler ist ein guter Teil funktioneller Pathologie beteiligt; er befaßt sich hauptsächlich mit etwaigen konsekutiven Nierenstörungen. Sollte schon Anoxämie des Myokards vorliegen (Angina pectoris), so ist die Heilungsaussicht derselben mittels der Splanchnicushochdruckoperation klein. Der diastolische, meistens auch mehr fixierte Hochdruck, an dessen Zustandekommen anscheinend mehr morphologische Ursachen beteiligt sind (Gefäßsklerose), ist für operative Hilfe weniger lohnend. Doch gibt es zahlreiche glückliche Ausnahmen.

Splanchnicusresektion senkt nicht nur den allgemeinen Blutdruck — und könnte dabei der Nierendurchblutung schaden —, sondern sie erweitert auch die Nierengefäße (hemmt nebenbei die Tubulusfunktion). Die Resultante der gegenseitigen Nierendurchblutungseffekte, keine gefährliche Senkung der Clearance, wird als erträglich angenommen, falls die Clearance, vorher nicht unter 45 % gesunken war.

Die Konzentrationsfähigkeit sollte nicht unter 1020 gesunken sein. Darunter, bei schon vorher an die individuelle Maximumclearance heranreichender Diurese, ist von der in der Splanchnicektomie enthaltenen Nierenentnervung nur noch ein an sich bedenklicher Nierenfunktionsverlust zu erwarten; die Blutdrucksenkung wird nicht durch Arteriolenerweiterung wettgemacht. Die Sympathicusoperationen beim essentiellen Hochdruck könnten durch Erweiterung der Nierengefäße nebenbei einen GOLDBLATT-Effekt zeitigen, allerdings kaum in Frühfällen.

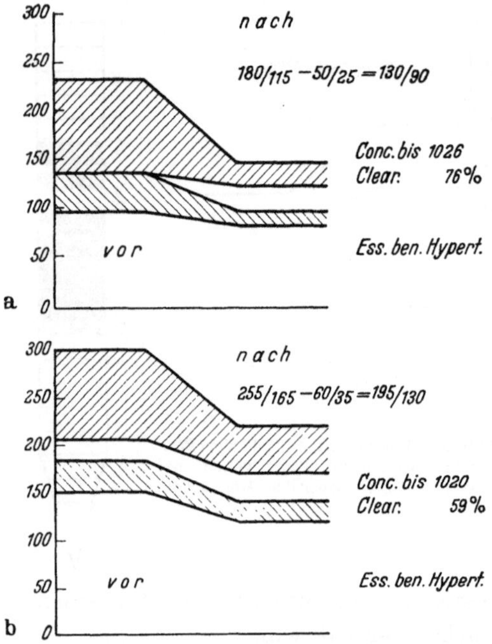

Abb. 23 a u. b. Splanchnicektomie usw. bei essentiellem Hochdruck. Druckerniedrigung, der systolische Druck und seine Fluktuationen werden am meisten verringert.

Supra- (PEET) oder infradiaphragmatische Operation ist eigentlich Geschmackssache. Der originellen unteren Operation ADSONs haftet allerdings der Ejaculationsverlust nahezu zwangsläufig an. Um dies zu verhüten, schone ich die oberen Rr. communicantes lumbales, ohne den Erfolg in bezug auf den Blutdruck zu gefährden. (Obere und untere Operation, beide resezieren nämlich nebenbei den benachbarten Grenzstrangabschnitt.) Der angebliche Nachteil der infradiaphragmatischen Operation, sie sei postganglionär, trifft m. E. nur teilweise zu und kann verhütet werden. Die Radikulotomie per laminectomiam im Gebiete der Splanchnicuswurzeln ist veraltet. SMITHWICKs supra- und infradiaphragmatische Operation ist die radikalste.

Völlig maßgeblich für den prospektiven Operationserfolg sind funktionelle Vorversuche zwar nicht, aber ein starr fixierter Hochdruck, der von etwaiger Lumbalanästhesie nicht gesenkt wird, ist operativ wohl aussichtslos. Das Umgekehrte ist leider nicht unbedingt richtig. Der Kälteversuch zeigt exuberante systolische Druckerhöhungen an, welche sich zur operativen Behandlung gut eignen.

In Fällen, die sich kaum noch zur standardisierten, bilateralen Splanchnicusoperation eignen, kämen wohl nur einseitige Splanchnicusektomie und anderseitige Nierenstielentnervung in Frage. Letztere schadet der Nierenfunktion entsprechender Fälle nicht. Sie könnte die Nierendurchblutung nur fördern, ohne auf dekompressivem Wege den allgemeinen Blutdruck weiter zu senken. Sie könnte dazu geeignet sein, den nierenischämischen pressorischen Mechanismus zu beseitigen, bzw. zu mildern.

Die chirurgische Behandlung des Hochdrucks, d. h. des essentiellen, hat die anfänglichen Abwege — Nebennierenexstirpation — längst verlassen. Sie bedient sich heutzutage grundsätzlich der Splanchnicuseingriffe. Sie bezwecken, ein geräumiges Gefäßareal zu dekomprimieren, damit dem Organismus die Auftreibung eines Hochdrucks unmöglich wird. Eine derartig begründete Einregulierung des Blutdrucks auf niedrigerem Niveau wird tatsächlich oft erreicht. Und sollte manchmal keine Normalisierung erfolgen, so wird der objektive Teilerfolg am Blutdruck vom subjektiven Effekt meist weit übertroffen. Eine Retinopathia spastica kann sogar restlos zurückgehen.

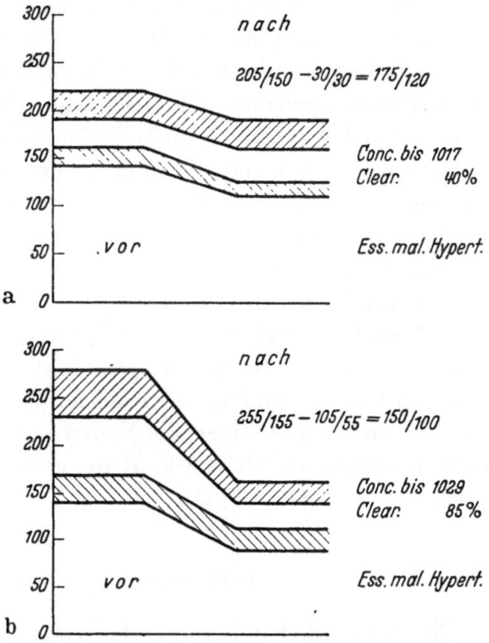

Abb. 24 a u. b. Splanchnicektomie usw. bei essentiellem, malignem Hochdruck: im oberen Fall — überschrittene Indikation — war der Erfolg fast nur subjektiv.

Bei den Erfolgen der Hochdrucksplanchnicektomie handelt es sich nicht nur um objektive oder auch nur vorwiegend subjektive Besserungen, wiederhergestellte Arbeitsfähigkeit, sondern auch um Lebensverlängerung.

Nach beiderseitiger Splanchnicektomie pflegt zunächst eine echte orthostatische Hypotonie vorzuliegen, doch kommen fast alle Operierten darüber hinweg. Der Einspruch der Internisten, der blutdrucksenkende Erfolg sei nur vorübergehend, trifft keineswegs zu. Bei Kreislaufgesunden und normalen Versuchstieren resultiert zwar kein Dauererfolg, aber bei Hypertonikern kann der Erfolg ungeschmälert jahrelang vorhalten. Man könnte gelegentlich sogar von einer Dauerheilung des Hochdrucks sprechen. Die Herzhypertrophie geht zurück (Orthodiagramm); sie fehlt bei späterem interkurrentem Tode. Dem Kreislaufkranken stehen offenbar auch nach der Operation keine natürliche

Einregulierungsfähigkeiten des Kreislaufs zur Verfügung, den Blutdruck dennoch in die Höhe zu treiben.

Beim essentiellen Hochdruck handelt es sich somit — in Fortführung der Gedanken v. BERGMANNs — um anfangs rein funktionelle Pathologie, die mittels operativer Hilfe beseitigt wird. Auf diese Weise wird konsekutiver gröbster Morphopathologie vorgebeugt. In weniger frühen Fällen gelingt es ihr noch zunächst, reversible anatomische Pathologie zu beseitigen oder zu mildern; am Ende gelingt auch dies der Chirurgie nicht mehr. Die von FÖRSTER schüchtern propagierte intramedulläre Durchschneidung der beiderseitigen diencephalospinalen Vasoconstrictorenbahn (Modifikation der gewöhnlichen, schmerzbehebenden Cordotomie) dürfte bisher kaum in die Tat umgesetzt sein.

Sonstige funktionelle Pathologie der Niereninnervation ist in dem Kapitel, das von Nephritiden handelt, nachzulesen.

Die zentralnervöse Herkunft allerdings seltener postencephalitischer Hochdruckfälle scheint durch mikromorphologische Befunde sichergestellt zu sein. Für den essentiellen Hochdruck dürfte der entsprechende Befund noch ausstehen. Inwieweit an der Genese der gichtischen und Bleischrumpfniere (vom sog. primären, genuinen Typ) gleichfalls ein chemisch-toxisch funktioneller Mechanismus beteiligt ist, bleibe dahingestellt. Von rechtzeitiger, die Nierenmorphologie verhütender Splanchnicusoperation ist nicht die Rede gewesen. Vgl. spastischer Darmverschluß: Blei, Porphyrie.

Strahlentherapie. Infektionen.

Die **Strahlenbehandlung** spielt in der Chirurgie eine zweifache Rolle. Das eine Mal greift sie das pathogene Agens oder das krankhafte direkt an, das andere Mal bleibt dasselbe von dem Einfluß der angewandten Strahlen verschont: die Strahlen fördern dann die Abwehrkräfte des Organismus; mittels seiner Zellen und Gewebe wird eine Erkrankung überwunden: d. h. in solchen Fällen läuft die Strahlenbehandlung auf eine funktionelle Therapie hinaus.

Inwieweit Organbestrahlungen durch Beeinträchtigung der regionären autonomen Nervenapparate (ALTSCHUL) wirksam sind, bleibe dahingestellt. Doch auch sonst tritt die funktionelle Röntgentherapie, beim Besadow, bei der Endometriose, in Konkurrenz mit der funktionell pathologisch begründeten Chirurgie.

Die rezente Höhensonnenbestrahlung im Operationszimmer (HART) soll durch direkte Keimtötung die Sterilität fördern. Inwieweit diese erforderlich ist, bleibe dahingestellt. Die Ultraviolettbestrahlung bei der Rachitis jedoch nützt bekanntlich auf andere Weise. Sie befähigt den Organismus dadurch zu richtiger Knochenbildung, daß sie — wie in vitro — Ergosterin in D-Vitamin verwandelt. Die Therapie setzt an ganz anderem Ort (der Haut) an, als wo der Erfolg gewünscht wird: hier wird zweifellos funktionelle Pathologie kuriert.

Die Röntgentherapie maligner Geschwülste läuft nach landläufiger Ansicht auf regelrechte Vernichtung der Geschwulstzellen hinaus. Was der Organismus der Patienten an Bindegewebsbildung beisteuert, ist anscheinend ganz nebensächlich. Mit funktioneller Pathologie hat diese Röntgentherapie kaum etwas zu schaffen. Doch wird der strahlentherapeutische Erfolg nicht immer auf diese direkte Weise erreicht. Bei den Hirngeschwülsten (Gliomen) nützt sie gewiß nicht nur dadurch, daß Geschwulstzellen vernichtet werden. Kaum weniger wichtig dürfte dabei der sekretionshemmende Effekt an den Chorioidealplexus sein. Der Liquorproduktion wird entgegengewirkt, was auf Einschränkung des Hirndrucks hinausläuft; denn derselbe wird ja keineswegs immer nur durch das Geschwulstwachstum an sich verschuldet. Die erstrebte Besserung ist also teilweise auch ein funktioneller Erfolg.

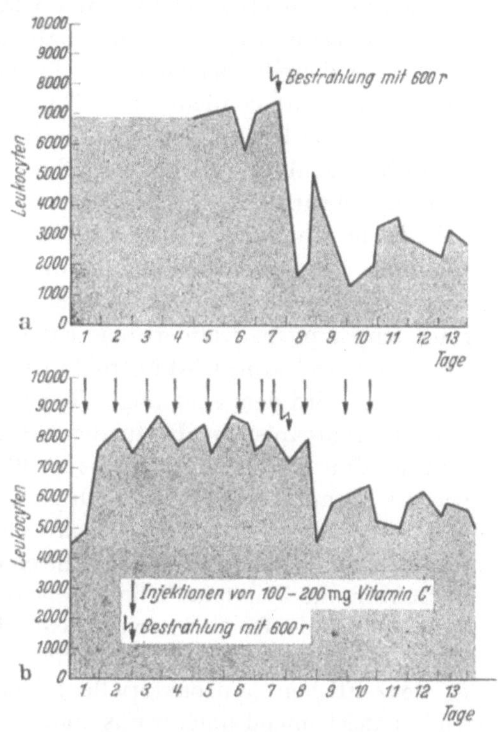

Abb. 25 a u. b. Röntgenleukopenie und Vitamin C. (Nach CARRIÉ.)

Anders ist die Sachlage offenbar bei der neuerdings wiederaufgelebten Röntgenbestrahlung akuter Infektionen, die damals von HEIDENHAIN vorgeschlagen wurde. Hier werden Kokken durch die Strahlen nicht geschädigt. Die Abwehrfunktion des Organismus wird eingeschaltet, verstärkt (BISGARD, HARVEY). Bei der Tuberkulose wird das Bindegewebe mit den Lymphocyten aktiviert; bei akuten Infekten dürfte die geförderte Leukocyteneinschmelzung Hauptsache sein. Auch hier handelt es sich um Funktionelles, nicht um angewandte reine Physik. Es ist hier noch der Röntgenkrankheit zu gedenken. Dieser allerdings unbeabsichtigte Effekt therapeutischer Bestrahlungen ist nach neuesten Untersuchungen nicht die Folge direkt am Körper angreifender Wirkung. Der Röntgenschaden wirkt sich aus auf dem Wege der Störung des Vitaminstoffwechsels (KÖGEL) und dementsprechend können Röntgenkrankheit einschließlich der Leukopenie verhütet, eingeschränkt bzw. geheilt werden durch Verabfolgung der besonders in Betracht kommenden Vitamine der B-Gruppe (KEPP; v. WATTENWYL) und des Vitamin C (CLAUSEN; DEUCHER; KELLER); neuerdings auch der Folsäure (DAFT und SEBRELL).

Nach der Einspritzung eines radioaktiven Jodisotopen zeigt dieser etwaige Metastasen einer Struma maligna elektiv an; allerdings reicht die Strahlendosis dabei zu einer elektiven, funktionell begründeten, inneren Bestrahlung nicht aus (FRANTZ).

Chirurgische Infektionen als Ursache korrelativer Pathologie wollen mir nicht einfallen. Die Tuberkulose der Addison-Nebennieren ist kaum als chirurgisch zu betrachten.

Falls die Chirurgie sich mit **Infekten oder Entzündung** beschäftigt — und das gilt namentlich von der operativen —, dann handelt es sich meistens um gröbste morphologische Chirurgie: Abscesse werden geöffnet, ein Empyem drainiert oder entfernt (Gallenblase), eine Typhusperforation des Darms wird übernäht usw., oder gar eine bacillengefüllte Gallenblase wird dem ehemaligen Typhuspatienten, der sich längst mit diesen Mikroorganismen abgefunden hat, entnommen. Auf solche Weise sucht der Chirurg jedoch weder die Stoßkraft der Mikroben zu brechen, noch die Kampfbereitschaft des Organismus zu heben. In den Kampf des Kranken mit seinen bakteriellen Gegnern mischt er sich eigentlich nicht direkt ein. Zwar gab es Versuche einer Therapia sterilisans magna: die interstitielle keimfeindliche Umspritzung eines Entzündungsherdes als Paradigma dürfte sich nur gelegentlich in der Serotherapie erhalten haben. Sonst sind wohl alle derartigen Versuche fehlgeschlagen. Mit den neuzeitlichen (antibakteriellen) bakteriostatischen Sulfonamiden steht es anscheinend doch etwas anders. Das Wachstum der Bakterien wird aufgehalten, und inzwischen kann der Organismus das Übergewicht erstreben und mit seinen Gegnern fertig werden. Übrigens überschätze man die Bedeutung der Sulfonamide in der Chirurgie nicht. Von einer Verdrängung der alten anatomischen Chirurgie ist bisher keineswegs die Rede (KIRSCHNER).

Die Bakteriostasis der Sulfonamide ergibt sich aus einer Verdrängung der Para-amino-benzoesäure, einer auch für pathogene Mikroorganismen vitaminähnlichen Substanz (WOODS). Allerdings trifft diese Erklärung für das Marfanil nicht zu.

Das Sulfadiazin, eine dem Sulfapyridin ähnliche Substanz, in welcher an die Stelle des Pyridinkerns ein Pyrimidinkern getreten ist, zeichnet sich durch besonders gute Verträglichkeit aus; es ist sehr wenig toxisch; es soll das Mittel der Wahl für die allgemeine Therapie sein.

Den Sulfonamiden dürfte es meistens gelingen, die Blutbahn zu sterilisieren, bzw. steril zu erhalten und dementsprechend das Aufkommen neuer pyogener Metastasen bei der metastasierenden Allgemeininfektion zu verhüten. Sie verhüten auch manchen postoperativen Pneumonietodesfall (RHOADS und RAVDIN).

Übrigens ist der Erfolg der Sulfonamide den Strepto- und Diplokokken gegenüber nicht als regelrechte Spezifität zu bewerten. Die Staphylomykosen bieten sich besonders als Eiterherde, Abscesse dar, zu denen die Sulfonamide aus anatomischer Ursache kaum Zugang erhalten.

Die Wertschätzung der Sulfonamide geht in der Chirurgie offenbar dahin, daß die perorale oder parenterale Darreichung viel wichtiger als die örtliche Applikation ist. Das gleiche gilt, soweit ersichtlich, auch vom Penicillin. Die Verhütung der Allgemeininfektion ist meistens wichtiger als der Erfolg am örtlichen Entzündungsherd.

Der Nutzen der Sulfonamide ist sogar in der Wundbehandlung kaum sichergestellt; eine exakte, nicht-emotionelle Bewertung der Erfolge örtlicher Sulfonamidwundbehandlung dürfte kaum positiv sein (MELENEY). Der Effekt derartiger Chemotherapie chirurgischer Entzündungen: Absceß, Osteomyelitis usw. ist sehr fraglich. Es versteht sich, daß innere Kollegen auch diese Pharmacotherapie höher bewerten als berechtigt erscheint. So hat ein namhafter pädiatrischer Konsiliarius von mir bei einem angehenden appendicitischen Infiltrat Sulfonamidtherapie verlangt. Sie nützte gar nichts, um so mehr half die chirurgische Drainage des konsekutiven Abscesses.

Die schablonenhafte Verschreibung der Sulfonamide, besonders des Sulfathiazols, seitens der jüngeren Mitarbeiter, gegen welche man wiederholt ankämpfen muß, vernachlässigt die Tatsache, daß es sich nicht gerade um ein modernes Aspirin handelt, eine Tatsache, welcher bei der neumodischen, oft indikationslosen Sulfonamidtherapie beliebigen Fiebers Rechnung zu tragen ist. Die gelegentlichen Komplikationen derselben — Harnleiterverstopfung, Agranulocytose, Polyneuritis — sind ernst genug, Sulfonamidantipyrese an sich nicht anzustreben.

Das Verzeichnis der unliebsamen Folgen der Sulfonamidtherapie ist gewachsen, und zwar sind einige typisch chirurgische Komplikationen hinzugekommen. Intraperitoneal gestreute Sulfonamide fördern die Entstehung unerwünschter Adhäsionen. In die Bauchwand geschüttete Sulfonamide sind in bezug auf etwaiges Aufplatzen der Wunde nicht völlig harmlos. Schließlich hält Sulfonamidapplikation auf äußeren Wundflächen die Ausheilung auf (ZINTEL).

Die Gepflogenheit wahlloser Sulfathiazolmedikamentation bei unklaren Fieberfällen kann nicht genug bekämpft werden, um so mehr, als sie recht oft mit Unterdosierung arbeitet, somit im Glücksfall nicht einmal nützen kann, dafür die Diagnostik erschwert. Auch könnte sie der Sulfathiazolfestigkeit pathogener Mikroorganismen Vorschub leisten. Unsere Erfahrungen mit Sulfadiazin sind noch beschränkt. Diejenigen mit Penicillin verbürgen diesem Mittel in der Chirurgie eine Stelle, die von den bisherigen Sulfonamiden nicht erreicht wurde. Konvulsionsrisiko haftet dem Penicillin allerdings an. Streptomycin soll nicht-toxisch sein (ROBINSON u. a.).

Das Penicillin schadet den Mikroben anscheinend am meisten während der Teilung, nicht unähnlich der Strahlentherapie, die dementsprechend besonders in der Bekämpfung rasch wachsender Geschwülste wirksam ist. Penicillin ist nicht antitoxisch (vgl. HERRELL, KOLMER, MELENEY).

Auch bei der Penicillinbehandlung soll die rechtzeitige Operation nicht versäumt werden, bzw. sollte man nicht mit „homöopathischen" kleinlichen Eingriffen fürlieb nehmen, einem Übel, dem man schon in den Jahren der alleinigen Sulfonamidtherapie begegnete.

Perorale Penicillintherapie braucht Überdosierung, da die Magensäure dieses neue Antibiotikum teilweise vernichtet. Im resezierten Magen dürfte die Überdosierung der etwa auch noch gepufferten Lösung nicht in dem üblichen Maße erforderlich sein.

Bei der von den meisten Chirurgen befürworteten Röntgentherapie der Drüsentuberkulose werden die Bacillen nicht getötet; doch werden anscheinend die geweblichen Abwehrkräfte gehoben. Dabei wird somit schon eine Besserung gewisser Funktionen der Patienten herbeigeführt. Die Goldbehandlung der benignen Rectumstriktur als (Teil-) Erscheinung des Lymphogranuloma venereum inguinale gehört auch hierher: die defensiven Funktionen werden gehoben.

Neuerdings verwendet man auch hier Sulfonamide. Allerdings ist dabei manchmal eine Sigmoidostomie als Repräsentant morphologischer Therapie nicht zu umgehen. Ein sehr schönes Beispiel allerdings nur einseitiger Stärkung der Abwehrfunktionen des Organismus ist in der aktiven spezifischen Immunisierung gegeben. Derselbe Gedanke (Similitätssatz) liegt der Homöopathie zugrunde. Um aktive Immunisierung handelt es sich wohl auch bei mehrzeitigen Colonresektionen: Mancher Chirurg wird mit mir den Eindruck haben, daß sich ernste Infektionen beim zweiten und dritten Eingriff selten ereignen. Man bekommt den Gedanken, der Kranke habe sich etwa beim Bauchwandabsceß der Colostomie im ersten Tempo an seine eigenen Colibacillen usw. gewöhnt; er stehe ihnen nunmehr besser bewaffnet gegenüber als bei einer einzeitigen Colonresektion. Darin wäre eine zweite Anzeige zur vorbereitenden Colostomie begründet. Allgemeine Hebung der Widerstandskräfte des Organismus, Anfachung allgemeiner Reaktionsbereitschaft, findet in der Chirurgie auch sonst schon eher Berücksichtigung (Omnadin).

Die Hyperämie als Heilmittel sucht durch Stauung oder auch aktiv — mittels Kataplasmen usw. — örtlich die Abwehrkräfte des Organismus zu heben. Auch die äußerlich applizierte Wärme bei Entzündungsprozessen im Innern des Bauches hat denselben Sinn; doch ist die funktionelle Pathologie dabei noch durchsichtiger. Die Wärme dringt dabei kaum einfach in die Tiefe; es muß sich somit wohl um reflektorische Gefäßerweiterung in segmental zugehörigem Gebiet handeln: die vasomotorische Funktion wird regionär eingeschaltet. Dasselbe gilt von der Eisblase auf dem Bauch, von der man eine Linderung intraabdomineller Entzündungsprozesse erhofft. Bisweilen jedoch sucht die Chirurgie den Kranken auf operativem Wege im Kampf mit den Mikroben zu stärken, indem er ihnen Schlupfwinkel nimmt. Nach der Tuberkulosenephrektomie wird der Organismus mit der Blasentuberkulose besser fertig; die Splenektomie soll immer wiederkehrende Malariaanfälle beenden. So gestattet die Ligatur des offenen Ductus Botalli (Grosz), manchmal dem Kranken, mit einer Lenta-Infektion fertig zu werden, da nunmehr die Aussaat fehlt. Sollte das nicht der Fall sein, so wäre außerdem Penicillin heranzuziehen; vgl. Touroff.

Die Resektion eines arteriovenösen Aneurysmas hat schon einige Male eine Heilung einer Viridanssepticämie herbeigeführt, und zwar dadurch, daß sie die infektiösen Vegetationen an der Aneurysmastelle mitentfernte (Shumacher). Und die Venenligatur bei septischer Thrombophlebitis stärkt den Organismus, indem er den Mikroben den Eintritt in den Gesamtorganismus verwehrt. Doch will mir eine regelrecht chirurgische Maßnahme zur Hebung der allgemeinen Abwehrkräfte oder zur Beseitigung etwaiger Infektionsbereitschaft nicht einfallen.

Die Immunkörper sind in der Globulinfraktion des Bluteiweißes enthalten.

In der letzten Zeit wurde die Bedeutung parasympathicomimetischer Pharmaca für die Antikörperbildung sehr wahrscheinlich (Frey); daraus könnte sich künftig einmal eine Anwendungsmöglichkeit für die Chirurgie ergeben, vielleicht auch mittels orthosympathischer Nervenopferung. Es ist hier daran zu erinnern, daß Anaphylaxie-Allergie und Immunität verwandte Phänomene sind, aktive und passive, die auf demselben Mechanismus beruhen.

Es ist nicht daran zu zweifeln, daß mit Verletzung großer Gefäße verbundene Wunden muskelstarker Regionen — Gesäß, Oberschenkel — besonders vom Gasödem bedroht sind. Die Schnürbinde soll ihm Vorschub leisten. Dementsprechend gilt es als Kunstfehler, wegen Gasbrand mit Hilfe einer Schnürbinde, und zwar distal von derselben zu amputieren. Die intermittierende Dauerstauung als passive Hyperämie (Bier, Sehrt) hat nicht befriedigt. Um so mehr könnte man sich einen kurativen oder prophylaktischen Erfolg versprechen von aktiver Hyperämie, wie dieselbe durch Grenzstrangganglienovocainisation ermöglicht wird. Dieser erwächst somit auch aus diesem Grunde eine Indikation, besonders bei Verletzungen (Ligaturen) der Extremitäten.

Diese aktive Hyperämie mittels Grenzstrangeingriffe könnte auch in der Behandlung der Tuberkulose der großen Gelenke (Knie) in Betracht kommen, sowie bei der Gelenkgonorrhöe.

Schließlich ist das Fieber mancher, besonders entzündlicher Erkrankungen nicht an sich zur Heilung erforderlich, nicht ohne weiteres Heilfieber. Es könnte ebensogut nur die Folge des Kampfes sein. Dann wäre den Kranken nur mit pharmakologischer oder physikalischer Erniedrigung hoher Fiebertemperaturen genützt, die beim nichtinfektiösen, zentralnervösen Fieber der Neurochirurgie alltäglich ist. Es ist erlaubt, bei chirurgischen Infekten sich in die Funktion der Wärmeregulierung einzumischen, dem Befinden des Patienten zuliebe, ohne ihm dabei durch Beeinträchtigung seiner Abwehrkräfte zu schaden. Die Fieberkurve verliert dabei allerdings an diagnostischer und prognostischer Bedeutung.

Es ist eine Erfahrungstatsache, daß Entzündungsschmerzen durch Morphium weniger gelindert werden, als etwa durch Pyramidon. Die Verwendung der üblichen Antipyretica (die modernen Sulfonamidpräparate wirken wohl auch antipyretisch) bei chirurgischen Infekten hat somit zweifachen Sinn. Wie der analgetische Effekt zustandekommt, gerade beim entzündlichen Schmerz, ist wohl zu so verstehen: Genau so wie dem Calcium (besonders bei allergischen Erscheinungen) kommt dem Pyramidon usw. eine gefäßdichtende, exsudationswidrige Wirkung zu; man bedient sich derselben beim postoperativen Hirndruck der Neurochirurgie. Mit der Verabreichung erstrebt man auch einen antiphlogistischen Erfolg und über diesen die Schmerzlinderung. In demselben Sinne antiphlogistisch scheint auch die salzarme Diät bei Tuberkulosekranken wirksam zu sein.

Die Schmerzlinderung an sich (auch die zentrale) scheint entzündungshemmend, nicht nur bei Anwendung der Antipyreticis bzw. des Calciums, die capillardichtend wirken, tätig zu sein. Auch daran müssen korrelative Mechanismen beteiligt sein.

Transplantationen. Wundheilung. Geschwülste. Haut.

In der Praxis und Lehre von den **Transplantationen** gibt es Grundsätze anatomisch-technischer und biologischer Art. Erstere befassen sich mit den Anforderungen in bezug auf trockenes, schonendes

Operieren, auf etwaige Stielverhältnisse und den Implantationsort bzw. die Implantationsweise (Gefäßnaht) bei der tierexperimentellen Nierentransplantation an den Hals. Die Bedeutung derartiger Faktoren für das Gelingen einer Transplantation steht aber weit hinter derjenigen biologischer, funktioneller Anforderungen zurück. Autotransplantationen — frei und gestielt — sind nahezu die einzigen, mit deren Erfolg zu rechnen ist. Gewebe, die einem anderen, wenn auch artgleichen Organismus — Homoiotransplantation — entstammen, heilen im allgemeinen nicht an, ungeachtet der höchstentwickelten Technik. Unterschiede der Eiweißindividualität sind daran schuld. Die moderne Kenntnis der Blutgruppen im Zusammenhang mit der Transfusion hat diese Unverträglichkeit der Homoiotransplantate unserem Verständnis nähergerückt. Es hieß schon, daß eine Aussicht auf Anheilen eines Homoiotransplantates vielleicht noch bei Rassengleichheit und naher Blutsverwandtschaft (Mutter-Tochter) bestehe. Dahinter könnte Blutgruppengleichheit oder -verträglichkeit (BREITNER) stecken. Und neuerdings wurden Stimmen laut, eine Homoiotransplantation nur noch bei Blutgruppengleichheit zu versuchen, da sonst kein Erfolg möglich sei. Übrigens garantiert sie den Dauererfolg dieser Überpfanzung nicht. Es drohen sogar große Gefahren bei Blutgruppenungleichheit im — durchaus seltenen — Fall gestielter Homoiotransplantation. Es können sich unerwartet schnell Gefäßverbindungen ausbilden und beide Teile, Spender und Empfänger des Stiellappens, sind in kurzem der serologischen Gefahr unzulässiger andauernder Bluttransfusion ausgesetzt. Die Folgen, Ikterus, Anämie, Hämolyse, Kollaps, werden durch enge Verwandtschaft (Schwestern) nicht verhütet (REINHARD).

Diese Kalamität hat eine Analogie, im Icterus neonatorum und in der Erythroblastosis fetalis. Diesen beiden liegt nach neuester Erkenntnis auch eine in der Schwangerschaftsparabiose begründete Übertragung gegen Rh-Antigen des Fetus sensibilisierten mütterlichen Blutes auf die Leibesfrucht zugrunde. Hämolyse, Anämie, Gelbsucht, Hydrops und Fruchttod sind die Folgen, bzw. zu befürchten (LEVINE, JAVERT).

Hautautotransplantate können sogar wochenlang gefroren aufgehoben werden, ohne ihre Lebensfähigkeit einzubüßen.

Neuerdings hat man sich auch der reflektorischen Gefäßerweiterung bedient zur Förderung gestielter Hauttransplantate (GORDON und WARREN). Versuchen, die Einheilungschancen anderer Transplantationen auf dem autonomen Nervenwege zu verbessern, bin ich nicht begegnet.

Die Transplantation endokrintätiger Organe dürfte als Homoiotransplantation nur mit Schilddrüsenadenom erfolgreich gewesen sein in der Hand v. EISELSBERGs, in einem Falle alleinigen Zungenstrumas.

Derartige Transplantationen sind nunmehr in mancher Hinsicht überholt. Um mehr als Heilmitteldurante hat es sich nicht gehandelt, auch nicht in Fällen, wo tatsächlicher Organhunger vorlag. Anscheinend ist nur die übernormale Vitalität übergepflanzter Adenome dazu imstande, die Schwierigkeiten der Eiweißindividualität zu überstehen. Weniger umständlich erscheint dann z. B. die Einpflanzung krystallinischer Testosterontäfelchen, die länger vorhält als die gewöhnliche medikamentöse Behandlung.

Bekannt ist der Versuch EITELs, das Angehen bzw. die Lebensfähigkeit etwaiger Schilddrüsentransplantate mittels des thyreotropen Hormons zu fördern.

Die Homoiotransplantation der Haut ist u. a. BAUER bei eineiigen Zwillingen gelungen. Heterotransplantate überleben ungeachtet technischer Kniffe offenbar nicht. Das Ankitten nicht dem eigenen Körper entstammender Hauttransplantate mittels Eigenblut dürfte das Anheilen keineswegs garantieren: um mehr als anthropogenes Verbandmaterial kann es sich nicht handeln. Über Versuche, mittels Explantation — Gewebezüchtung in vitro — eine Entdifferenzierung der Eiweißindividualität, und mit derselben Verträglichkeit anzustreben, ist man noch nicht hinweggekommen (Brephoplastik). Man hat die Gonadentransplantation mit gonadotropem Hormon zu fördern gesucht. Ungeachtet aller Spitzfindigkeiten steht die Autotransplantation immer noch als einzig richtig da und keine andere kommt ihr gleich.

Die Impfmetastasen der malignen Geschwülste des eigenen Körpers gehen von allen Transplantationen am leichtesten an: sogar unbeabsichtigt.

Nur bei den (gefäßfreien) Hornhauttransplantationen kommt es offenbar nicht auf Auto-Überpflanzung an.

Transplantation und Blutübertragung werden somit auf ähnliche Weise seitens der Eiweißindividualität der Gewebe und des Blutes beherrscht bzw. bedroht, und diese nichtmorphologische Eigenschaft wiegt schwerer als alle Transplantationsmorphologie, handelt es sich bei der Eiweißindividualität doch bestenfalls um eine chemische funktionelle Struktur! Endokrinwirksame Transplantate sind beim entsprechenden Organ angeführt. Doch auch im allgemeinen ergibt sich bei deren Transplantation die Bedeutung der funktionellen Pathologie. Endokrintätige Transplantate, für die ein funktioneller Bedarf nicht vorlag (z. B. Parathyreoidimplantation ohne vorliegende Hypoparathyreose) erhalten sich nicht. Organhunger dürfte wenigstens die Überlebungsfrist verlängern.

Auch sonst, in der chirurgischen Implantation vergleichbaren Fällen, gibt es Hinweise auf die Bedeutung der Funktion. Bei der an Diabetes insipidus leidenden Frau bessert sich die Harnruhr vorübergehend während der Schwangerschaft; das verdankt sie allem Anschein nach der fetalen Hypophyse, die dabei wohl auch hypertrophiert. Der Leibesfrucht einer ungenügend behandelten Zuckerkranken wird seitens der Mutter eine Hyperglykämie aufgezwungen; der Fetus wehrt sich mittels Hypertrophie seiner Pankreasinseln, die auf eine mit unbewaffnetem Auge erkennbare Größe heranwachsen können. (Dieser funktionellen Hyperplasie ihrer Pankreasinseln fällt die Leibesfrucht als Neugeborenes hypoglykämisch zum Opfer.) Auch hier — man möchte fast sagen in Parabioseverhältnissen — fördert der funktionelle Bedarf eines Organismus Funktion und Wachstum der Organe, die allerdings in dem anderen Individuum verbleiben, jedoch zeitweilig die Rolle entsprechender Transplantate spielen. Die Heranziehung des thyreotropen Hormons zur Förderung homoioplastischer Schilddrüsentransplantation hat sich wenigstens im Tierexperiment bewährt. Ob sich ein Homoiotransplantat in der Form eines einem Spontanhypoglykämiker entnommenen Inselzellentumors bei einem beliebigen zuckerkranken Empfänger dauernd erhält, dürfte noch nicht erwiesen sein.

In letzter Zeit hat man Transplantat und Wundbett mit Fibrinogen und Thrombinlösungen angefeuchtet, damit eine dünne Fibrinschicht das Transplantat festhält, und dabei auch wohl eine Verbesserung der Hämostase beabsichtigt. Die mehr oder weniger fabrikmäßige Herstellung menschlichen infusionsfähigen Serums läßt reichliche Mengen Thrombin und Fibrinogen bzw. Fibrin zur Verfügung. Letzteres wird auch als resorbierbares Tamponmaterial gebraucht (YOUNG u. a.).

Die Lehre von der **Wundbehandlung** hat sich auch gewisse funktionell-pathologische Daten zunutze gemacht. Allerdings steckt hinter den diesbezüglichen Neuerungen ein guter Teil der wiederaufgelebten mechanischen Schonung. Die Erfolge der Vaselin- und Lebertransalbengipsverbände, die bei der Osteomyelitis wochenlang liegen bleiben, ist wohl nicht nur auf funktionellem, biochemischem Wege zu verstehen. Zeitgemäß hat man die Vorzüge der Lebertranwundbehandlung (LÖHR) dem Vitamingehalt (A und D) zugeschrieben. Neuerdings wurden Stimmen laut, der besondere Erfolg sei den im Tran enthaltenen ungesättigten Fettsäuren zu verdanken; dabei könnte die Frage sich nur dem Vitamin F zugewandt haben. Dem Vitamin C kann anscheinend bei der Wundheilung eine Bedeutung nicht abgesprochen werden. Die Hormonanwendung beschränkt sich in der Wundbehandlung — mit wechselndem Erfolg — auf Insulin und Thyroxin (unspezifische Hormonanwendung). Dagegen hat man funktionelle, hyperämisierende Verfahren (Sympathektomie) mehrfach mit Erfolg herangezogen, auch das Parasympathomimeticum Acetylcholin benutzt. Als sonstige humorale Beeinflussung sind nur wenige kasuistische Beispiele in bezug auf Säurebasengleichgewicht und Salzarmut anzuführen. Sonstige operative, korrelativ geplante Ferneingriffe haben zunächst keine Anerkennung gefunden.

Zur Wundbehandlung ist auch noch die Röntgen- oder Radiumbestrahlung zur Verhütung des Keloids bzw. seiner Rezidive zu rechnen. In neuester Zeit hat man versucht, die Wundheilung mittels Embryonalgewebsbestandteile enthaltender Salben zu fördern (GOLDBERG). Dies mutet einigermaßen funktionell-vital an.

Im letzten Kriege hat man sich zur Schmerzverhütung und zur Blockierung der Resorption aus schwer traumatisierten Beinen mehrfach der absichtlichen Kühlung bedient, manchmal auch in Verbindung mit der Applikation einer Schnürbinde. Wirklich gefroren wird die Extremität dabei nicht. Tage-, sogar wochenlange Kühlung auf etwa 2 Celsiusgrade hebt die Lebensfähigkeit an sich nicht auf, schadet jedoch zweifelsohne dem Gewebswiderstand. Das Verfahren zum Zeitgewinn, zur Hebung des Allgemeinzustandes heranzuziehen, ist nur erlaubt, falls eine Amputation in Aussicht zu nehmen ist. Es verspätet die Wundheilung, verursacht am ehesten Nervendegenerationen (LARGE und HEINBECKER). Damit auch z. B. nicht einer Gasinfektion Vorschub geleistet werde, soll oberhalb der Kühlung, auch der Schnürbinde, amputiert werden (vgl. auch RICHARDS.)

Die Behandlung der Verbrennungen ist zunächst kaum noch eine chirurgische. Örtlich schaden ziemlich indifferente Salben am wenigsten (CLOWES). Vom Tannin dürfte feststehen, daß es nicht nur die Wundheilung verspätet, sondern auch das Leberparenchym gefährdet. Auch dies führt zu den nichtchirurgischen Maßnahmen hinüber (vgl. ERB, SALTONSTALL). Die Bedeutung derselben für die Sterblichkeit ist allerdings nicht exakt bewiesen. Als direkter Wundverband kommt sonst nur noch der sulfonamidhaltige plastische (DINGWALL und ANDRUS, GLENN) Film in Betracht, der allerdings dem peroralen Sulfonamid nachsteht. Neuerdings sucht man der örtlichen Ödembildung mit einem Druckverband entgegenzuarbeiten; gegebenenfalls wird ein Gipsverband herangezogen.

Behandlung des Schocks ist sehr in den Vordergrund gerückt. Sie entscheidet hauptsächlich über Leben und Tod; eigentliche chirurgische Maßnahmen kommen erst zu allerletzt an die Reihe. Vgl. Blut, Lymphe und Kreislauf; Schock (HARKINS, LEVINSON, TAYLOR). Sonst ist die Kompensation der Extravasation — es handelt sich dabei nicht nur um Plasmaverluste, sondern auch um Blutverluste — mittels Plasma- und Bluttransfusionen indiziert (EVANS und BIGGER).

Sich in der Behandlung der Verbrennungen auf Serumtransfusionen beschränken zu wollen, scheint nicht richtig. Tiefere Verbrennungen ziehen regelmäßig länger dauernde Anämien nach sich, die — ungeachtet der multiplen Ursachen — durch eine Vollblutübertragung am besten behandelt werden (MOORE).

In neuester Zeit wurde auch anerkannt, daß die Beachtung des Stoffwechsels, besonders der Eiweißbilanz, von großer Bedeutung ist.

Die Chirurgie der Haut befaßt sich im großen und ganzen mit morphologischen Grundlagen, die auch bei den Transplantationen und der Wundbehandlung zu Worte kamen. Ferneingriffe, die mittels korrelativer Effekte Erfolg beabsichtigten, sind selten. Zur Förderung der Heilung chronischer Geschwüre wurde mit wechselndem Erfolg die Sympathektomie herangezogen, doch dürfte sich kaum mehr als Gefäßerweiterung herbeiführen lassen. Zur Hebung der Heilungsaussichten gestielter oder freier Transplantationen hat sich die Desympathisation kaum Anhänger erworben. Stielverhältnisse sind bei der eigentlich nur in Betracht kommenden Autotransplantation die Hauptsache. Die rein vasomotorischen Effekte sind bei den peripherischen Gefäßen behandelt.

Die weiblich dünne Haut der Träger eines gewöhnlichen Hypophysenadenoms gewinnt ihre normale Dicke und Konsistenz nach erfolgreicher Operation wieder, deren Hauptaufgabe dies allerdings nicht war. Die Chirurgie der Haare befaßt sich in morphologischer Hinsicht mit der Entfernung der Haarmäler, mit der Excision der tiefen Coriumschicht bei Erhaltung der oberflächlichen, andererseits mit der gestielten Verpflanzung haartragender Hautpartien zur Wiederherstellung der Augenbrauen oder eines Schnurrbarts. Wenn es sich auch nicht um das Hauptziel handelt, so mischt sich der Chirurg doch nebenbei auf funktionellem Wege in das Haarwachstum ein: manche Hypophysenoperation beendet Haarausfall und Kahlköpfigkeit. Den Gegensatz hierzu bildet die Exstirpation einer Nebennierenrindengeschwulst, die den Hirsutismus des Interrenalismus beendet. Nerveneinflüsse wurden jedoch bisher nicht verantwortlich gemacht, bzw. in die Chirurgie einbezogen. Die Talgdrüsen unterstehen zwar humoralen (hormonalen) Regulationen — Pubertätsseborrhoe; doch sind der funktionellen Chirurgie auf diesem Gebiete noch keine Indikationen erwachsen.

Die orthosympathische Entnervung verursacht bekanntlich Anhydrosis; nebenbei fehlt die Gänsehaut für immer. Die Extensität der Anhydrosis (z. B. Stärkeversuch) ist der beste Beweis und das augensichtliche Maß der stattgehabten Desympathisation, die aus anderer Indikation vorgenommen wurde.

Meistens nur als unerwünschte Beigabe gibt es gelegentlich eine funktionelle Pathologie der Schweißsekretion, die zum vegetativen Nervensystem hinüberleitet, nach versehentlicher Verletzung des Halssympathicus bei einer Strumaoperation (als Teilerscheinung des HORNER-Komplexes).

Über die autonome Innervation des Schwitzens vgl. LIST und PEET.

Übermäßig schwitzende Hände, Füße und Achseln sind jedoch bisweilen die Anweisung zu einer sympathischen Nervenoperation. Die beiderseitige Resektion des Lendengrenzstranges oder dessen Durchschneidung unter L. 2 genügt zur Beseitigung der Schweißfüße: sie behebt die Schweißsekretion unter Kniehöhe. Die Stellatumexstirpation beseitigt den Schweiß der Hand und des Arms. Zur Verhütung des Achselschweißes muß die Desympathisation etwas tiefer, in den Brustkorb herunterreichen (ADSON, BRAEUCKER, LERICHE). Der Juckreiz, örtlich beschränkt oder generalisiert, wird auf humorale Ursache bezogen (Ikterus, Histamin) und mit Bromstrontiuran, Dauerschlaf, oder im Fall des Afterjuckens schließlich mit der BALDschen Unterschneidung der Circumanalhaut behandelt. Sie opfert sämtliche regionären sensiblen Nerven, ist aber von der Gefahr partieller Inkontinenz bedroht. Man arbeitet der psychogenen oder der somatischen, sensiblen Ursache entgegen. Es fragt sich, ob dem Juckreiz nicht eine örtliche oder generalisierte oder zentralnervöse Pathologie des Sympathicus zugrunde liegen könnte. In örtlichen Fällen wäre der Versuch einer lange währenden Desympathisation ohne daneben einhergehende sensible Entnervung zu versuchen. Doch wäre (angesichts der Urticariaquaddeln) wohl eher an eine parasympathische Störung zu denken.

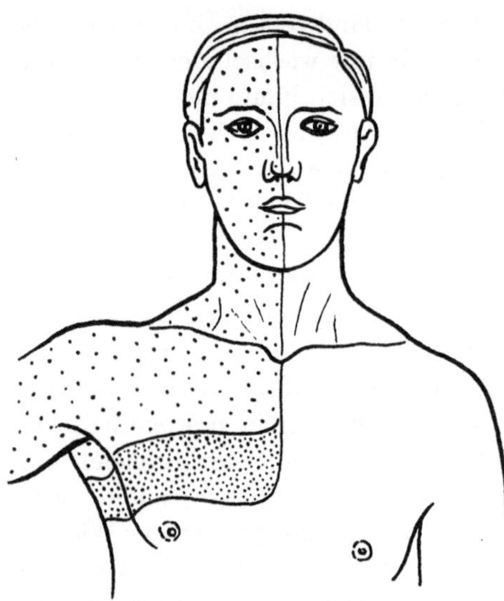

Abb. 26. Anhydrose nach Stellektomie bzw. zusätzlicher Desympathisation.

Das Problem spontaner und anderer Hauthyperästhesien wird beim Nervensystem erörtert.

In der Chirurgie der **gutartigen Geschwülste** handelt es sich fast ausnahmslos um morphologische Pathologie, mit der funktionelle Pathologie nicht verknüpft ist. Die Diagnose entsprang dem Tastbefund, dem Röntgenbild, und die Behandlung zielte auf die Entfernung des Tumors an sich oder auf seine Ausschaltung hin. Der Hauptsache nach ist es dabei geblieben; allerdings ergeben sich doch einige funktionellpathologische Ausblicke.

Die rein anatomische Chirurgie der Geschwülste hat allerdings, offen gestanden, nicht das gehalten, was man von ihr erhofft hat. Die operative Behandlung des Magenkrebses ist bisher eine Enttäuschung gewesen. Sie hat allerdings die Technik der Resektion gelehrt, deren praktischer und sozialer Nutzen sich erst aus der funktionell betonten Ulcuschirurgie ergeben hat. Jeder Neurochirurg verfügt wohl über einige Gliomlobektomien, die mehrere Jahre überlebten. Dennoch ist auch diese Chirurgie, genau so wie diejenige des Osteosarkoms, in den Erfolgen erschütternd. Der Wunsch, die Bemühung auf anderem Wege — korrelativ — die Erfolge der Tumorbekämpfung zu heben, sind somit nicht überflüssig.

LACASSAGNE gelang es, in Mäuseexperimenten mittels chronischer Follikelhormonüberdosierung Mammahyperplasie und schließlich -krebs zu erzeugen. Die chronische Überdosierung mit oestrogenen Substanzen hat seitdem bei mehreren Versuchstieren je nach der Dosis, der Dauer und dem Alter beliebig Proliferationen der Mamma hervorgerufen, welche den menschlichen Fibroadenomen, Mastopathien, RECLUS-SCHIMMELBUSCH-Erkrankungen und Papillomen bzw. Krebsen vergleichbar sind. Die Seltenheit männlicher Brustdrüsenkrebse, die Regression der weiblichen Mammadysplasien besonders während der Lactation betonen den oestrogenen Faktor. Die Fibroadenome der Brustdrüse haben anscheinend eine hormonale Ursache (vielleicht auch der Krebs), doch hat sich daraus eine funktionelle Therapie noch nicht ergeben (vgl. auch BISKIND, TAYLOR). Damit sich ein oestrogener Faktor an der Brustdrüse auswirke, ist im Tierexperiment die Anwesenheit einer funktionierenden Hypophyse erforderlich. Hypophysenchirurgische Maßnahmen bzw. -bestrahlungen dürften in der Brustkrebsbehandlung nicht versucht bzw. nicht mit überzeugendem Erfolg vorgenommen sein.

Daß es einen Zusammenhang der Hormone und des Krebses gibt, zeigt sich z. B. auch darin, daß Testosteron bei weiblichen Mäusen den spontanen Brustdrüsenkrebs verhütet (MORTON). Inwieweit der Interrenalismus doch noch hypophysär verschuldet sein kann, läßt sich bisher nicht übersehen. Allerdings wäre entsprechendenfalls für die Nebennierengeschwulst die Bezeichnung korrelative Hyperplasie zu erwägen. Und es bleibt somit rein theoretisch die Möglichkeit, durch die Operation einer basophilen Hypophysengeschwulst die Nebennierenvergrößerung des Interrenalismus einer Rückbildung zu unterziehen. Die Gynäkomastie, die als korrelative Hypertrophie der gutartigen Geschwulst doch recht nahesteht, bildet sich nach Abtragung des Hodentumors zurück. Der hormonale Hintergrund der sonstigen Gynäkomastie scheint mir nicht geklärt. An dem hormonalen Hintergrund der Fibromyomata uteri ist kaum noch zu zweifeln. Über Endometriose (Endometriome) vgl. daselbst.

Die bösartigen Geschwülste und deren Behandlung haben auch ziemlich selten einen funktionellen Hintergrund. Vom PAGET-Sarkom, das etwa ein Zehntel aller PAGETschen Skeleterkrankten (Osteitis deformans) befällt, auch vom Brustdrüsenkrebs liegen Vermutungen in bezug auf eine humorale Ätiologie (im letzteren Fall hormonale: Follikelhormon) vor. Kaum anders steht es um die (nicht cystische) disseminierte polyostotische Ostitis fibrosa des ALBRICHT-Syndroms und die auf diesem Boden sich entwickelnden Knochensarkome (COLEY und STEWART). Einige Geschwülste nicht einmal korrelativ bedeutsamer Organe werden dennoch aus Fernwirkungen diagnostiziert: HORNER, Anhydrose. Tumoren endokriner Organe — und visceralen Nervengewebes — können sich durch hyper- und hypofunktionelle korrelative Effekte manifestieren.

Organunspezifische Hormone sind in Geschwülsten mehrfach angetroffen worden, und zwar handelt es sich dabei besonders um oestrogene Substanzen (vgl. GESCHICKTER). Auch dies legt die Vermutung nahe, es seien an der Geschwulstgenese derartige Hormone vermutlich gelegentlich beteiligt.

Die Erkennung und besonders die Behandlung etwaiger Geschwülste mittels korrelativer Maßnahmen steht noch im Anfange. Derartige Versuche sind unten angeführt.

Das Chorionepitheliom ist am frühesten am Prolan(Hormon-)gehalt des Harns kenntlich, der auch beim Mann die etwa inzwischen aufgekommenen Metastasen gewisser Hodengeschwülste postoperativ verrät. Die morphologische Diagnose der Lumbalmetastasen bösartiger Testistumoren ergibt sich nicht nur aus dem Tastbefund, doch auch, wohl eher aus der Auseinanderdrängung der lumbalen Harnleiter. Röntgenologisch: Ureterogramm im Sinn der O-Beine, lateralkonvexe Krümmung.

Die Lebermetastasen der Pankreas-Inselzellengeschwülste können anscheinend den Hyperinsulinismus weiter fortführen. Die Metastasen eines malignen Schilddrüsenadenoms können nach der totalen Strumektomie das Myxödem hintanhalten. Die Knochenmetastasen einer malignen Struma können sogar eine Hyperthyreose unterhalten (OUTERBRIDGE).

Es ereignet sich fast nie ein Myxödem ohne Operation bei der Struma maligna. Der Gedanke kommt demzufolge auf, die Geschwulst selber übernehme die Schilddrüsenfunktion. Und es fragt sich, gilt Ähnliches vielleicht auch von gelegentlichen Tumoren anderer endokriner Organe? (Vgl. DE QUERVAIN.)

Endokrine Symptomatologie im Sinne der Ausfallserscheinungen ist selten. Über die bisher einzige einwandfreie chemische Tumorreaktion vgl. Nebennieren.

Bekanntlich ist die Prognose des Brustdrüsenkrebses während Schwangerschaft und Lactation außerordentlich schlecht. Die Hyperämie leistet der Geschwulstausbreitung begreiflicherweise Vorschub. Dementsprechend befürworten mehrere Chirurgen beim Brustkrebs vor der Menopause die der Amputation anzugliedernde sogenannte Röntgenkastration (ADAIR). Nach derselben unterbleibt die zyklische Hyperämie der Brustdrüse: die Gefahr des Rezidivs oder der Wachstumsbeschleunigung wird verringert.

Zu den Bestrebungen auf korrelativem Wege Krebstherapie zu treiben, gehört auch die Kastration (HUGGINS, TREVES), welche die Erfolge der Operation des Prostata- und Brustdrüsenkrebses (auch beim Manne) anscheinend bessert. Testosteron wurde in ähnlicher Absicht zur Rezidivverhütung beim weiblichen Mammacarcinom verwendet (ADAIR und HERRMANN, PRUDENTE); Stilben beim — männlichen — Prostatakrebs (HERGER und SAUER).

Die Leukämien leiten zu den malignen Geschwülsten über: Übertragbarkeit mittels Gewebsbreies, die Entstehung infolge der Applikation anerkannt carcinogener Stoffe, sowie diejenige nach Röntgenbestrahlung — vgl. Osteosarkomgenese nach radioaktiver, chronischer Knochenläsion — deuten darauf hin. Perspektiven einer funktionell-chirurgischen Therapie gibt es nicht als Konkurrenten der (Total-) Röntgenbestrahlung bzw. der intravenösen Einverleibung radioaktiven Phosphors, der sich nahezu elektiv in das Knochensystem nistet (Knochenmarkbestrahlung).

Die enge chemische Verwandtschaft des Cholesterins, doch besonders der Sexualhormone mit experimentell-carcinogenen Stoffen, in Verbindung mit der Tatsache, daß die Krebsleiden dem Alter der zurückbleibenden Sexualdrüsentätigkeit entsprechen, läßt zweifelsohne Gedanken im Sinn einer chemisch-funktionellen Krebsätiologie, -prophylaxe oder -therapie aufkommen. Man möge sich der hormonalen Behandlung der Prostatahypertrophie (des periurethralen Adenoms) erinnern. Von der Ostitis fibrosa generalisata über die „braunen Geschwülste" zu den Osteosarkomen gibt es bisweilen unscharfe Grenzen. Die ersterwähnte ist zweifellos endokrin bedingt; die letzteren sind es, soweit bekannt, nicht.

Die Anfänge nicht-korrelativer Chemotherapie des Krebses beziehen sich auf Benzpyren, Senfgas (Gelbkreuz), Urethan. Derartige Stoffe sind für Körperzellen carcinogen, sie erzeugen Mutationen, bewirken Lungenkrebs. Sie hemmen geschwülstiges Wachstum (sind carcinokolytisch: BAUER), was in der Urethantherapie der Leukämie benutzt wird. Die Gewerbehygiene kennt nur die Prophylaxe chemisch verursachter Krebse.

Knochen. Gelenke. Muskeln.

Um ein unabänderliches totes Gerüst handelt es sich beim Skelet keineswegs, und Ausblicke im Sinne einer funktionellen Pathologie des Knochensystems sind nicht von vornherein abzulehnen. Tierversuche von JANSEN und SIZOO mit einem radioaktiven Isotopen des Phosphors zeigen, daß es auch am Skelet unter physiologischen Umständen einen regen Auf- und Abbau gibt. Eine Stunde nach einer intravenösen Infusion wird ein Drittel des isotopen, radioaktiven Phosphors im Skelet angetroffen.

Die chirurgische Pathologie der **Knochen und Gelenke**, also die orthopädische Pathologie, ist noch immer vorwiegend anatomisch-mechanisch fundiert. Versuche z. B., der Pseudarthrosenpathologie eine nicht-morphologische Basis unterzulegen, sind im großen und ganzen fehlgeschlagen. Die Entstehung einer Pseudarthrose dürfte fast immer von örtlichen Verhältnissen herrühren: Zermalmung der umgebenden, etwa auch noch spärlich vorhandenen, gefäßführenden Weichteile (am Unterschenkel), Defektbrüche, Interposition, Distraktionen. Auch die gewöhnliche Knochenbruchheilung hat kaum je einen funktionellen Hintergrund. Namentlich haben im allgemeinen Vitamine, Hormone, sowie das autonome Nervensystem keinen besonderen Einfluß. Doch dürfte kaum daran zu zweifeln sein, daß posttraumatische Gefäßspasmen an verspäteter Konsolidation beteiligt sein können (LERICHE, HENRY). Dann erscheint Sympathektomie indiziert. Da nur ein transitorischer Effekt angestrebt wird, genügt die periarterielle wohl oft. (Vgl. das sog. Heilgehen zur Förderung der Mineralisation und Konsolidation.)

Es gibt jedoch Ausnahmen. Die Konsolidation krebsiger Spontanfrakturen, meist dürfte es sich handeln um Knochenmetastasen weiblicher Brustdrüsenkrebse, wird entschieden gefördert mittels der Verabfolgung großer Dosen heterosexuellen Hormons, in casu des Testosterons. Ohne diese Hormontherapie ist mit einer Konsolidation kaum zu rechnen.

Um was es sich hierbei handelt, ist nicht so leicht zu entscheiden; der Blutkalk wird allerdings erhöht. Die Restitution der Knochen und des allgemeinen körperlichen Befindens ist nicht zu verneinen, sie findet sich auch wohl bei den mit Stilben behandelten Prostatakrebskranken. Ein etwaiger Erfolg am Krebs bzw. seinen Metastasen ist weniger überzeugend. Zwar bessert sich die Harnverhaltung beim mit Stilben behandelten Prostatakrebs, aber den Visceralmetastasen der Mammacarcinome gegenüber leistet das heterosexuelle Hormon fast nichts. Zur Restitution anderer Knochenatrophie wurde bisher noch nicht über Hormonalversuche berichtet.

Ich erinnere mich allerdings eines Patienten, der während der Heilung seines Knochenbruchs eine ganze Reihe von Nierensteinen entleerte. Vorher hatte er nie Koliken gehabt, seitdem hat er nie wieder Schmerzanfälle bekommen. In diesem übrigens seltenen Fall hat sich die Kalkmobilisation zur Knochenbruchheilung wohl als funktionelle, vorübergehende Ursache der Nephrolithiasis ausgewirkt. Frakturpatienten verlieren bekanntlich viel Stickstoff und Phosphor.

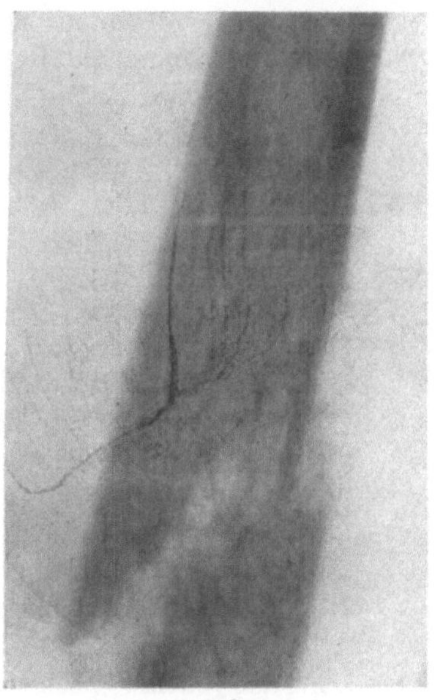

a

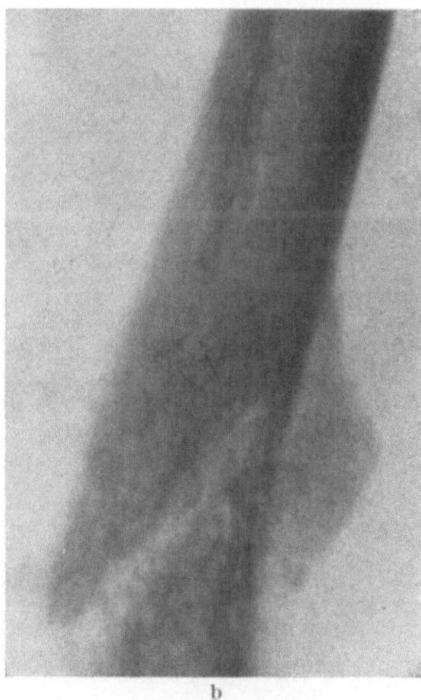

b

Abb. 27 a u. b. Spontanbruch des Humerus infolge Brustdrüsenkrebsmetastasierung. a Frische Fraktur des morschen Knochens; keine Compacta. b Konsolidiert (Callus!) nach 5 Wochen Testasteron.

Auch ohne Knochenbruch gibt sich lange hinziehende Bettruhe (LEADBETTER und ENGSTER: Halisterese des Skelets) die Ursache multipler Nierensteine ab. Wenn auch manchmal die öfters kalkreiche alkalische Rekonvaleszentendiät daran schuld sein könnte (Milch, Früchte), so ereignen sich die Konkremente doch auch anscheinend infolge der Skeletentkalkung an sich.

Es gibt weitere Ausnahmen. Die Osteoarthropathie der Tabes, der Syringomyelie und anderer Nervenleiden, auch nach Ischiadicusdurchtrennung (KERWEIN und LYON), ist allerdings pathogenetisch nicht geklärt, insoweit, als der Beweis nicht vorliegt, daß an derselben mehr als der Sensibilitätsverlust beteiligt ist. Und wenn dabei auch eine trophische Ursache mitspielen könnte, so hätte dies doch vorläufig keine praktische Bedeutung, insofern es sich fast immer um unheilbare Grundleiden handelt. Die sog. Spontanfrakturen der Tabes usw. legen den Gedanken einer neurotrophischen Knochenbrüchigkeit schon näher; namentlich in Verbindung mit der Hartnäckigkeit, mit der sie sogar der Autoplastik trotzen. Mittels Sympathicuschirurgie erstrebte Erfolge sind mir nicht bekannt.

Bei der SUDECKschen „Reflex"-Atrophie der Knochen in traumatisiertem Gebiete kleiner Knochen handelt es sich anscheinend um mehr als Inaktivitätsatrophie. Nach LERICHE, FONTAINE und HERRMANN, MILLER und DE TAKATS fördert die sympathische Ganglionektomie die Restitution der Knochen: es handelt sich also um sympathische Reflexatrophie bzw. um der Kausalgie verwandte trophische Störungen, falls nicht nur gestörte Vasomotorik zugrunde liegt.

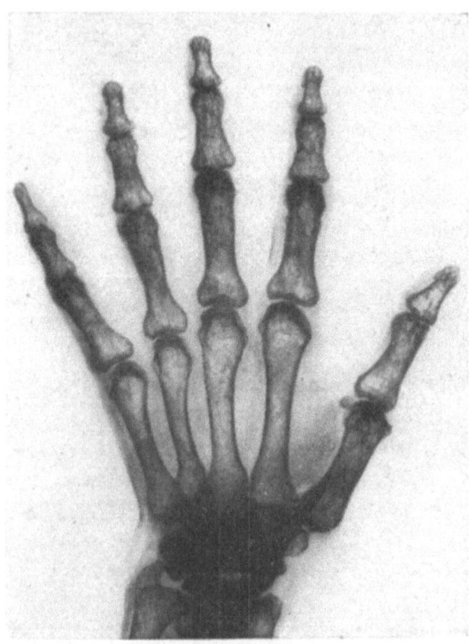

Abb. 28. Knochenentkalkung bei BASEDOWscher Erkrankung.

Die sympathische Entnervung wurde auch erfolgreich herangezogen, um durch Wachstumsförderung den Ausgleich eines Längenunterschieds der hinteren Gliedmaßen auf funktionellem Wege herbeizuführen, d. h. das pathologisch verringerte Längenwachstum wird ausgeglichen. Beim noch nicht Erwachsenen läßt sich umgekehrt das noch zu erwartende epiphysäre Längenwachstum ausschalten, und auf gleichfalls funktionelle Weise wird der Längenunterschied selbsttätig ausgeglichen (PHEMISTERs Epiphysiodesis); sonst gibt es allerdings die oft überlegenen, etwas heroischen osteotomierenden Verlängerungs- (bzw. Verkürzungs-)operationen des direkten, anatomisch-mechanischen Angriffs.

Die Integrität der Knochen bedarf gewisser Vitamine, indem nur Vitamindefekte einer Behebung bedürfen, Vitamindarreichung darüber hinaus wertlos erscheint.

Die Hypo- bzw. Avitaminose C verschuldet Osteoporose, etwa auch Spontanbrüche (MÖLLER-BARLOW) und infolge der hämorrhagischen Diathese subperiostale Hämatome. Mangel an D-Vitamin bringt Rachitis, im späteren Leben Osteomalacie hervor. An der Osteomalacie ist allerdings ein hormonaler Faktor mitbeteiligt: die Oophorektomie heilt das Leiden.

Es leuchtet ein, daß Frakturpatienten nicht einem entsprechenden Vitaminmangel ausgesetzt werden sollen. Knochenbruchrezidive können durch Hypovitaminosen heraufbeschwört werden. Die Osteoporose der Darmacholie hat zwei Ursachen zur Verfügung: konditionale Defizienz des D-Vitamins und des Calciums; bei der Coeliakie ist es kaum anders. Die Hämophilie als hereditäre Konstitutionsanomalie verursacht manchmal Gelenkblutungen, „Blutergelenke", deren Ursache — allerdings nicht restlos geklärt — doch zweifelsohne humoral, funktionell-pathologisch ist.

Das Wachstumshormon entstammt den eosinophilen Hypophysenzellen; am pathologischen Skeletwachstum ist es beim Riesenwuchs, bei der Akromegalie als Erzeugnis eines eosinophilen Adenoms beteiligt.

Der verspätete Epiphysenschluß der jugendlichen Kastraten wird durch Follikelhormon behoben (LICHTWITZ). Vom Testosteron macht sich der Heilerfolg bei männlichen Kastraten am wenigsten am Epiphysenschluß bemerkbar (MCCULLAGH)

Die Systemerkrankungen des Skelets sind unserem Verständnis mit der Bezeichnung Erbpathologie noch keineswegs erschlossen, solange die Weise, auf welche sich die Heredität auswirkt (endokrin?) verhüllt bleibt. Bisher beschränkt sich die Chirurgie darauf, die Frakturheilung der besonders brüchigen Knochen — nicht immer erfolgreich — anzustreben. Und man könnte nur die Hoffnung hegen, daß sich künftig einmal eine effiziente, etwa chirurgische Behandlung der zugrunde liegenden Erkrankung auf korrelativem Wege ergibt.

Die örtliche Novocainisation traumatisierter Stellen, geschädigter Sehnen- oder Bänderansätze, unterbricht anscheinend einen Circulus vitiosus: Schmerzreize werden vom Zentralnervensystem abgeriegelt, reflektorische Gefäßspasmen werden behoben bzw. verhütet (Tennisellbogen). Die Restitution geht glatter vonstatten: die Schmerzfreiheit überdauert die eventuell wenige Male zu wiederholende Novocaineinspritzung (LERICHE, KIRTLEY, MURPHY und POSTLETHWAIT, MAHORNER).

Die periarterielle Sympathektomie kommt gelegentlich — teilweise aus dem gleichen Grunde — in Betracht, damit die Ausheilung der posttraumatischen Osteoporose, der Schmerzen und der bisweilen offensichtlichen Gefäßstörungen, gefördert werde.

Die Ostitis cystica generalisata ist mit Sicherheit als funktionell-pathologische Korrelationsfolge einer Hyperparathyreose erkannt. Die Exstirpation der vergrößerten Nebenschilddrüse heilt das Knochenleiden und beugt Spontanfrakturen vor, indem Hypercalcämie und Knochenentkalkung behoben werden. Die Skeletentkalkung des Basedow bessert sich jedoch keineswegs immer nach der sonst befriedigenden Schilddrüsenoperation (AUB, BOTHE). Spontanfrakturen können sich ereignen. Das Knochensystem unterliegt auch sonst zweifellos endokrinen Regulationen. Die Pubertas praecox — sei diese nun epiphysär (diencephal), suprarenal oder durch einen Gonadentumor verursacht — zeichnet sich durch vorzeitiges Auftreten der Knochenkerne und vorzeitige Epiphysenverknöcherung aus. Umgekehrt erhalten sich die Epiphysenfugen abnorm lange beim Riesenwuchs, dem als Eunuchoidismus oder jugendlicher Akromegalie zweifelsohne eine hormonale Ursache zugrunde liegt. Das gleiche Verhalten zeigen Hypothyreoten. Die Hüftepiphysiolysis ereignet sich besonders beim FRÖHLICHschen Hypogenitalismus. Darin sind Hinweise auf funktionell-korrelative Behandlungsmöglichkeiten enthalten; sie hatten bisher wenig praktische Bedeutung. Von der PAGETschen Ostitis deformans fehlt eine humorale Ätiologie bisher noch; sie wäre um so bedeutsamer, als diese Knochenerkrankung zum Sarkom hinüberführt. Empirisch soll der Nebennierenrindenextrakt beim Knochen auf bisher unverständliche Weise PAGET-Erfolge zeitigen (WATSON).

Man möchte sich fragen, welche allgemeine, etwa konstitutionelle Ursache den verschiedenen Epiphysionekrosen (mit) zugrunde liegt (Hypovitaminose A ?); sie ereignen sich zwar in verschiedenem Alter, doch in demselben Ossifikationsstadium; sie sind vielleicht den LOOSERschen Umbauzonen verwandt. Die Darreichung des A-Vitamins jedoch hat bei den verschiedenen Epiphysionekrosen keine Heilungsbeschleunigung herbeigeführt.

Schließlich ist an gewisse Arthritiden zu denken, die nach neuerer Ansicht allergischen Charakter haben. Die akute rheumatische Polyarthritis, die sich unter antiallergischer Behandlung oft bessert, die echte Uratgicht, deren Anfälle neuerdings als Gewitter im vegetativen System bezeichnet wurden, zeigen, daß sich auch die Gelenkpathologie bisweilen mit dem vegetativen System zu beschäftigen hat und umgekehrt.

Die Arthrodese, auch die Arthroplastik, sind nur ganz grobmechanische Wiederherstellungseingriffe.

Von der Osteoarthrosis deformans ist beim Stoffwechsel die Rede, in Verbindung mit der Alkaptonurie. Die Osteoarthrosis als Folge der Arbeit mit Preßluftwerkzeugen hat dagegen keinen stoffwechseltheoretischen (vegetativen) Hintergrund.

In der Behandlung der Arthrosis deformans spielt neben der destruktiven Chirurgie (Arthrodese) zur Zeit mittels Acetylcholin die funktionelle Hyperämie die Rolle eines schüchternen Behandlungsversuchs: diesem läuft die Heranziehung der Sympathektomie bei der auf eine Extremität beschränkten rheumatischen Polyarthritis parallel.

Von den resorbierbaren Tamponmaterialien, die neuerdings in hämostatischer Absicht verwendet werden und die meistens — wenn auch leblos — einem Säugetier oder einem menschlichen Organismus entstammen, beeinträchtigt die oxydierte Cellulose die Knochenheilung, weshalb sie sich wohl besonders bei der Arthroplastik empfiehlt (LATTE und FRANTZ).

Die **Muskeln** hier anhangsweise zu erwähnen, hat nicht nur einen Sinn in bezug auf deren Bedeutung beim (Kohlenhydrat-) Stoffwechsel und Energiehaushalt. Sonst wird die Muskeltrophik in bisher unerklärter Weise durch Vitamin E gefördert. Die Verknüpfung der Muskelkraft und Ermüdbarkeit mit der inneren Sekretion (Myasthenie, Thymus und Prostigmin) ist an anderer Stelle erwähnt. Die neuromuskuläre Erregbarkeit hängt eng mit dem Blutkalk und dem Säurebasengleichgewicht zusammen: Der Chirurg begegnet bisweilen einer Tetanie in der Chirurgie des Magens (infolge Alkalose) und der (Neben-) Schilddrüsen. Im letzten Falle liegt Hypocalcämie, meistens Hypoparathyreose zugrunde. Bei der Behandlung hat die Implantation von Nebenschilddrüsengewebe jedoch gegenüber der Parathormoneinspritzung und der peroralen A.T. 10-Behandlung mit dem sog. Calcinosefaktor nicht standhalten können. Daß die Neurologie sich die Muskelpathologie meistens aneignet, ändert nichts an der Bedeutung des Obigen für die Chirurgie der Muskeln. Der Einfluß des autonomen Nervensystems, besonders in bezug auf den Muskeltonus und die Muskeltrophik ist noch umstritten. Anerkannte operative Anzeigen sind der vegetativen (funktionellen) Pathologie der Gelenke und Muskeln (Spastizität) nicht entgegengebracht worden, bzw. sie bezwecken nur eine allgemeine Vasodilatation der Gliedmaßen.

Die früheren Ramicotomien und sonstige Desympathosationen zur Bekämpfung der Muskelspastizität haben sich seitdem in der Praxis nicht bewährt. Und die theoretische Begründung — Versuche DE BOERs, bzw. mikroskopische Forschung- BOEKEs — scheint nicht nur mir ins Wanken geraten zu sein. Nähere Ausführungen im Kapitel Thymus.

Bei der manchmal unzulänglichen Muskelerschlaffung der Gasnarkosen zieht man bisweilen die Einspritzung mit Curare als Ergänzung heran.

Von der Lendensympathektomie soll man Gutes erlebt haben an RAYNAUD-Kontrakturen; analog wäre die Desympathisation des Armes in der Behandlung der VOLKMANNschen ischämischen Kontraktur, die man nicht erst zur vollen Ausbildung gelangen lassen sollte; sie könnte nicht (nur) die Folge der Venenkompression sein, sondern (auch) einem arteriellen Verschluß entstammen (HORWITZ). Muskuläre Dystrophien will man erfolgreich mit Vitamin E behandelt haben.

Das Parasympathicomimeticum Acetylcholin oder Nicotinsäure wird in letzter Zeit mehrfach örtlich angewendet, so z.B. injektionsweise zur Überwindung des Muskelhartspanns. Es dürfte sich dabei zunächst um örtliche Hyperämisierung handeln.

Die Desympathisation zur Bekämpfung widerspenstiger Gelenksteifen läuft wohl auf dasselbe hinaus.

Nervensystem. Schmerz.

Die Neurologie ist wohl dasjenige Teilgebiet der Medizin, in welchem ganz vorwiegend aus Funktionsstörungen auf symptomferne Pathologie, namentlich auf morphologische „organische" geschlossen wird. Es wächst dieses fernpathologische diagnostische Armamentarium auch zur Zeit noch: so wurde neuerdings die gekreuzte Amyotrophie der Skeletmuskeln als parietales Lokaldiagnostcium erkannt; Entartungsreaktion gehört nicht hinzu (DAVID). Die Neurologie hätte somit bedeutend zur funktionellen Pathologie beisteuern können, hätte sie nicht die viscerale Neurologie fast völlig außer Betracht gelassen, beschäftigt sie sich doch nahezu ausschließlich mit dem sog. animalischen = somatischen Nervensystem, das dem ursprünglichsten Arbeitsterrain des Chirurgen — der Leibeswand und den Gliedmaßen — entspricht. In diesem ist die Auswahl der funktionell-pathologischen Geschehen ziemlich beschränkt. Auf die neurogene operative Schwächung gewisser Muskeln (STOFFEL) wurde schon hingewiesen. Die Neurotisation gelähmter Muskeln nach Nervendurchschneidung, auch die einfache Nervennaht, gehören hierher. Die Durchtrennung der extrapyramidalen Bahnen bzw. der Seitenstrangpyramidenbahn im Rückenmark zur Behandlung der Athetose und Dystonie bzw. der Tremoren (PUTNAM) ist hier anzuschließen. Die operative Unterbrechung der Schmerzfasern im Rücken- oder verlängerten Mark oder gar im Mesencephalon sucht durch Ferneingriffe Hilfe zu leisten (WALKER, MUNRO). Die FÖRSTERsche Hinterwurzeldurchschneidung zur Behebung der reflektorischen Hypertonie ist ein weiteres Beispiel funktioneller Chirurgie im Gebiete des somatischen Nervensystems. Eine chirurgische, funktionelle Pathologie der Schweißsekretion — sie leitet schon zum visceralen Nervensystem hinüber — gibt es nur gelegentlich bei der Anhydrosis nach beabsichtigter oder versehentlich verursachter Läsion des Halssympathicus oder Ganglion stellatum (HORNER!). Eine Speichelfistel des Ductus Stenoni kann geheilt werden durch örtlichen Verschluß bzw. Einpflanzung in die Wangenschleimhaut; doch gibt es auch die Möglichkeit, die Fistel durch Resektion des sekretorischen Nerven der Parotis, des N. auriculotemporalis zum Versiegen zu bringen: ortsferne, funktionell begründete Operation. Immerhin erweitert sich der Kreis, sobald man nebensächliche Symptome und Erfolge miteinbezieht: die Lähmungen bei chirurgischer Hirnpathologie, bei Rückenmarksgeschwülsten, die zwar operativ geheilt werden können, während jedoch die Lebensverlängerung, die Behebung der Kopfschmerzen usw. Hauptsache bleibt.

Die Pathologie des Schmerzes — mit Ausnahme des thalamischen — wäre auch hierher zu rechnen, und zwar in mehrfachem Sinne. Peripher ausgelöste Schmerzen, auch viscerale, z. B. diejenigen der gastrischen Krisen, können durch Hinterwurzeldurchschneidung, einfacher durch Chordotomie (Seitenstrangeinschnitte) behoben werden, indem die Funktion der sensiblen Leitung fern von der schmerzenden Stelle aufgehoben wird. Spinal ausgelöste Schmerzen — zu denen auch die größte Zahl der Ischiasfälle mit peripherer Projektion gehört — werden geheilt, zugehörige periphere Funktionsstörungen wiederhergestellt durch operative Entfernung einer Geschwulst, eines Knorpelknötchens. Sonderbarerweise kann auch die Anästhesierung peripher von der morphologischen Pathologie zeitweilig helfen! Der Versuchung, die Eingeweidesensibilität als Ganzes einzubeziehen, habe ich diesmal nicht widerstanden, liegen doch im Gebiete der vegetativen Organe in bezug auf die Sensibilitätsverhältnisse mehr doktrinäre Redensarten als wirkliche Erkenntnisse vor. Zwar zweifelt wohl kein Chirurg — angesichts der KAPPISschen Splanchnicusanästhesie — an der sensiblen Betätigung des autonomen Nervensystems, die über die Rami communicantes läuft, doch gründet sich die sog. segmentale Irradiation in die Körperwände hinein (HEAD u. a.) noch auf recht unsichere Fundamente.

Nicht alle Ausstrahlungen innerer Schmerzen kommen in gleicher Weise zustande, es gibt zunächst Unterschiede der reflexogenen Zone. Beim Phrenicusschulterschmerz handelt es sich um den Reiz der Zwerchfellserosa, bei dem in den Arm hineinstrahlenden Schmerz der Angina pectoris um die Anoxie des Herzmuskels, somit um echte Organpathologie.

Dann sind die reflektorischen parietalen Manifestationen innerer Pathologie nicht immer die gleichen. Die landläufige Darstellung Organpathologie bedinge nur Schmerzirradiation, (meistens entzündliche) Serosapathologie dagegen nur Muskelspannung, besteht nicht zu Recht. Défense musculaire, Muskelspannung, ereignet sich in der Brustschultermuskulatur auch bei der Angina pectoris und Schmerzirradiation, Hyperästhesie gegebenenfalls bei der Appendicitis. Es gibt nur relative Unterschiede. Was organpathologisch, was seitens der entzündeten Serosa verursacht wird (z. B. bei der Gallenkolik mit Pericholecystitis), läßt sich mittels örtlicher Betäubung unterscheiden: rein viscerale Anästhesie, alleinige Splanchnicusbetäubung, behebt nur die parietalen Reflexfolgen innerer Organpathologie, nicht diejenigen etwaiger, vielleicht nur komplizierender Serosaentzündung. Die viscerale, totale oder partielle Anästhesie bekämpft auch auf chirurgische

Weise den Schmerz einer Harnleiterkolik ohne Heranziehung einer Morphiumeinspritzung. Die Novocaineinspritzung an die Rami communicantes Th 12 bis L 2 genügt auch im Falle nichtentzündlicher Appendixpathologie. Da die Visceralsensibilität der Gallenblase höheren Rami communicantes entspricht, gestattet das Verfahren nebenbei eine Differentialdiagnose (vgl. LÄWEN, KULENKAMPFF, V. GELDEREN). Ähnliches gilt von der segmentalbegrenzten Periduralanästhesie.

Doch kehren wir zurück zu den parietalen Hyperästhesien, Schmerzausstrahlungen, kurz den HEADschen Zonen (vgl. auch HANSEN und v. STAA). Derartige Schmerzausstrahlungen werden anscheinend oft behoben, auch durch eine entsprechende paravertebrale (nicht Splanchnicus-) Novocainisation oder sonstige Anästhesierung des zugehörigen Hautgebietes. Da muß wohl etwas tatsächlich Schmerzhaftes in der Rumpfwand geschehen sein, sei dies nun regelrechte Beteiligung (parietales Bauchfell) am akut entzündlichen visceralen Prozeß oder etwa eine axonreflexmäßige, schmerzhafte Gefäßreaktion, deren Leitung hirnwärts durch die somatische Novocainisation aufgehoben wird (vgl. LERICHE). In jedem Fall dürften die HEADschen Ausstrahlungen rein anatomisch oft unverständlich sein, muß wohl ein funktioneller Mechanismus mit hineinspielen. Übrigens ist die viscerale Sensibilität derjenigen der Haut nicht vergleichbar: die Natur hat nicht für die Eingeweide die Gefahr der herannahenden Chirurgenhand vorgesehen!

Die nicht von vornherein zu verneinende Bedeutung der autonomen (efferenten) Innervation für die somatischen Schmerzreceptoren scheint mir noch sub judice zu stehen.

Hier setzen nun neuere Untersuchungen ein. Die DAVISschen Tierversuche, sowie deren Erhärtung am Menschen (V. GELDEREN) haben gezeigt, daß der Phrenicusschulterschmerz als Paradigma der Irradiation visceraler Schmerzen die Unversehrtheit u. a. des Ganglion stellatum zur Voraussetzung hat. Dieser Schmerzausstrahlung liegt also ein autonomer Reflex zugrunde. Und über die konsekutive mutmaßliche Ischämie in der Körperwand kommt der „irradierte" Schmerz wirklich daselbst zustande.

Der vom Ulcusdurchbruch Betroffene sagt oft, er habe rheumatischen Schulterschmerz. Bei oberflächlicher Betrachtung lächelt wohl mancher Fachgenosse über diese Nomenklatur des Phrenicusschmerzes. Doch sollte dem Kranken eigentlich recht gegeben werden: der Schulterschmerz entspringt einer dortigen sympathischen Reaktion, aller Wahrscheinlichkeit einer Gefäßreaktion; um kaum etwas anderes handelt es sich beim sog. Muskelrheumatismus, der als allergische Manifestation betrachtet, wohl auch angiospastisch-exsudativ ist.

Eine sehr wichtige Entdeckung scheint mir die Erkennung des durch efferent-autonome Innervation verursachten Schmerzes. Dieser

Mechanismus dürfte allgemeinere Geltung haben, nicht nur im Kapitel der Ausstrahlung visceraler Schmerzen. Die Hyperästhesie bei radikulärem Druck, in gewissen Stadien der Nervenregeneration und auch bei dissoziierten Lähmungen scheint mir einer zugrunde liegenden

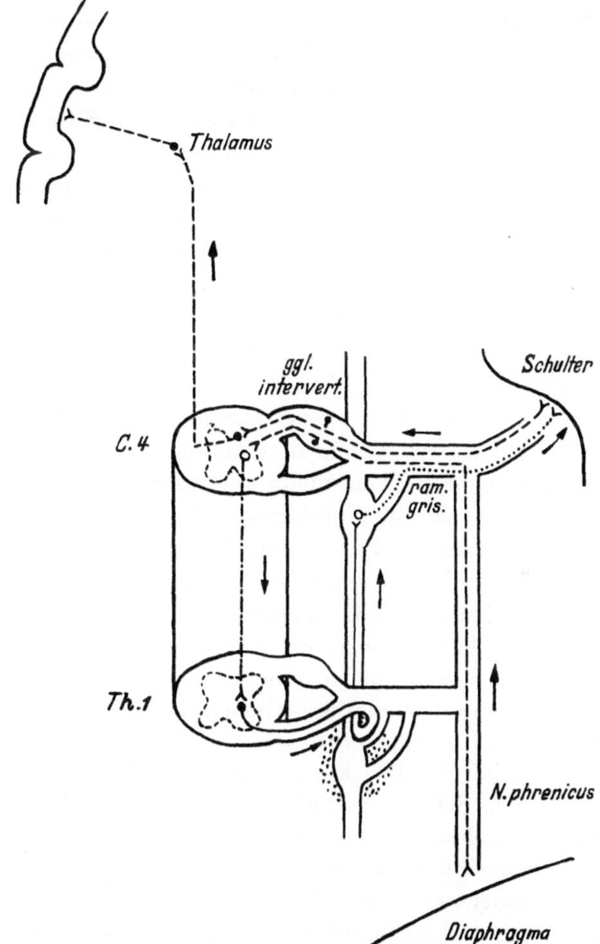

Abb. 29. Phrenicusschulterschmerz; Beispiel einer HEADschen Zone als Manifestation efferent-autonomer Reflexaktivität.

Sympathicusstörung sehr verdächtig. Daraus, daß in der Peripherie tatsächlich etwas (Angiospastisches ?) geschieht, würde sich die erfolgreiche Hyperästhesiebekämpfung mittels Novocain peripher von der Druckstelle usw. erklären.

Es scheint mir angebracht, den **Schmerz** hier einer kurzen allgemeineren Betrachtung zu unterziehen. Der Schmerz ist kein „Sinn", der etwa dem Berührungs„sinn" der äußeren Haut vergleichbar wäre, sondern ein Gemeingefühl. Der Schmerz überdauert den anfänglichen Reiz, er ist kaum lokalisiert und breitet sich nachher aus; der Schmerz wird nicht objektiviert und wirkt affektiv. Die gewöhnlichen Sinne verhalten sich gerade umgekehrt.

Jedenfalls ist der Schmerz als vierter spezifischer Haut„sinn“ — ungeachtet der experimentell-physiologischen Untersuchungen v. Freys und neuerdings mehrerer Engländer — den klinischen Schmerzen unserer Kranken nicht zu parallelisieren. Diese Erkennung ist ein besonderes Verdienst des Chirurgen Leriche. Der Kampf um diese Ansicht ist immerhin auch zur Zeit noch ein undankbarer.

Es handelt sich auch beim Zustandekommen der klinischen Schmerzen der tiefen parietalen somatischen Gewebe und visceralen Organe — möge man dieselbe nun als protopathische Sensibilität bezeichnen oder irgendwie sonst — nicht um die einfache zugrundeliegende morphologische Einheit: Receptor-Conductor-Centrum, wie z. B. beim Berührungssinn. Recht oft, vielleicht sogar meistens oder stets, spielen Reflexwirkungen — also einschließlich efferenter Innervationen — hinein, während die Integration zum Schmerzgefühl dem Thalamus oder der Cortex obliegt. Ich will in diesem Zusammenhang die Lewisschen noci-(de-)fensiven Nerven nicht unerwähnt lassen, und sollten dieselben bisher auch ziemlich problematisch sein.

Nebenbei bemerkt, an der Entstehung des Schmerzgefühls sind auch andere funktionelle, und zwar endogene hormonale Momente gelegentlich beteiligt: es seien die Tetanieschmerzen, die Schmerzbehebung mittels Kastration beim Prostatakrebs erwähnt. Auch Zivilisation und psychische Verfassung spielen eine Rolle: hat doch v. Haberer in bezug auf die Verwendbarkeit der örtlichen Betäubung einmal gesagt, im Gebirge bläst der Wind eben etwas fester als im schwülen Rheinland ?

Die Reflexe, deren Gefäßwirkungen sich zum initialen Reiz hinzugesellen, steigern das Schmerzgefühl, dürften manchmal wohl erst die Integration zu demselben an zentraler Stelle besorgen. Man könnte somit sagen, mancher klinische Schmerz sei keineswegs nur ein segenreiches Warnungszeichen — diese Rolle wird ihm von namhafter Seite zuerteilt. Im Gegenteil es handelt sich bei demselben in mancher Hinsicht um eine funktionelle Erkrankung sui generis, welche sich circulusartig schädlich auswirkt. Der Schmerz fügt dem Organismus weitere konsekutive Schäden zu, er frommt dem Kranken an sich keineswegs und wird vom Mediziner nur erfahrungsgemäß praktisch-diagnostisch mitverwertet.

Sehr heterogene Schmerzen, besonders in der animalischen (somatischen) Sphäre — auch gewisse Neuralgien cerebrospinaler Nerven — werden durch Desympathisation behoben. Um Desafferentierung handelt es sich dabei nicht nur, bzw. nur nebenbei: die Unterbrechung efferenter sympathischer Fasern ist mutmaßlich die Hauptsache. Die örtliche Infiltrationsunterbrechung somatosensibeler Nerven des primär gereizten Gebietes ist der Desympathisation sozusagen nur vorgeschaltet. Auch die Infiltration behebt manchen Schmerz endgültig, ungeachtet der Tatsache, daß sie nur wenige Stunden vorhält: sie kupiert allerdings den schmerzhervorbringenden Reflexcirculus. Die gelegentliche Behandlung des Schmerzes an und für sich ist dabei somit vom Prädikat palliativ befreit.

Die im Vorstehenden genannten Reflexvorgänge sind durch den parietalen Effekt gekennzeichnet. Umgekehrt gibt es parieto-viscerale Reflexe, welche die Grundlage mancher physikalischen Therapie darstellen. HOFF hat dargetan, daß thermische Hautreize reflektorisch z. B. die Motorik des Magens (RÖNTGEN) ändern und daß dieser Effekt bei örtlicher Betäubung der reflexogenen Bauchwandzone ausbleibt. Ich habe einen namhaften Chirurgen gekannt, dem diese Erkenntnis offenbar noch nicht aufgegangen war. Seines Erachtens sei der alleinige Nutzen einer Eisblase oder eines Kataplasmas die Tatsache, daß der Patient darunter still liege. In die Tiefe fortgeleitete Kälte oder Wärme sei ja angesichts der blutdurchströmten Zwischenschicht Unsinn und Durchwärmung sei nur auf diathermischem Wege möglich. Welch eine Überschätzung der unbelebten Physik bei Verkennung funktioneller Vorgänge!

Bei der Verknüpfung visceraler und parietaler Gebiete in der Manifestation derartiger Reflexe kann von rein segmentaler Zugehörigkeit nicht die Rede sein: gibt es doch im autonomen System keine exakte Metamerie. Man könnte höchstens von regionär zusammengehörigen Arealen sprechen. Diese Zusammengehörigkeit besteht aus der sympathischen Innervation seitens gemeinschaftlicher Rückenmarkssegmente.

Die Bahnen der Schmerzleitung sind bisher nicht vollständig ergründet, sichergestellt. Mehr oder weniger strittig ist die Vorderwurzelsensibilität, die extramedulläre sog. Nebenbahn FOERSTERs. Auch scheint mir nicht bewiesen, auf welche Weise Gefäßschmerzen, auch Anoxieschmerz, d. h. die denselben zugrunde liegenden Reize, dem Zentralnervensystem zugeleitet werden: es kämen sowohl die somatischen Nerven (Plexusstämme) als die autonomen Nerven(geflechte) in Frage.

Organspezifische Sensibilität gehört im allgemeinen den parasympathischen Nerven an: Nausea ist Vagusfunktion, Harndrang ist Pelvicus(Erigens)-funktion.

Die nicht organspezifische Visceralsensibilität, mit welcher der Operateur zu rechnen hat, bedient sich orthosympathischer Wege: der Nn. splanchnici. Die alleinige Blockierung der Nn. vagi genügt jedoch nicht zur Nauseaverhütung.

Gerade die sog. periphere Projektion der Schmerzen, die Hauthyperästhesie, setzt den Chirurgen schlimmen Fehldiagnosen aus: sie werden nur zu leicht als Irradiationen innerer Leiden gedeutet. Der rechtsseitige gürtelförmige Schmerz etwa mit wirbelsäulenahem Maximum ist ja vom Gallenleiden her bekannt — bei tieferem Sitz von der Appendicitis. Wenn sich nun außerdem noch Gallensteine photographieren lassen, so erfolgt oft zunächst die Gallenoperation, nachher diejenige des Rückenmarktumors. Zwei Fehler liegen dem zugrunde, zunächst Unkenntnis der Rückenmarkssymptomatologie, doch auch Überschätzung des morphologischen Steinebefundes. Ruhig in der Gallenblase liegende, röntgenologisch unzweifelhafte Steine sind funktionell und symptomatologisch ohne Bedeutung und erläutern den etwa geklagten Seitenschmerz nicht. Funktionell-pathologische Kenntnis sollte somit vor deren operativer Entfernung stutzig machen. Es ist dies nicht die alleinige Art morphologisch anscheinend indizierter, doch funktionell-pathologisch nicht verantworteter Operation (vgl. unter Prostata).

Die Neurologie hat somit mancherlei interessante funktionelle Pathologie im Visceralgebiete der inneren Medizin und der Chirurgie unbeanstandet überlassen. Darüber sind die entsprechenden Organkapitel (Herz, Magen, Colon) nachzulesen. Hier sind noch Dickdarm und Blase zusammen zu betrachten, insoweit es sich bei beiden um ein Grenzgebiet der Neurologie handelt. Der „neurologische Ileus“, d. h. die Darmträgheit, der Meteorismus bei gewissen „somatischen“ Nervenleiden, der nur differentialdiagnostisch in der chirurgischen Pathologie interessiert (oft Heredodegenerationen), wird hier nur gestreift.

Es gibt Miktionsstörungen (vgl. FOERSTER) neurogener Herkunft, Inkontinenz, Verhaltung, Überlaufen, die mit örtlicher, chirurgisch-urologischer Pathologie nichts zu schaffen haben. Entweder handelt es sich um periphere Destruktion der sensiblen Bahnen (Hinterwurzeln: z. B. bei der Tabes) und etwa auch der motorischen (N. pelvicus, z. B. nach der Mastdarmexstirpation), oder um Rückenmarkspathologie in Höhe des Reflexbogens, oder gar um höhere spinale bzw. Hirnpathologie, bei der die zentrale Leitung (auch Hemmung) fehlt. Solch eine „neurologische Blase“ ist atonisch oder spastisch, entleert sich autonom, reflektorisch oder gar imperativ. Es liegt eine teilweise Analogie mit dem Verhalten der Skeletmuskulatur vor, auch insoweit, als nicht jede Atonie dauerhaft ist (vgl. schlaffe Lähmung, Areflexie).

Zu gesteigerten Sehnenreflexen gehört eine hypertonische Blase. Der Mastdarm ist meistens in demselben Sinn funktionell gestört, wenn auch die Blasenbeschwerden mehr belästigen und diagnostisch größere Schwierigkeiten machen.

Bei diesen neurologischen Blasenbeschwerden gibt es weder an der Blase noch an der Harnröhre morphologische Pathologie. Wohl aber gibt es im vorgerückten Alter oft eine Prostatavergrößerung, die den neurologischen Beschwerden recht ähnliche Harnbeschwerden verursachen kann, doch dies keineswegs immer tut. Da ergibt sich die Gefahr, daß neurologische, somit funktionelle Blasenbeschwerden der getasteten Prostatahypertrophie zur Last gelegt werden: die Folge ist eine vergebliche Prostataoperation. Dem kann leider nicht immer durch eine sorgfältige funktionelle Analyse der Blase, die wir ROSE verdanken, vorgebeugt werden. Bei dieser sog. Cystometrographie wird die Blasensensibilität geprüft und die Blasenspannung — auch Detrusorkontraktion — bei verschiedenen Füllungsgraden graphisch dargestellt (v. GELDEREN). Die zu operierende Prostatikerblase ist nur selten atonisch, ohne Sensibilität, nur infolge Entzündung (oder Stein) spastisch. Die Prostatikerblase ist myogen gestört; sie erholt sich schon beim Dauerkatheter; dies zeigt die erneute Metrographie, besonders im Falle einer mäßigen Atonie an. Diese funktionelle (neurogene) Blasenpathologie hat somit für die Chirurgie nur differentialdiagnostische, keineswegs seltene Bedeutung. Es liegen jedoch schon Berichte vor über mittels Prostatektomie erzielte Erfolge bei der Tabikerblase. Das ist nicht sehr glaubhaft: fand sich doch bei mancher vergeblichen Prostataenukleation nachher die Tabes als Erklärung. Und tatsächlich hat wohl immer die funktionelle (metrographische) Begründung gefehlt, darzutun, die Blase des Tabikers sei wirklich eine Tabes der Blase gewesen. Die verwandte funktionelle Pathologie des Mastdarms (und Dickdarms), die übrigens beim Prostatismus immer fehlt und einer entsprechenden Colonmetrographie (WHITE) zugänglich ist, kann, wenn auch selten, zu einer Ileuslaparotomie verleiten; die konkomitierenden Blasensymptome sollten dies jedoch verhüten. In beiden Fällen gibt es jedoch Situationen, denen auf (neuro-) chirurgischem Wege abgeholfen werden kann: statt einer verfehlten Prostata- oder Ileusoperation kann die Operation eines Rückenmarkstumors (auch Conus- oder Cauda-) oder gar einer

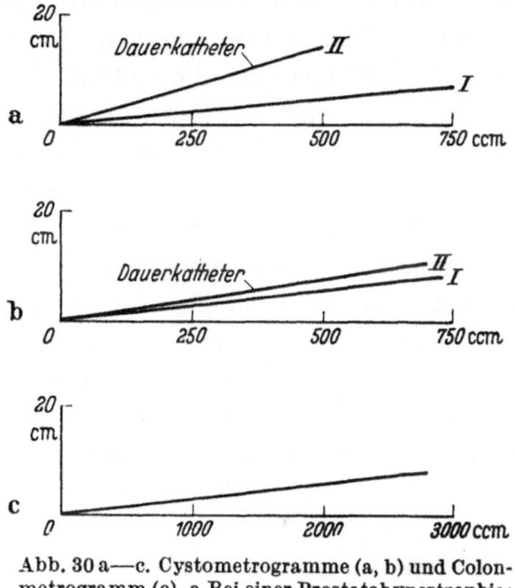

Abb. 30 a—c. Cystometrogramme (a, b) und Colonmetrogramm (c). a Bei einer Prostatahypertrophie; b bei Tabes; c bei Tabes.

frontalen Hirngeschwulst bisweilen die ganz im Vordergrund stehenden Harn- und Stuhlbeschwerden beheben. Auch da handelt es sich um chirurgische Pathologie von ferne her — neural — gesteuerter Funktionen. Bekanntlich ist zur Blasenentleerung die Integrität des sacralautonomen Nervensystems erforderlich. Harnverhaltung infolge Schädigung der sacralen Rückenmarkssegmente wäre dem Überwiegen der orthosympathischen — unversehrten — Innervation zuzuschreiben. LEARMONTH hat dementsprechend schöne Erfolge in der Behandlung ausgewählter Harnverhaltungsfälle mit der Resektion des N. praesacralis = Plexus hypogastricus (orthosympathische Denervation) erzielt. Neuerdings wird die endourethrale diathermische Sprengung des Blasenhalses — des Miktionshindernisses — als morphologisch-mechanische Maßnahme bei allerhand Blasenstörungen im Sinne der Harnverhaltung propagiert, nicht nur für diejenigen Fälle, denen Sensibilitätsverlust zugrunde liegt. Sie wird somit empfohlen für diejenigen Fälle, in denen sonst die Resektion des Präsacralnerven in Betracht gezogen werden konnte. Auch hier findet sich der Gegensatz morphologischer und funktioneller Chirurgie (vgl. EMMETT).

Die Blaseninnervation hat für die funktionelle Chirurgie zweifache Bedeutung. Einerseits versucht sie Blasenschmerzen an sich zu lindern, andererseits ist sie für den Entleerungsmechanismus wichtig. Die sacrale Innervation seitens des N. pelvicus s. erigens fördert die Detrusorkontraktion, die Entleerung, hemmt den Sphincterschluß; die gleichfalls efferente Innervation aus dem Lumbalmark über den sog. N. praesacralis stärkt den Schluß des Blasenhalses, hemmt die Kontraktion des Detrusors. Das geht nicht nur aus Tierexperimenten hervor; auch am Menschen wurde dies teilweise intra operationem mittels elektrischer Reizung des peripheren Präsacralnervenstumpfes erhärtet. Die sensible Blaseninnervation ist vorwiegend sacral; auf dem Wege des N. pelvicus kommt auch das Entleerungsbedürfnis zustande. An der Tatsache, daß die lumbale Innervation des Plexus hypogastricus superior (Präsacralnerv) auch sensible Blasenfasern führt, wohl vorwiegend aus dem Vertex vesicae, ist m. E. nicht zu zweifeln: operative Reizung des proximalen Präsacralnervenstumpfes wird als tiefer Unterbauchschmerz empfunden (Blasenschmerz). Der Sinn der Resektion des N. praesacralis bei chronischer Cystitis liegt somit auch auf sensiblem Gebiete. Leider ist der Eingriff nicht regelmäßig von Erfolg gekrönt. Schmerzen bestehen fort, die Tenesmi werden allerdings oft gelindert: der orthosympathisch unterhaltene krampfartige Blasenhalsverschluß wird gelöst. Dann tritt als grobanatomische Maßnahme die Ausschaltung der Harnblase, die Einpflanzung der Harnleiter in das Sigmoid, in ihre Rechte.

Die Harnverhaltung bei der Tabes ist vorwiegend sensibel bedingt: dem Rückenmark wird die Spannungszunahme der Blasenwand durch die entarteten sensiblen Pelvicusfasern nicht mehr zugeleitet. Nach einer Mastdarmexstirpation ist sie auch motorisch bedingt: die Pelvicusfasern sind wahllos geschädigt, vielleicht sogar durchtrennt. Bei Conusläsionen kann auch das Reflexzentrum noch beeinträchtigt sein. Die einzige chirurgische Möglichkeit, die in solchen Fällen in Betracht kommen könnte, wäre die Schwächung der orthosympathischen Entleerungshemmung, sofern Parasympathicomimetica nicht völlig wertlos waren.

Die Innervation des Mastdarms läuft derjenigen der Harnblase parallel, ist aber weniger empfindlich. Desympathisationen, ausgenommen beim mit Megacolon komplizierten Megarectum, kommen nicht in Frage.

Der Gegensatz anatomisch und funktionell begründeter Operationsfolgen zeigt sich auch am männlichen Geschlechtsapparat, dessen Funktionsstörungen ein unzweifelhaftes chirurgisches Interesse haben. Die gewöhnliche Sterilisation, wird auf anatomischer Basis vorgenommen, mittels doppelseitiger Vasoligatur: morphologische Unwegsamkeit des Samenleiters ist die Folge. Gleichfalls auf allerdings nicht so sichere Sterilisation — als nicht beabsichtigten Nebeneffekt — läuft die organferne Unterbrechung der sog. Ejaculationsfasern hinaus. Eine Unterbrechung der betreffenden orthosympathischen Nervenfasern zum Samenleiter und zu den Samenblasen vollzieht sich bei der Resektion des Plexus hypogastricus superior (des sog. Präsacralnerven) etwa zur Behebung der chronisch-entzündlichen Blasentenesmi — jedoch auch bei der klassischen großen infradiaphragmatischen Hochdruckoperation ADSONs. Bei der letzteren werden die entsprechenden Fasern in den oberen lumbalen Rami communicantes erfaßt, anscheinend besonders in dem ersteren. Dieser sollte somit grundsätzlich geschont werden, damit man die Hochdruckoperation ADSONs bei jüngeren Männern nicht unnötig diskreditiert (LAKE). Falls man nach ADSON operiert, sollte man m. E. zur Splanchnicusresektion nicht mehr als die Durchtrennung des Grenzstranges im Niveau des Zwerchfells hinzufügen. Daß die Ejaculationsfasern über den Plexus aorticus in den Präsacralnerven gelangen, ist experimentell auch am Menschen erhärtet. Faradisation des distalen Nervenstumpfes verursacht Ejaculation und nebenbei Detumescenz, Vasokonstriktion. Das spinale Ejaculationszentrum befindet sich im oberen Lendenmark.

Ein unteres, sacrales Samenentleerungszentrum käme nur für die rhythmischen Kontraktionen des M. bulbo- und ischiocavernosus in Betracht (vgl. HOFF). Da diese für die Entstehung des Orgasmus wesentlich sind, könnte man von einem sacralen (motorischen) Orgasmuszentrum reden. Dieselbe dissozierte Potenzstörung — der Ejaculationsverlust ereignet sich als Komponente der leider oft totalen

Impotenz nach der radikalen Mastdarmoperation, die meistens allerdings vorübergehend auch die Blasenentleerung auf dem Nervenwege des sog. N. erigens s. pelvicus schädigt (Atonie, Harnverhaltung). Röntgenologisch zeigt sich dann eine Megacystis (THIERMANN, GOETZE).

Bei Läsionen des Rückenmarks, insbesondere des Lumbosacralteiles, zeigen sich neben somatischen manchmal Funktionsstörungen der männlichen Geschlechtsorgane: es kann Impotenz (Erektionsunfähigkeit), auch Priapismus (Dauererektion) resultieren.

Der Priapismus erklärt sich wohl so, daß höheren Zentren entstammende Hemmungsimpulse nicht mehr an dem geschädigten Rückenmarksniveau vorbei zum Erektionszentrum gelangen. Um eine volle Erektion handelt es sich jedoch kaum je. Neurochirurgischen Eingriffen gelingt es mehrfach, durch Behebung des Grundleidens — der Geschwulst, einer Arachnoiditis — auch die sich daraus ergebenden vegetativen Funktionsstörungen zu beseitigen.

Die Innervation der weiblichen inneren Geschlechtsorgane hat für den Mechanismus des Beischlafs und sogar der Geburt keine wesentliche Bedeutung. Letztere geht sogar bei zerstörtem Sacralmark beim Versuchstier ordnungsgemäß vonstatten und ungeachtet einer Querläsion beim Menschen. Die Nervenversorgung ist dagegen wichtig, soweit sie den Modus der Schmerzbetäubung der Geburt betrifft. Der Fundus uteri und das Corpus bis auf den Hals verdanken offenbar dem orthosympathischen sog. N. praesacralis die Sensibilität. Dieselbe wird durch COTTE erfolgreich bei der Dysmenorrhoe angegangen. Der Halsteil, der in der Geburt sich dehnende Cervicalkanal erhält die sensible Innervation seitens der Nn. pelvici (erigentes). Von diesen ist die Metamerie der somatischen Nerven des Beckenbodens und der Vulva nicht verschieden. Die spinale Anästhesie, welche nicht nur den Sacralnerven Rechnung trägt, sondern auch den Wurzeln des N. praesacralis gerecht wird (unteres Brustgebiet) — das Lumbalgebiet frei läßt — betäubt somit den ganzen Geburtsvorgang. Mittels der GOEPELschen vicsösen Anästhesieplombe dürften keine besonderen Gefahren mit diesem Doppelverfahren verknüpft sein.

Die COTTEsche Präsacralektomie an sich gestaltet die Kontraktionen des Gebärmutterkörpers, somit den Anfang der Geburt, nicht die Dehnung des Cervicovaginalkanals — die Austreibungsperiode — meistens auffällig schmerzfrei.

Beim Weibe bemerkt man von der Erektionsstörung nach radikaler Mastdarmoperation oder erweiterter Hysterektomie wenig. Doch dürfte sie dann vorhanden sein; eine Blasenatonie mit meistens transitorischer Harnverhaltung fehlt nämlich selten. Die Atonie kann einseitig sein.

Die Enuresis wurde seit alters als psychogene Störung aufgefaßt. Es handelte sich dabei um das Fehlen der cerebralen Miktionshemmung, das dem Entleerungsreflex freie Bahn läßt bei Tag und (oder) bei Nacht. Dementsprechend schienen Psychotherapie und rechtzeitiges Auffordern zum Harnlassen angebrachte und auch oft erfolgreiche Behandlungsmethoden. Neuerdings hat man eine operative Behandlung und in deren Erfolgen eine Begründung morphologischer Herkunft vorgeschlagen. Angeborene Bindegewebsmassen im Spinalkanal sollten die Sacralnervenwurzeln drücken, zum Miktionsimpuls anreizen. Der Entfernung derartiger Druckmomente, für welche man auch eine Art Röntgenbegründung geliefert haben will, werden bisweilen glänzende Erfolge nachgerühmt. Mir scheint, derartige operative Heilungen der Enuresis seien suggestiv bedingt, und die Lehre der neuromorphologischen Ursache im Spinalkanal sei nichtig. Erstens begegnet man etwaigen Caudaläsionen sonst stets nur im Sinne der Harnverhaltung, nicht der Inkontinenz. Zweitens ist mir nicht ersichtlich, auf welche Weise cerebrale Impulse im Falle psychotherapeutischer Heilung jenseits der sacralen Ganglienzellen noch hemmen könnten. Drittens ist es nicht gelungen, an der Enuretikerblase bei der metrographischen Funktionsanalyse irgend etwas Besonderes ausfindig zu machen. Mir scheint somit der Versuch, der Enuresis eine morphologische Neuropathologie im Spinalkanal unterlegen zu wollen, fehlgeschlagen.

Diese Bemerkung betrifft allerdings nicht die von der Enuresis verschiedenen Formen der Inkontinenz. So möchte ich auch keineswegs an der mechanisch-morphologisch verschuldeten Kontinenzstörung nach der Kindesgeburt und an deren operativer Inangriffnahme zweifeln, allerdings ohne der Sphincterplastik eine allzu große, ausschließliche Bedeutung beimessen zu wollen.

Die trophischen Störungen und damit verknüpfte Kausalgie sind mit der peripheren Gefäßinnervation in Parallele zu stellen, auch im therapeutischen Sinne (vgl. daselbst auch LERICHE).

Die Behandlung der Kausalgie geht dieselben Wege wie diejenige der gewöhnlichen Durchblutungsstörungen. So kann man sich auf Durchtrennung des Grenzstranges am richtigen Ort beschränken; eine Ganglionektomie ist nicht unbedingt notwendig (vgl. bei den peripherischen Gefäßen). Die bei der Kausalgie vorhandene Hyperämie steht in deutlichem Gegensatz zu der RAYNAUDschen Erkrankung, zur BÜRGERschen, leitet aber zur Erythromelalgie hinüber. Auch diese wird erfolgreich mit Desympathisation behandelt.

Ich erinnere mich einer typischen Kausalgie, die lange verkannt wurde. Das ist nicht so selten. Ein am Oberschenkel Schußverwundeter mit Peroneuslähmung ging mit flektiertem Knie, anscheinend, da der Vorderfuß herunterhing, das Bein zu lang war. Er bediente sich sogar neumodischer Armstützen. Als die Peroneuslähmung mit einem orthopädischen Schuh vorläufig versorgt wurde, trat er jedoch noch nicht mit dem Fuß auf. Es stellte sich heraus, daß daran Schmerzen, Hyperalgesie des profus schwitzenden Fußes schuld waren. Die vorgenommene Unterbrechung des Lendensympathicus unterhalb L 2 heilte den kausalgischen Schmerz schlagartig, und der Operierte ging normal, ohne Armstützen innerhalb weniger Wochen. Die etwa nötig werdende Peroneusreparatur wurde aufgeschoben, da die Lähmung nicht vollständig war und spontan rückbildungsfähig erschien, jedenfalls nicht eilte.

Die Sympathektomie hilft somit auch bei Belassung der primären Läsion des somatischen Nerven (PHILIPPIDES, PUHL). Doch möchte ich hier betonen, daß die örtliche Reparatur an der Stelle der kausalen Läsion des Nervenstammes (Splitterentfernung, Neurolyse) die Kausalgie keineswegs zu beheben braucht. Es gibt auch Kausalgien ohne Beteiligung eines spinalen Nervenstammes, infolge einer Gefäßverletzung (DE BAKEY und SIMEONE); sogar nach unscheinbarem Trauma ohne Gefäßschaden kann eine Kausalgie sich ereignen. Besonders an den Fingern sollen allerdings die winzigen MASSONschen Glomustumoren nicht übersehen werdem.

Diesen Erwägungen entspringt der Vorschlag, die zu ligierenden Gefäßstümpfe vorher zu denudieren: die nervenhaltige Adventitia zu entfernen.

An schmerzenden Amputationsstümpfen wird seit alters nach Amputationsneuromen gefahndet, oft erfolgreich. Dann erfolgt wohl zuerst die Excision derartiger Neurome. Sogar in denjenigen Fällen, die nicht vom Neuromrezidiv befallen werden, ist der Erfolg derartiger, morphologisch begründeter Schmerzbekämpfung die Ausnahme. Auch hier spielt die vegetative Innervation die Hauptrolle: Desympathisation des entsprechenden Gebietes — Extremitätenstumpfes — ist meistens von sofortigem und dauerndem Erfolg gekrönt. Sollte dies ausnahmsweise nicht der Fall sein, so ist zur zentralsten Unterbrechung der Schmerzbahn, gegebenenfalls im verlängerten Mark zu schreiten: Durchschneidung der spinothalamischen Bahn daselbst. Die Neurome können in vielen Fällen belassen werden.

Die sog. Phantomsensationen, das (Schmerz-)Gefühl der nicht mehr vorhandenen Extremität, gelten begreiflicherweise als buchstäbliche periphere Projektion. Allerdings sind auch anfangs Phantomsensationen nicht die Regel, und falls sie vorhanden sind, von ominöser Bedeutung: sie bedeuten meistens eine Vorhersage bald sich einstellender „Neuromschmerzen". Dementsprechend wird auch die Phantomsensation oft durch Desympathisation behoben, wird dieselbe offenbar nicht (immer) durch somatische durchtrennte Nervenfasern hervorgerufen (LERICHE, LIVINGSTON, MAYFIELD und DEVINE).

Allergie. Vitamine.

In diesem Beitrag wurden einige anerkannt **allergische Erkrankungen** gestreift. Es handelt sich dabei um manchmal erblich-konstitutionelle paroxystische Reaktionsweisen, für welche eine winzige, meistens äußere Ursache allerdings auch nötig ist. Manchen ist die Eosinophilie gemeinsam; oft dämpft Calcium die exsudativen und spastischen Erscheinungen der parasympathischen Lage. Verschiedene der allergischen Krankheiten sind jahreszeitlich bedingt oder zeigen wenigstens einen Saisongipfel, der durch äußere Ursachen, jedoch auch durch innere humorale periodische Schwankungen verschuldet sein kann (Säurebasengleichgewicht, K-Ca-Gleichgewicht). Bei der Anaphylaxie bzw. Allergie gibt es eine Organwahl, was DÖRR mit der Prägung Schockorgan betont hat. Im allgemeinen hat die Chirurgie nur wenig mit Allergie zu schaffen, vielleicht zum Teil zu Unrecht. Hinter einem „akuten Bauch" versteckt sich bisweilen eine Periarteriitis nodosa (abdominale Form), die heute zögernd als allergische Manifestation betrachtet wird. Vom akuten Rheuma der Gelenke usw. steht die allergische Auffassung schon besser fundiert da. Die Chirurgie hat zwar bisher in der Behandlung allergischer Erkrankungen nichts Wesentliches geleistet; aber dennoch begegnet dem Chirurgen die Allergie mehrfach. Rein diagnostisch sei z. B. noch an allergischen Ikterus erinnert; doch gibt es auch für die operative Chirurgie wichtige — zum Teil rein — funktionelle Allergiemanifestationen: circumscripte, ileusverursachende Dünndarmödeme, vielleicht einmal ein Gallenblasenhydrops, während der fakultative hämorrhagische Einschlag bei der HENOCHschen Purpura abdominalis und den allerdings seltenen allergischen Nierenreaktionen in die Erscheinung tritt.

Die Tendenz zu allergischen Blutungen (HENOCHsche Krankheit, Nephritis) ist, soweit bekannt, in Endothelstörungen und in Blutplättchenknappheit begründet.

Glücklicherweise ganz selten unterläuft dem Chirurgen aus Anlaß einer ziemlich geringfügigen Operation, bei einem sonst gesunden, kräftigen jungen Menschen — mit nicht zu beanstandendem Elektrokardiogramm — ein perakuter Todesfall infolge nicht rechtzeitig als solche erkannter, allergischer Pneumonie. Nach v. BERGMANN gibt es allergische Reaktionen, die nur beim Alkoholexzeß zustande kommen, und er denkt, bei der Alkoholgastritis seien Allergene in die Blutbahn gelangt. Liegt bei den seltenen überstürzten — oft zum Tode führenden — Diarrhoen nach Magenoperation nicht Ähnliches vor: konditionelle (agastrische) Allergenresorption, allergische Diarrhoe, also funktionelle Pathologie, nicht einfaches Herunterfallen der Ingesta (Stürzentleerung mit „gastrogener" Diarrhoe)?

Die Stürzentleerung des z. B. resezierten Magens (Custer) aus der Weite der gastrointestinalen Anastomose mechanisch herleiten zu wollen, scheint mir verfehlt. Besonders beim Billroth II ist die Anastomose wohl immer geräumiger als der Dünndarmquerschnitt. Nur die technisch verschuldete Verengerung könnte als Obstruktionsmoment mechanisch in Betracht kommen.

Die periodischen Verschlimmerungen des Ulcusleidens, auch der Frühjahrsgipfel der Perforationen, brauchen nicht gerade mechanisch von den Ingesta herzurühren: von der die Beschwerden größtenteils verschuldenden Gastritis ist wenigstens ein humorales Analogon bekannt: die Kaufmannsche Höhensonnengastritis. Sie legt auch den Weg nahe, über den sich die Jahreszeit (das Wetter) auf das Ulcusleiden auswirken könnte. Auch da handelt es sich um funktionell vermittelte Pathologie.

Zu den funktionell-chirurgisch wichtigen allergischen Manifestationen wären auch die akut bedrohlich anmutenden paroxistischen Pseudoperitonitiden zu rechnen, die man nur als solche vermuten kann, falls es gleichzeitig äußere Purpura oder äquivalente allergische Zeichen gibt. Allerdings unterläuft mehrfach eine überflüssige Laparotomie. Der Versuch einer Therapie und Diagnose ex juvantibus mittels Ca wäre gerechtfertigt. Die Möglichkeit, daß es sich um eine „rheumatische" Peritonitis handelt, legt den Gedanken einer Salicylmedikation nahe. Ex juvantibus wäre auch dann die Diagnose gesichert.

Die Sulfonamidprophylaxe der Rheumarezidive ist nicht als eine Bestätigung der bakteriell-infektiösen Natur des Rheumas aufzufassen. Sie bedeutet eine Behandlung bzw. Verhütung der Ansiedlung vielleicht nicht einmal pathogenetischer Mikroorganismen, deren Antigene in Verbindung mit vorhandener Sensibilisation des Organismus den Ausbruch des Rheumatismus als hyperergische Reaktion heraufbeschwören können (Lichtwitz).

Mir scheint die Hochkonjunktur der Goldbehandlung — beim Rheuma — vorüber zu sein.

Es sind hier anhangweise die Zwischenfälle nach intravenösen Seruminjektionen zu gedenken. Es handelt sich dabei entweder um primäre Eiweißüberempfindlichkeit (Serumidiosynkrasie) oder um (sekundäre) Serumanaphylaxie. Der akut tödlichen Schockgefahr, die sowohl bei der Erstinjektion wie bei der Reinjektion vorkommt, kann begegnet werden, nicht nur durch langsame Einspritzung. Die Narkose ist das beste Hilfsmittel, allerdings ist der Narkoseschutz kein absoluter (Eickhoff). Da drängt sich diese Vorstellung auf: die Antikörperreaktion wird nicht verhindert, aber der dadurch entstehende nervöse Reiz wird blockiert. Eine Weiterleitung zum Zentralnervensystem, wo eine Umschaltung auf die motorischen Bahnen stattfindet, wird unterbrochen.

Die **Vitamine** haben für die Chirurgie noch eine ziemlich bescheidene Bedeutung. Es ist einzugestehen, daß es in gewöhnlichen Fällen in der Chirurgie auch ohne Kenntnis bzw. Beachtung der Vitamine gleich gut ging als heutzutage. Nur in einer sehr beschränkten Zahl hypovitaminotischer Patienten bedeutet die Anwendung entsprechender Vitamine offensichtlichen Gewinn.

Doch auch sonst in der Medizin scheint mir die Bedeutung der Vitamine reichlich übertrieben. Manche empfohlene Indikation ist kaum begründet, fußt auf kaufmännischer Veranlagung.

Die artunspezifischen Wirkstoffe, die Vitamine und Hormone, sind hier, soweit chirurgisch bedeutsam, zu erörtern. Die Chemie ist nur von den organotropen Hormonen völlig unbekannt. Von den Hormonen hat nur das Adrenalin einen rein funktionellen Effekt, die anderen sind (auch) formbildend.

Antihormone, als Analogon der Antikörper der Serologie, soweit deren Existenz zu bejahen ist, sind bisher nicht chirurgisch wichtig. Die Vitamine A und C sollen universelle Zellbedeutung haben. Eine sekundäre Hypovitaminose entwickelt sich bei jeder Entzündung in bezug auf beide.

Die Paraamidobenzoesäure, die vor kurzem als Antagonist der Sulfonamide unter dem Namen Vitamin H erkannt wurde, hat in der Chirurgie bisher keine Bedeutung.

Neben den typischen Avitaminosen hat die subklinische oder latente Vitaminknappheit Berücksichtigung gefunden. Wenn dieselbe auch mehrere Vitamine betreffen kann, so ist diejenige des Vitamin B_1 doch offenbar die wichtigste, die sich in neurasthenischen Symptomen und in solchen des vorgerückten, doch tatsächlich noch nicht erreichten Alters auswirkt. Bei derartigen Operationskandidaten oder Operierten leistet Vitamin B_1 Vorzügliches an Stelle des früher wohl gelegentlich herangezogenen Strychnins (WILDER, WILLIAMS) bzw. des neuerdings herangezogenen Pervitins.

Im Hungerwinter 1944/45 sind wir in den großen Städten im Westen der Niederlande allerhand komplizierenden Avitaminosen (Pellagra usw.) bei Operierten begegnet, denen die üblichen Karenztage offenbar nicht mehr zugemutet werden konnten. Neben Polyvitaminosen sind auch monosymptomatische B-Vitaminosen vorgekommen.

Nach der großen Magenresektion macht sich die Bedeutung der Vitamine allerdings öfters dem Chirurgen bemerkbar: infolge der vernichteten Vorverdauung im „gedrittelten" Magen sind konditionelle, sogar Polyhypovitaminosen zu befürchten. Auch bei der Colitis ulcerosa, der Ileitis regionalis, der Fistulá gastro-jejunocolica (ATWATER u. a.) und manchem Krebsleiden des Digestionstraktes ist dies der Fall.

Manche Anämie erklärt sich wohl auf diese Weise: Folsäure! Ähnliches gilt für die Acholie des Darmes, sei diese nun Anweisung zur Operation oder deren — vielleicht vorübergehende — Folge. Vgl. Leber, usw.

Es ist ein Irrtum, daß Vitaminknappheit sich nur bei chronischen Patienten ereignet; sie ist auch in Fällen akut chirurgischer Leiden keineswegs selten und die Verhütung bzw. Behebung derartiger Hypovitaminosen könnte dazu beitragen, den Heilungsverlauf glatter, beschwerdefreier zu gestalten. Entsprechendes gilt auch in bezug auf die Hypoproteinämie.

Die Hypovitaminose A als Ergebnis dürftiger Synthese in der durch lange währenden mechanischen Ikterus entarteten Leber hat bisher keine klinische Bedeutung erlangt.

Das Vitamin A wird percutan resorbiert: eine A.D.-Salbe verhütet Rhagaden während der Lactation und steuert auf diesem Wege zur Prophylaxe der akuten Mastitis bei.

Mittels Vitamin A-Knappheit haben SAKAI und FUJIMAKI bei Versuchstieren Keratose und Krebs des Magens entstehen sehen. Sollten diese Befunde bestätigt werden, so liegt damit die erste Tumorgenese aus dem Vitaminstoffwechsel heraus vor.

HIGGINS hat bei A-frei gefütterten Ratten in einem hohen Prozentsatz der Fälle Nieren und Blasensteine entstehen sehen. Hilfsumstände seitens des Mineralstoffwechsels sind anscheinend nicht erforderlich, wohl behilflich. Weiter sollen bei verschiedenen Patienten Nierensteine beseitigt sein mittels A-reicher Kost. Ob das mehr bedeutet als Verhütung des Steinnachwuchses, steht wohl noch aus.

Das Epithelschutzvitamin A hat im Tierversuch eine Bedeutung für die Entstehung von (Gallen- und) Nierensteinen. Da Störungen der Dunkeladaptation bei der Steinkrankheit der Harnorgane sehr selten sind, scheint der Schluß berechtigt, daß derselben eine Hypovitaminose A nur ausnahmsweise zugrunde liegt. Sonst wirkt Vitamin A der Hyperthyreose entgegen, namentlich in bezug auf den Leberschaden. Im letzten Sinne wird es chirurgischerseits benutzt, um die Hyperthyreose einzudämmen.

Es wurde auch vorgeschlagen, das Vitamin A zum Leberschutz in der Narkose zu verwenden.

Dem Vitamin A wird eine antiinfektiöse Bedeutung zugeschrieben, besonders in bezug auf die Ausbildung des lymphatischen Systems. Ob das A-Vitamin in der Wundheilung mehr leistet als Epithelschutz, möchte ich nicht entscheiden.

Das Vitamin B_1 ist notwendig für den normalen Tonus der Magen-Darmmuskulatur. Dabei tritt es in Wettbewerb mit dem Acetylcholin (auch Prostigmin) sowie mit der orthosympathischen Entnervung:

Spinalanästhesie. Dementsprechend will man es erfolgreich angewendet haben bei gastrointestinaler Hypotonie, etwa bei der Peritonitis, nach schweren (mit Eventration einhergehenden) Bauchschnitten, bei paralytischem Ileus. Doch hat man auch Acetylcholin gleichzeitig verabreicht.

Vitamin B_1 wird in letzter Zeit intraspinal verwendet bei sonst unerträglichen Schmerzen, die chirurgisch nur mittels einer Cordotomie zu beseitigen gewesen wären. Die chirurgischen Erfolge sind allerdings dauerhaft.

Im Schock beliebiger Herkunft darf Glykose nur bei gleichzeitiger Verabreichung des Vitamin B_1 gegeben werden, in Infusen: sie beschlagnahmt Cocarboxylase, und dieselbe ist im anoxämischen Schockzustand der Gewebe an sich schon knapp.

Riboflavin und Nicotinsäureamid sind für die Chirurgie bisher noch nicht bedeutsam. Über die Para-amino-benzosäure vgl. Infektionen, besonders Sulfonamide.

Vom C-Vitamin verspricht man sich im allgemeinen eine Abdichtung der Capillaren; doch soll nicht gesagt sein, es bleibe dabei. So will man von seiner antihämorrhagischen Wirkung manchmal Gutes erlebt haben bei verschiedenen Blutungen unklarer Herkunft (dunkle Hämaturien). Selten sind sie jedoch nur, falls man nicht sämtliche Nephritiden — die LÖHLEINsche ausgenommen — als allergisch betrachten will. An der gefäßdichtenden Wirkung des Vitamin C scheint ein gleichfalls in Citronen reichlich vorhandenes Permeabilitätsvitamin P beteiligt zu sein.

Vitamin C wird mehr oder weniger erfolgreich auch zur Blutungsbekämpfung bei der Thrombopenie, der HENOCHschen Purpura herangezogen. Dabei spielt wohl die vermehrte Thrombocytenabgabe mit. Beim Addison zieht man Vitamin C zur Unterstützung des Cortins und des Chlornatriums heran. Es soll die Glykogenspeicherung in der Leber unterstützen und wird dementsprechend prophylaktisch verwendet, indem es diesem Narkoseschaden entgegenwirkt. Das antiskorbutische C-Vitamin verhütet allerdings auch chirurgische Pathologie des Skelets und der Gelenke, unter anderem, indem die Funktion der Blutgerinnung normalisiert wird. Schon als Hypovitaminose hat die C-Vitaminknappheit chirurgische Bedeutung: der latente Skorbut weist als Veranlagung zu Spontanfrakturen charakteristische Knochenveränderungen auf. Bei Infekten findet ein Mehrverbrauch besonders des Vitamins C statt; eine Hypovitaminose ereignet sich somit fast regelmäßig. Es empfiehlt sich also eine besondere Vitamindarreichung um so mehr, als namentlich das Vitamin C die Antikörperbildung fördert, den Organismus im Kampf mit seinen Gegnern stärkt.

Auch bei der Tuberkulose handelt es sich wohl nur um die Ergänzung der durch stark gesteigerten Verbrauch verringerten Vitamin C-Menge. Um ein Specificum handelt es sich auch dabei offenbar nicht.

Die Zugfestigkeit während der Wundheilung kann mittels des Vitamins C in vorher defizienten Fällen wohl normalisiert werden; darüber hinaus ist Vitamin C nicht weiter förderlich (HARTZELL und

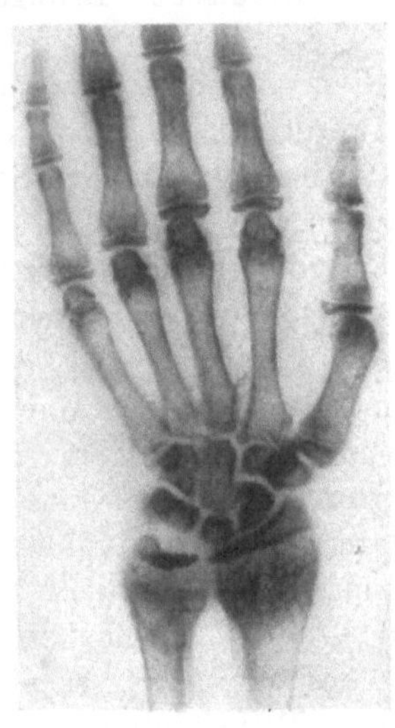

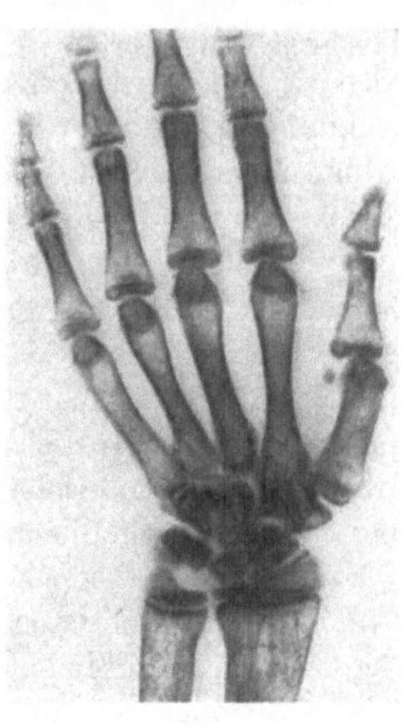

a b

Abb. 31 a u. b. Hungerosteopathie/Spätrachitis. Vor (a) und nach (b) ausreichender Ernährung einschließlich Vitamin D.

STONE, TASHIRO). Mittels des antirachitischen D-Vitamins wird besonders die Funktion des normalen Knochenaufbaus ermöglicht. Nicht nur als Ursache der Rachitis, sondern auch anderer Osteopathien (des Hungerns, der Darmacholie, der allerdings hormonal mitverursachten Osteomalacie) begegnet der Chirurg dem D-Vitamin. Auf diesem Wege werden chirurgisch-orthopädische Korrekturen überflüssig.

Vitamin D nützt nicht bei Gesunden mit verspäteter Knochenbruchheilung (MARX). Bei der Osteomalacie ist ihm eine therapeutische Bedeutung nicht abzusprechen. Auf welche Weise es in der amerikanischen Behandlung chronischer Arthritiden nützen soll — dabei wird anscheinend mehrfach eine toxische Hypervitaminose D erreicht —, ist mir nicht ersichtlich. Auch die Behandlungsversuche des Lupus und chirurgischer Tuberkulosen mit ganz massiven D-Vitamindosen führen gelegentlich eine hypervitaminotische Intoxikation herbei.

Rekurrierende Knochenbrüche dürften besonders im Kindesalter in Vitamindefizienzen begründet sein (EVANS).

Die Wirkung des Tokopherols, des sog. Vitamins E, läuft wahrscheinlich auf Hormonsparung in bezug auf Geschlechtshormone hinaus. Dabei handelt es sich wahrscheinlich, ebenso wie im Muskelstoffwechsel, um oxydationswidrigen Effekt. Zahlreiche Enttäuschungen in beiderlei Verwendung des Vitamins E deuten jedoch darauf hin, daß physiologische Chemie und praktische Klinik sich noch nicht decken.

Über das Vitamin K vgl. an anderer Stelle im Kapitel Leber. Die Berücksichtigung der physiologischen K-Vitaminknappheit beim Neugeborenen ist antihämorrhagisch wichtig bei Eingriffen in den ersten Lebenstagen, auch noch beim Pylorospasmus (Inanition); doch auch sonst sind die „Organ“-Kapitel nachzulesen; denen zuliebe mußte ich mich hier ganz kurz fassen. Die Beziehungen der Hormone zu den entsprechenden Organen (Produktions- bzw. Erfolgsorganen) ergeben sich von selbst, so daß sich deren Besprechung in einem Sonderkapitel also erübrigt. Dasselbe gilt vom autonomen Nervensystem, dessen funktionell-chirurgische Bedeutung jedesmal beim Erfolgsorgan besprochen ist. Die Wechselbeziehungen gewisser Vitamine und innersekretorische Organe (bzw. Hormone) im chirurgischen Gebiete seien hier nur kurz gestreift: Vitamin D und Nebenschilddrüse, C-Vitamin und Nebenniere, Vitamin A und Schilddrüse, Vitamin E (Tokopherol) Hypophyse.

Zentralnervöses. Seelisches.

Mit dieser Teilüberschrift ist keineswegs in erster Linie der übrigens nicht so überdeutliche Funktionsausfall (Stookey) nach bilateralen verstümmelnden Operationen — Lobektomie bzw. Leukotomie, wegen Gliom, Olfactoriusmeningeom bzw. Schizophrenie[1] — am frontalen Großhirn gemeint. Intelligenzdefekte und Charakterveränderungen infolge grober Großhirnpathologie (z. B. Geschwulst) sind ja direkt morphologisch verständlich. Doch möchte ich hier besonderes Interesse für Anderes beanspruchen.

Man weiß aus der Medizin, daß Aufregungen, Verstimmungen aus äußerer Ursache die Zuckerkrankheit fast augenblicklich — doch nicht immer dauernd — verschlimmern. Ähnliches gilt vom Basedow, von der Höhe des Blutdrucks usw. Die heutigen Kriegsverhältnisse haben die Bedeutung zentralnervöser Einflüsse von neuem dargetan. Die Zunahme der Magenperforationen und -beschwerden könnte man sich noch aus Diätschwierigkeiten erklären, doch bleibt es wohl nicht dabei. Die vermehrte Basedowfrequenz, die Häufigkeit der Herzinfarkte namentlich bei gewissen, besonders emotionell veranlagten Bevölkerungsbestandteilen ist doch wohl psychisch bedingt. Durchaus bekannt

[1] „Psychochirurgie!“

ist auch der psychische Faktor in der Genese des (zunächst) spastischen, cerebralen Insults. Und wenn die Gallenkoliken nicht zugenommen haben, so liegt dies daran, daß psychische Faktoren durch die Fettkarenz aufgewogen werden; auch scheint bei der Zuckerkrankheit der Nutzen der aufgezwungenen Mäßigkeit den psychischen Schaden wettzumachen. Das Herz bleibt vor Angst still stehen, d. h. nach einer Extrasystole ergibt sich eine kompensatorische Pause. Sollte der

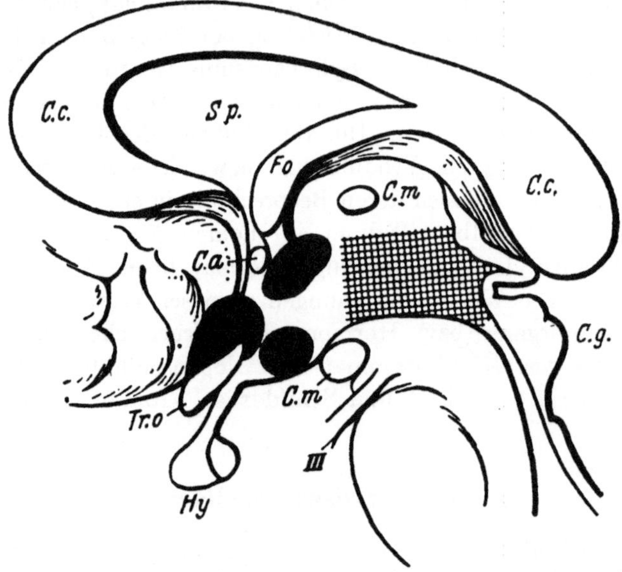

Abb. 32. Schematische Darstellung der parasympathischen und sympathischen Kerngruppen des Hypothalamus; erstere sind tiefschwarz dargestellt, das sympathische Areal ist schraffiert. (Nach O. FOERSTER, 1939.) — *C.c.* Corpus callosum; *S.p.* Septum pellucidum; *C.m.* Commissura mediana; *Fo.* Fornix; *Tr.o.* Tractus opticus; *C.a.* Commissura antica; *C.m.* Corpus mammillare; *Hy.* Hypophyse; *C.g.* Corpora quadrigemina. Mediansehnitt durch das Mittelhirn.

zentralnervöse psychogene Einfluß nur anläßlich akuter Emotionen in die Erscheinung treten? Die Abmagerung als Folge andauernder Sorgen ist genügend bekannt; sie dokumentiert die stoffwechselpathologische Bedeutung seelischer Vorgänge. Angst und Schrecken führen beide eine Entladung orthosympathischer Hyperinnervation herbei. Das versteht sich auch einigermaßen, seitdem das Zwischenhirn, der Hypothalamus, als Zentralstelle der Neuroregulation vieler vegetativer Funktionen erkannt wurde; wird doch von dieser Stelle her sogar das Blutbild beeinflußt! Die diencephale Regulation der Leuko- (Granulo-) cytenabgabe erhellt auch aus der Agranulocytose, deren häufigste Ursache noch wohl das Zwischenhirnnarkoticum Pyramidon ist. Man hat vom Hypothalamus her infolge spontanpathologischer oder experimentell herbeigeführter Läsionen, jedoch auch vom Ventrikelliquor her mittels ihm beigefügter Hormone und hormonverwandter chemischer Körper, allerhand vegetative Reaktionen beobachtet: verschiedene Erscheinungen am Digestionstrakt einschließlich Ulcerationen; allgemeine ortho- und parasympathische Entladungen, dies alles je nach der Art des eingespritzten Stoffes, wahrscheinlich auch je nach dem Ort der Läsion. Es hat sich sozusagen eine Lokaldiagnose des Hypothalamus — des Diencephalons — aus diesen vegetativen Symptomen heraus ergeben. Auch soll es eine corticale Repräsentation geben.

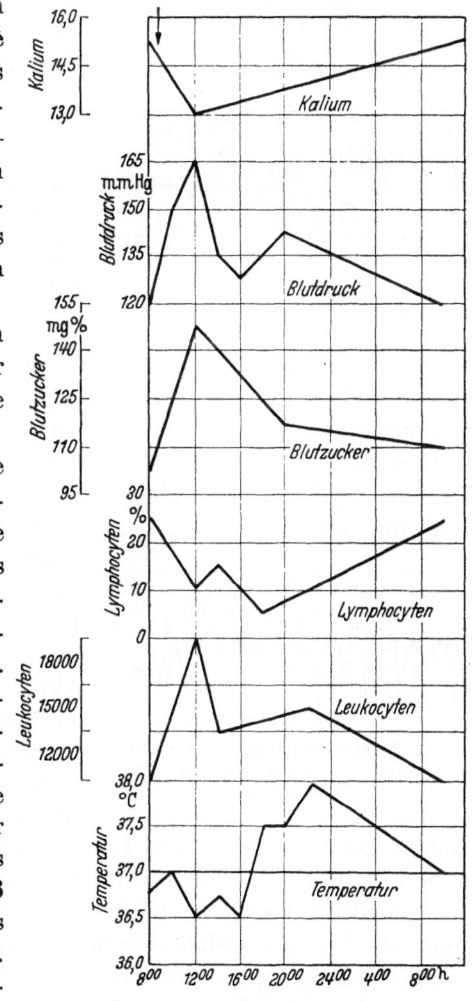

Abb. 33. Vegetative Reaktionen nach einer Ventrikulographie.

Von den deszendierenden medullaren Bahnen autonomer Impulse ist fast nur die Lage der Vasoconstrictorenbahn (Foerster) bekannt, und diese Kenntnis hat bisher kaum praktische chirurgische Ergebnisse gezeitigt. Vom Hypothalamus her kann Fröhlichsche Erkrankung, auch einmal Pubertas praecox verschuldet werden. Auch im Mechanismus humoraler (hormonaler, ionaler) Regulationen spielt das Zwischenhirn eine bedeutsame Rolle (Diurese!). Angesichts dieser Tatsachen brauchen wir uns kaum darüber zu wundern, daß auch in der Chirurgie Seelisches von großer Bedeutung ist. Jedem Fachgenossen sind Patienten bekannt, deren Operationskonsens nur mit größter Mühe erhalten wurde und die unerwartet einem Mißgeschick erlagen. Das hat den Anschein der Mystik, doch zu Unrecht. Sollte der lebenswichtige Stoffwechsel nur beim Zuckerkranken vom Großhirn her beeinflußt werden? Sollte die Herztätigkeit nach schwer errungener Operationszustimmung vom psychischen Konflikt wirklich unberührt geblieben sein? Die unbedingt lebenswichtige Funktion der Nebennierenrinde — und diejenige des Markes — unterliegt zweifelsohne cerebralen

Einflüssen. Von der Thrombosebereitschaft ist es meines Wissens nicht bewiesen, doch angesichts des Blutbildes (vgl. oben) wohl gut denkbar. Sollte der postoperative Magen-Darmblock der parasympathisch-spastischen Ulcuskonstitution völlig unabhängig vom Großhirn sein, während Ulcusbeschwerden sonst zweifelsohne psychisch ausgelösten Verschlimmerungen unterliegen? Es ist hier zu erinnern an den häufigen Ulcusbefund gewisser Hirnoperierter (CUSHING)! Sollte die Leber sich ausnahmsweise der psychischen Situation (einer Emotion, einem Affekt) in bezug auf Gallenflut und Intermediärstoffwechsel entziehen, nur die Tränendrüse psychogener Steuerung unterstehen? Von der Speichelsekretion weiß ja auch der gebildete Laie, daß dieselbe von psychischen Momenten beeinflußt wird.

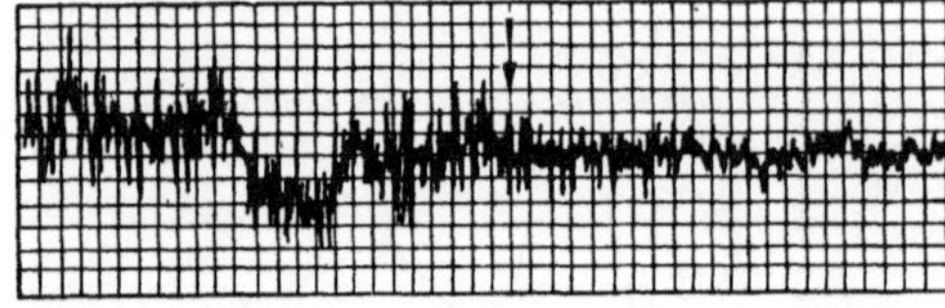

Abb. 34. Elektrencephalogramm α- und β-Wellen verschwinden beim Einschlafen (auch in der Narkose).

Elektroencephalographische Untersuchungen haben aufgedeckt, daß sich die psychischen Begleiterscheinungen der Bewußtseinsprozesse nicht nur grundsätzlich ändern beim Übergang in den natürlichen Schlaf bzw. Narkose, doch auch bei der Verarbeitung äußerer (Sinnes-) Reize die keineswegs affektbetont sind, sowie bei intrapsychischer Aktivität.

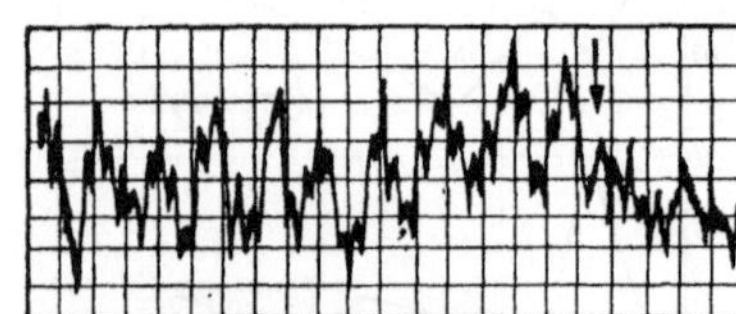

Abb. 35. Elektrencephalogramm α-Wellen verschwinden bei Aufmerksamkeit bzw. Sinnesreizen.

Emotionen verursachen auch beim Gesunden Hyperglykämie (MEYTHALER) und tatsächlich wurde nach Operationen oft Hyperglykämie gefunden. Die Narkose bewirkt Leberausschüttung, Lachgas ist in diesem Sinne allerdings weniger schädlich. Leider sind Adrenalin und Sympatol in dieser Hinsicht gleich bedenklich (Veritol soll es nicht sein). Sogar der Wärmehaushalt-Energiewechsel unterliegt cerebraler Regulierung: das geht z. B. aus dem Fieber nach völlig aseptischer Ventrikulographie, der Hyperthermie einer Ventrikelblutung oder -fistel hervor. Doch wird hier das Striatum mit verantwortlich gemacht. Wärmeproduktion und -abgabe sind beide auf neuralem und humoralem Wege auch von der Psyche her gesteuert: psychisch bedingte Vasomotorik ist jedem geläufig (Schamröte, Angstblässe); über den Kohlenhydratstoffwechsel vgl. oben. Auch ergeben sich bei der Reizung des Hypothalamus (CLARK, FEUCHTINGER) Effekte in bezug auf Stoffwechsel, Blutdruck und Vasomotorik. Da eröffnet sich sogar die Möglichkeit psychisch bedingten Fiebers; leichteren Erhöhungen der

Körpertemperatur begegnet man nach Emotionen oft im Krankenhaus: nach Familienbesuch, nach einer Fußballkampfreportage im Rundfunk. Doch genug von den Funktionen, die jede in ihrer Art durch Störung das Lebensende der Kranken herbeiführen können, und die alle dem Einfluß des Großhirns unterstellt sind (sein können). Zunächst ergibt sich daraus die Forderung, das Vertrauen der Kranken zu gewinnen. Auch der gewissenhafteste Chirurg sollte einen Patienten nicht unnötig mit dem Für und Wider einer Operation belästigen und beunruhigen. Dementsprechend versprach einer meiner klinischen Lehrer seinen Kranken recht oft viel mehr, als die Chirurgie überhaupt je hätte halten können.

Imponderabilien geht auch in der Chirurgie nicht jede Bedeutung ab. Doch bleibt es nicht dabei. Wenn auch die örtliche Betäubung postoperative Pneumonien keineswegs ausschließt, so dürfte an der nach der Allgemeinnarkose an sich erhöhten Morbidität doch nicht zu zweifeln sein (Dripps und Deming). Man hat die örtliche Betäubung über Gebühr als unschädlichstes Verfahren der Schmerzbekämpfung gelobt: Schmerzreize werden ja vom Zentralnervensystem abgeriegelt. Dies geht meines Erachtens auf eine völlige Verkennung psychischer Faktoren hinaus. Die Furcht, ja die Angst, es werden doch Schmerzen entstehen — und wie oft ereignen sich diese nicht tatsächlich, ungeachtet aller gegensätzlicher Versprechen — beeinträchtigt bei sensiblen Personen den Widerstand sehr, vielleicht mehr als eine physikalisch und chemisch nicht völlig einwandfreie Narkose. Man erinnere sich nur gewisser Patienten, denen während einer örtlich betäubten Bruchr operation der kalte Schweiß bei Leichenblässe ausbricht. So will mi besonders beim Basedowkranken die örtliche Betäubung nicht als jedenfalls überlegen vorkommen. Nach Starlingers Ansicht ist die Kombination Lachgas für die Psyche, Novocain für den somatischen Schmerz nahezu ideal; dies scheint mir für den Kranken richtig.

Doch kann m. E. eine individuell dosierte Scophedalgabe, die eigentlich mehr sein will als Pränarkoticum, zur zentralen Dämpfung sehr gut an die Stelle der Gasnarkose treten, besonders in Verbindung mit der segmentalen, periduralen Spinalbetäubung für den somatischen Schmerz.

Doch nicht nur in bezug auf lebensgefährliche Komplikationen sind psychische Faktoren in der Chirurgie wichtig. Die Pollakisurie emotioneller Herkunft, die entsprechende häufige Darmentleerung sind Beispiele funktioneller Pathologie auf chirurgischem Gebiete. Differentialdiagnostische Bedeutung hat auch die Speichelkolik beim Speichelsteinträger, die sich nicht nur reflektorisch beim Geruch schmackhafter Speisen ereignet, doch auch, wenn der Kranke nur daran denkt. Solch ein psychisch bedingter Speichelfluß und dadurch bewirkte Speichelkolik fehlt bei geschwülstiger Speicheldrüsenschwellung.

Man wolle sich ferner des außerordentlichen Meteorismus der Scheinschwangerschaft erinnern, sei die Schwangerschaft nun sehnlichst erwünscht oder Gegenstand einer Todesangst. Hier sind auch die „hysterischen" Lähmungen zu streifen. Manche Nichtneurologen rümpfen die Nase über Hysteriker, möchten diese fast mit Simulanten zusammenwerfen. Der Neurologe vom Fach wird das allerdings nicht tun, wenn es auch seines Erachtens eine breite Kluft zwischen der Hysterie und der organischen, richtiger morphologischen Pathologie gibt. Auch diese Anschauungen wird man neuerdings nach dem Ergebnis elektrophysiologischer Untersuchungen ändern müssen. Irgendein Sinnesreiz, auch der Haut, verursacht beim Gesunden eine elektroencephalographische Manifestation. Diese unterbleibt bei der Reizung im Gebiete einer örtlichen Betäubung oder „organischen" sensiblen Lähmung; man hätte es kaum anders erwartet. Jedoch die elektrencephalographische Manifestation unterbleibt auch bei der Reizung im Gebiete einer hysterischen (zirkular begrenzten Extremitäten-) Lähmung der Sensibilität (TITECA). Dies hätte man gewiß nicht erwartet: und damit ist wohl zum erstenmal erwiesen, daß die hysterischen Funktionsstörungen den „organischen" doch nicht so fern stehen, als denen des Simulanten. Daß eine morphologische Erklärung fehlt, dürfte nicht mehr so schwerwiegen, hat man doch auch die tetanischen Krämpfe, solange eine objektive Unterscheidung (Hypocalcämie, Chronaxie) fehlte, mit den hysterischen zusammengeworfen. Ich habe schon hervorgehoben, daß funktionelle Pathologie dem Begriff der Hysterie keineswegs gleichzusetzen ist. Doch gibt es methodische, äußere Ähnlichkeiten. Die Diagnose einer hysterischen Erscheinung setzt die Abwesenheit eines morphologischen Substrats voraus, wenn auch neuerdings wieder auch Positives — psychopathische Reaktionsweise — hinzugehören soll. Rein funktionelle Pathologie setzt auch voraus, es liege keine Morphopathologie zugrunde. Auch hier gibt es jedoch oftmals positiv-diagnostische Hinweise: schnellste Reversibilität, Saisonperiodizität, objektive biochemische Tatsachen. Sonst gibt es keine weiteren Anklänge. Die Hysterie, auch die sog. Organneurosen, entspringen immer einer psychischen Gesamtsituation, welche für die funktionelle Pathologie im allgemeinen Sinn nicht in Betracht kommt, nur gelegentlich dazu beisteuert. Mir scheint dabei etwa die Magenneurose — der psychisch bedingte Magenstreik — auch die emotionelle Gelbsucht (v. WEIZSÄCKER) kaum grundsätzlich von der hysterischen Parese usw. verschieden.

Auch die Kausalgieschmerzen und -hyperästhesien sind mehr oder weniger hysteriform begrenzt: auf die gesamte Hand, vielleicht auch einschließlich des ganzen Vorderarms. Diese Ausdehnungsform, welche sich aus dem Aufbau des somatischen Nervensystems nicht erklärt, legt auch hierbei den Gedanken einer funktionellen — vegetativen — Störung nahe.

Die Saisonperiodizität auch grobanatomischer Pathologie deutet auf einen ursächlichen, funktionellen Mechanismus hin. Die Schlaganfälle, soweit sie nicht an sich spastische PALsche Krisen darstellen, sind durch Hochdruckparoxysmen heraufbeschworene Hirnblutungen.

In letzter Zeit hört man dann und wann von psychosomatischer Medizin, liest auch wohl von psychosomatischer Chirurgie. Das könnte den Lehren v. WEIZSÄCKERS und v. BERGMANNS entsprechen. Jedenfalls scheint daraus hervorzugehen, daß Psyche und Soma nicht unabhängig aneinander vorbeileben. Doch um mehr handelt es sich offensichtlich zunächst nicht. Mehrere scheinen der Meinung, sie hätten der psychosomatischen Medizin usw. dadurch genügt, daß sie einen psychiatrischen Konsilarius an der somatischen Klinik angestellt haben. Dieser findet gelegentlich bzw. manchmal auch etwas auf seinem Gebiete ohne seinem Befunde jedoch eine pathogenetische Bedeutung für die Genese somatischer Pathologie beimessen zu wollen.

Die Lehren v. WEISZÄCKERS und v. BERGMANNS, denen ich mich anschließen möchte, konnten auch erklären, daß psychische Momente an der Besserung bzw. Heilung somatischer Leiden erfolgreich beteiligt sein können. Es muß sich dabei wohl um stark funktionell betonte Erkrankungen handeln (z. B. Basedow, Hochdruck), allerdings nicht nur um die diskreditierte Hysterie, welche auch der Hypnose zugänglich sind. Schließlich werden die Heilungserfolge gewisser Wallfahrtsorte bei dieser Betrachtung etwas weniger unbegreiflich. Und man braucht nicht gerade zu den Spurenelementen und Ähnlichem seine Zuflucht zu nehmen, damit man die Heilerfolge der Badeorte erklären könne.

Konstitution. Individualpathologie. Indikation.

In der funktionellen Pathologie sind Konstitution und Vererbung (KRETSCHMER, NÄGELI, RÖSSLE) auch von beträchtlicher Bedeutung. Zwar denkt man in der Chirurgie eigentlich nur an exquisit morphologische Leiden des orthopädischen Gebietes: Klumpfuß usw., aber es bleibt nicht dabei. Es gibt mehrere chirurgisch wichtige konstitutionelle bzw. Erbkrankheiten, die unzweifelhaft funktionell betont sind. Umgekehrt ist mit der Anerkennung, daß eine Krankheit morphologischer oder funktioneller Natur (angeborene Hüftverrenkung, Hämophilie) hereditär ist — sei es nun, daß sie sich offensichtlich vererbe (Zwillingsforschung) oder daß sie gehäuft vorkomme — noch keine vollständige Erkenntnis erreicht. Von den Heredodegenerationen der Neurologie und Orthopädie weiß man allerdings kaum mehr. Die

Ergründung der Bluterkrankheit scheint neuerdings auch sonst angebahnt (PATEK) und im Werdegang des Ulcusleidens gibt es wenigstens die Superacidität, beim hämolytischen Ikterus die Überaktivität des Retikuloendothels neben der Morphopathologie: Ulcus, bzw. Milzhyperplasie (?). Die Genese der Achondroplasie ist kausal nicht ergründet; es handelt sich nicht um eine endokrine Ursache.

Die Konstitution, sei diese nun vorwiegend vererbt (Genotyp) oder durch Umweltfaktoren mitbestimmt (Phänotyp), ist in mancher Hinsicht für die Chirurgie wichtig. Und sollte der funktionelle Mechanismus, mittels dessen sie sich auswirkt, auch nicht ergründet sein? Der fettleibige Pykniker ist bei allen Operationen — Thrombose, Embolie, Herzsonderleistung — mehr gefährdet. Seine Lebenserwartung steht auch sonst hinter dem Durchschnitt zurück. Die leptosome Asthenikerkonstitution wirkt sich zwar nicht in einer besonderen Anfälligkeit für Lungentuberkulose aus; doch steht wohl außer Zweifel, daß die Tuberkulosesterblichkeit (Hinfälligkeit) von derselben erhöht wird. Dementsprechend dürften die Erfolge der chirurgischen Kollapstherapie durch die Asthenie des zu Operierenden bedeutend geschmälert werden, dürfte diese Konstitution caeteris paribus radikalere thorakoplastische Maßnahmen — und auch wohl eher — indizieren.

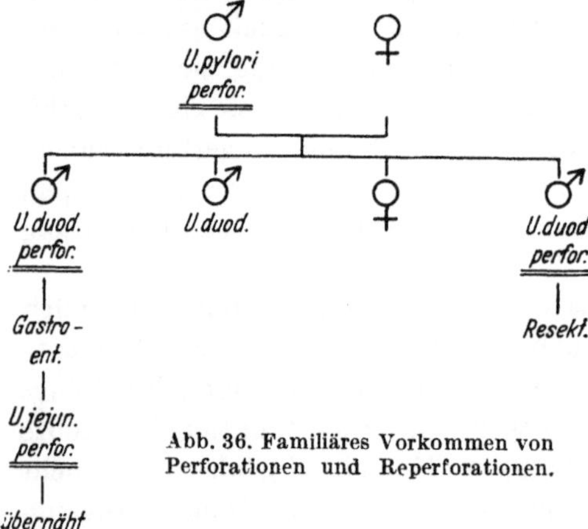

Abb. 36. Familiäres Vorkommen von Perforationen und Reperforationen.

Die chirurgischen Statistiken müßten die Konstitution nicht völlig vernachlässigen. Die familiäre Belastung spielt auch in der Chirurgie des Ulcus eine Rolle. Die bei Verwandten vorgekommenen Reperforationen bzw. Jejunalgeschwüre indizieren auch in Unkenntnis der individuellen Säurewerte bei einem Geschwürdurchbruch, wenn irgend möglich, die sofortige Primärresektion, sonst die möglichst bald nachzuholende Sekundärresektion.

Erbliche, konstitutionell-funktionelle Erkrankungen sind weiter die Gicht, sonstige Allergien, der Basedow, die Hypertension. Sogar bei akuten Infektionskrankheiten steht der Faktor Heredität — konstitutionelle Veranlagung außer Zweifel (Angina, Scharlach, Nephritis).

Diagnostisch wichtig ist die Konstitution z. B. beim Fröhlich; dabei sind Hüftbeschwerden nicht tuberkulös, sondern osteochondritisch: Epiphysiolyse.

Die operative Therapie ändert den Genotypus nicht, bleibt doch der Operierte imstande, den hämolytischen Ikterus, das Ulcusleiden auf seine Kinder zu vererben. Nach WEITZ gibt es eine allerdings sehr seltene Form des Addison, die erblich ist. Dieser liegt dann keine Tuberkulose, sondern einfache unspezifische Atrophie zugrunde. Die Chirurgie befaßt sich im Gebiete der Konstitutionspathologie nicht nur mit der somatischen Konstitution, sondern auch mit der psychischen, mit dem Temperament, den Affekten (BASEDOWsche Krankheit).

Das Lebensalter spielt in der Chirurgie eine auf morphologische Weise nicht erfaßliche Rolle, allerdings nur gelegentlich. Man möge

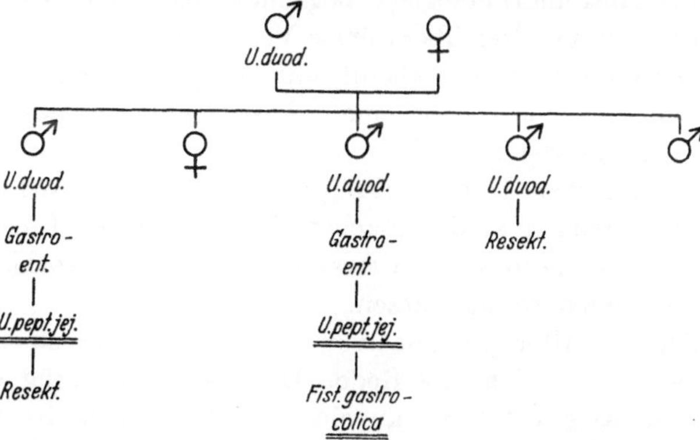

Abb. 37. Familiäre Veranlagung zum Jejunalgeschwür und seinen Komplikationen.

sich der Tatsache erinnern, daß in der inneren Medizin das erste Lebensjahr, die Pubertätszeit und das Senium besonders tuberkulosegefährdet sind. Mit einiger Verspätung trifft dies auch für die sog. chirurgische Tuberkulose zu; es handelt sich dabei stets um Sekundärmanifestationen. Es liegt die Vermutung nahe, daß am geringfügigen Tuberkulosewiderstand in den erwähnten Altersstufen fehlende Reaktionsbereitschaft, teilweise auch auf endokriner Basis, beteiligt ist. Ich möchte hier besonders die Aussichtslosigkeit der Gelenkresektionen, die in vorgerücktem Alter nahezu obsolet sind, anführen. Ferner sei das Prädilektionsalter der Carcinome, die Zeit der sich vollziehenden, bzw. vollzogenen geschlechtlichen Involution, erwähnt, besonders in bezug auf den Magenkrebs. Ulcusbeschwerden — ungeachtet des Alters, in welchem die Operation erfolgt — setzen fast ausnahmslos vor dem Eintritt des vierten Dezenniums ein.

Diesen Beispielen stehen allerdings andere gegenüber, in denen sich Altersunterschiede in morphologischen Faktoren auswirken. Die Riesenzellengeschwulst der Epiphysen befällt ein Ossifikationsstadium, ähnlich dem diaphysären jüngeren Alters, das von der cystischen Ostitis fibrosa befallen wird. Die Tatsache, daß es sich bei der letzteren schon um ein vermutliches Heilungsstadium einer diaphysären Riesenzellengeschwulst handelt, ist einkalkuliert. Die Bevorzugung der metaphysären Ansiedlungen der akuten eitrigen Osteomyelitis betrifft das Alter regen metaphysären Längenwachstums, reichlicher metaphysärer Vascularisation, das für die dortige Lokalisation septischer Metastasen förderlich sein dürfte.

Die Tatsache jedoch, daß im Alter zur Heilung der Ulcuskrankheit nicht gerade sehr große Resektionen erforderlich sind, und man es auch wohl einmal bei einer Gastroenterostomie bewenden lassen kann, erklärt sich auf funktionelle Weise aus der geringeren Acidität; inwieweit dieselbe mikromorphologisch begründet ist, bleibe dahingestellt. Der nur in jüngerem Alter überstürzte Verlauf der essentiellen Hypertonie als maligne Sklerose scheint mir morphologisch nicht kausal geklärt; spielt hier eine bedeutsamere Ansprechbarkeit des noch nicht ältlichen Gefäßapparates mit?

Die peripherischen Durchblutungsstörungen (RAYNAUD, BÜRGER) jugendlicher Personen sind zunächst funktionell im Gegensatz zu denjenigen des vorgerückten Alters und der Zuckerkranken, denen Desympathisationen wenig nützen.

Vom höheren Alter als relativer Gegenanweisung zu operativen Eingriffen war noch nicht die Rede. Die Mehrgefährdung entspringt nicht nur der Arteriosklerose an sich; sondern auch die geringeren funktionellen Anpassungsmöglichkeiten der alten Leute in bezug auf Kreislauf und Atmung sowie auf den Stoffwechsel sind beteiligt. Große Thorakoplastiken und auch Lungenexstirpationen sind nur in jüngerem Alter den dafür in Betracht kommenden Kranken ohne Bedenken zuzumuten. Thrombosen und konsekutive Embolien ereignen sich in den ersten 15 Jahren nie, kaum vor dem 20. Jahre. Derart junge Leute sind kaum je örtlich kreislaufgefährdet im Sinne der Stase usw.

In der Chirurgie hat immer ein Bedürfnis nach Standardisierung der Behandlungsverfahren, nach Radikaloperationen vorgelegen. Darin bekundete sich neben dem Bestreben nach technischer Vollendung auch die Ansicht, ein Leistenbruch sei ein Leistenbruch, ein Brustkrebs sei wie der andere, und das Ulcusleiden sei auch normalisierte Pathologie. Unterschiede seien somit nur angebracht, insoweit das „Radikal“-verfahren nicht allen Patienten zugemutet werden konnte. Für die chirurgischen Eingriffe bei denjenigen Leiden, die kaum funktionell betont sind (Reparatur einer Hernie, Abtragung einer Geschwulst und Ähnliches), ist dagegen wenig einzuwenden. Experimentalarbeit war kaum erforderlich.

Aber auch dann spielen funktionelle Momente mit, allerdings nicht nur auf der Seite des Patienten, sondern auch auf derjenigen des

Chirurgen. Im Kampf um die chirurgische Indikation und deren Begründung spielt nur zu oft die exakt-objektive Beweisführung eine ganz untergeordnete Rolle, während technische Begabung und Routine im einschlägigen Sondergebiet und nicht zuletzt der Charakter des Chirurgen, also psychisch-funktionelle Momente, die Entscheidung herbeiführen. Das möchten wohl recht wenige Fachkollegen eingestehen; und dennoch trifft es wohl auch für die übrige Medizin zu. Um exakte Wissenschaft handelt es sich in der Lehre von den Indikationen keineswegs; sonst gäbe es auch keine Erklärung der manchmal schroffen Gegensätze anerkannter Prominenten im Indikationsgebiet.

Doch für die Operationen im Gebiete der funktionellen Pathologie sollte mehr Individualpathologie getrieben werden. Und Unterschiede im Erfolg gleichartiger Operationen sollten nicht zunächst oder ausschließlich äußeren Faktoren angerechnet werden, wenn sie auch für den Erfolg mitbestimmend sind. So raucht z. B. jeder nichtgeheilte ulcusresezierte Mann. Doch ergeben sich beim hereditär-neurovegetativen Ulcusleiden wichtige endogene Unterschiede. Eine gastroenterostomierte ulcuskranke Patientin bekommt fast nie ein Ulcus gastrojejunale, nie eine Magencolonfistel; die Resektion ist somit für die Ulcuskranke nicht grundsätzlich zu fordern, weil eben das Ulcusleiden des Weibes dem durchschnittlichen des Mannes nicht gleichkommt. Und falls man beim Weibe reseziert, braucht es sich nicht um eine „große" Resektion zu handeln. Derartigen Erfahrungen entspringt auch der Versuch, dem Ulcusleidenden auf dem Wege der Sexualhormone beizukommen (Gray).

In der Schilddrüsenchirurgie handelt es sich bei der Abtragung einer Cyste nur um die anatomische Indikation; auf Dosierung kommt es nicht an. Anders jedoch ist es, sobald die Operation die endokrine Funktion einzudämmen sucht. Beim Basedow entfernt man im allgemeinen so viel, wie bei sicherer Erhaltung der Nebenschilddrüsen möglich ist; die Schilddrüsenoperation Herzleidender soll sogar eine totale Ektomie sein. Die individuelle Dosierung, zur Hintanhaltung des Myxödems, erfolgt dabei nachher durch Verabreichung vorsichtiger Schilddrüsengaben.

Übrigens kommt es bei der Basedowstrumektomie der Erwachsenen doch nicht so sehr auf Dosierung an. Hertzler thyreoidektomiert immer total und erlebt keine Myxödeme bei geschlechtsreifen Patienten. Diese Tatsache kann die Physiologie doch nicht einfach übersehen. Immerhin bleibt dann die Taktik der Erhaltung kleiner Thyreoidgewebsschichten noch eine Schutzmaßnahme um der Parathyreoiden und des N. recurrens willen, empfehlenswert, wenn auch nicht erforderlich (Sudeck).

In der Hypophysenchirurgie begegnet man ähnlichen Dosierungsschwierigkeiten: zwar sollen Sehnerven und Chiasma ausreichend entlastet werden; die Hypophyse an sich lebt dabei auch manchmal wieder auf (Potenz, Menses!). Ein allzugroßer Radikalismus würde jedoch den Hypophysenrest derart schädigen, daß eine Kachexie die Folge wäre. Hypophysenpräparate müssen nachher die durch das Adenom oder die Operation dauernd geschädigte Hypophysenfunktion (endokrin) ergänzen. Eine Hypophysenimplantation, die erst nach mehreren Monaten zu wiederholen ist, wird bisweilen weniger belästigend empfunden als tägliche Pituitrininjektionen (Diabetes insipidus!). Auch hier ist die standardisierte „Radikaloperation" nicht zu verwirklichen. Nebenbei sei bemerkt, daß in der Chirurgie funktioneller Pathologie transitorische Operationen, mit zeitweiligem Effekt (Jejunostomie, Sympathicusnovocainisation, endokrine Transplantate) nicht nur als diagnostische Maßnahmen oft in den Vordergrund treten.

Solange die Chirurgie sich mit der Behandlung morphologischer, also im allgemeinen handgreiflicher, örtlich belästigender Leiden beschäftigte, war im großen und ganzen an der **Indikation zum Eingriff** nicht zu zweifeln. Keiner wird den Nutzen der Abtragung eines brandigen Gliedes verneinen, die Resektion einer Magendarmgeschwulst beanstanden oder den Sinn einer Pyelolithotomie diskutieren. Im Gebiete der funktionellen Pathologie liegt die Sache jedoch manchmal etwas anders; die Entscheidung in operativem oder nichtoperativem Sinn mutet oft nicht so exakt an. Manche Operation wegen einer Hirngeschwulst — meist Gliom — trägt dem Patienten nur einen palliativen Nutzen ein. Es wird sogar manche Trepanation vorgenommen in der resignierten Absicht, doch wenigstens die Erblindung zu verhüten bzw. hinauszuschieben: keiner beanstandet diese Indikation im Gebiete der morphologischen Chirurgie. Es gibt eine Parallelindikation in der funktionellen Chirurgie: die Erhaltung des Augenlichts bei denjenigen Hochdruckleidenden, deren sog. Neuroretinitis = angiospastische Retinopathie die bevorstehende Erblindung nahelegt (maligne Sklerose). So wird kein gewissenhafter Mediziner es unterlassen, einen Magenkrebs der Operation zuzuführen, ungeachtet der höchst unbefriedigenden chirurgischen Erfolge. Dennoch wird die Mehrzahl der Hochdruckkranken in voller Gemütsruhe dem Schlaganfall bzw. dem Herzschlag überlassen. Das geschieht unter vollständiger Verkennung der Tatsache, daß die Erfolge der Splanchnicusresektion beim — mit voller Gewißheit zum Tode führenden — Hochdruck die bei weitem besseren sind. Außerdem ist z. B. die Rhodanmedikation beim essentiellen Hochdruck, die lebenslang fortzusetzen ist, mit Strumagefahr belastet, somit nicht gerade unschuldig. Und Ähnliches gilt vom Thiouracil in der Hyperthyreose. Sie beabsichtigen über gefährliche, doch reversible Situationen hinwegzuhelfen, ohne einen Dauerschaden mit in Kauf zu nehmen.

Sobald man sich chirurgisch mit nicht organbegrenzter Pathologie beschäftigt, betritt man auch das Gebiet der korrelativen Indikation.

Wenn man bewußt in Korrelationen und Regulationen eingreift, oder diese sich selbst überläßt, wird mit dem Ausgleich von Funktionen gerechnet, deren Ausmaß dem lebenden Organismus nicht mit voller Gewißheit anzusehen ist. Derartige Operationen muten dem Organismus Regulationsfähigkeiten zu, sind sozusagen Wechsel mit langer Laufzeit. Der Erfolg zeigt sich oft nicht sogleich, schlagartig; er bleibt abzuwarten. Er ist etwa den inneren Kollegen nicht sofort, z. B. in der Gestalt einer eitergefüllten Gallenblase und eines Fieberabfalles oder als entfernte Geschwulst vorzuzeigen. Demzufolge ist damit zu rechnen, daß Entschlüsse (besonders operative) des Chirurgen im funktionell-pathologischen Gebiete schwerer als sonst zu belegen sind und entsprechend auch mehr angefeindet werden. Auch hier wird die Erfahrung künftig manchen Entschluß erleichtern; bei der Basedowoperation zweifelt kaum noch ein Mediziner schon heutzutage an der Indikation und dem Erfolg. Die (Palliativ-) Resektion beim Ulcus ist längst Gemeingut auch der inneren Kollegen geworden, auch wenn der (Dauer-) Erfolg sich erst in einigen Jahren zeigt. Manche Operation am sympathischen Nervensystem wird noch um die Anerkennung ihrer Erfolge ringen müssen; dennoch sind diese mit einigem guten Willen doch hier und da (Splanchnicushypertonie, Grenzstrangoperationen bei Gefäßleiden) auch für den Skeptiker recht gut zu übersehen. Allerdings muß da genaue medizinisch-klinische Untersuchungsmethodik mehrfach herangezogen werden. Die Erfolge (soweit nicht nur subjektiv) sind oft objektiv nur kurvenmäßig darzutun; diejenigen der Ulcuschirurgie können wenigstens auch röntgenologisch belegt werden; sie sind gelegentlich am Sektionstisch, bei interkurrentem Tode, ersichtlich.

Funktionelle Besserungen, einregulierte Betriebsstörungen sind einem Sektionsbefund nie direkt, bestens auf einem Umwege (fehlende Herzhypertrophie) zu entnehmen. Die funktionell-chirurgischen Ergebnisse bei hormonalen Erkrankungen eignen sich kaum besser zur Überzeugung Anderer in einem konkreten Falle. Doch lassen sich auch hier die (Fern-) Erfolge bisweilen röntgenographisch dartun (z. B. nach einer Hyperparathyreoseoperation) oder biochemisch. Auch ist funktionell-pathologische Erkenntnis bisweilen der Grund, eine Operation abzuraten (z. B. beim postoperativen Magendarmblock = Anastomosenileus, auch bei der Retentio testis) oder dieselbe an ganz anderem Ort einsetzen zu lassen (Milz bei Pigmentsteinen in der Gallenblase; Eierstock bei Blasenendometriose, Parathyreoid bei gewissen

Nierensteinfällen usw.). Dabei kann ein organeigener Eingriff unterbleiben (Blasenendometriose) oder nur als Zusatz (Gallenblase) stattfinden.

Es ist kaum daran zu zweifeln, daß sich die Zahl derartiger Beispiele künftig in dem Maße mehren wird, wie sich unsere endokrinologischen bzw. autonom-innervatorischen Kenntnisse vertiefen und auch Überschneidungen erschlossen werden. Ob sich dabei die funktionelle Chirurgie an die hormonalen und neurovegetativen Zentralstellen (Hypophysis, Diencephalon) heranwagen wird, scheint mir in der Praxis weniger wahrscheinlich als theoretisch-pathologisch. Die intramedulläre Sektion der diencephalospinalen Vasoconstrictorenbahn (FOERSTER) nähert sich diesen Zentren allerdings. Die neuzeitlichen Eingriffe an intrazentralen Bahnen befassen sich nicht mit der supranuclearen Innervation einzelner Organe, sondern mit über große Körperteile verteilten Organsystemen (Pyramidotomie, Extrapyramidotomie, Sektion der Vasoconstrictorenbahn). Die corticale autonome Repräsentation hat bisher keine praktisch-chirurgische Bedeutung erlangt. Nur dort, wo nicht sämtliche hormonalen und autonomen Bahnen zusammen entspringen und hinziehen, d. h. peripher, dürften erwünschte organgesonderte und funktionsgesonderte Erfolge zu erzielen sein. Am Erfolgsorgan selber kann der Eingriff an den autonomen Nerven praktisch ebensowenig stattfinden, da ja soweit peripher sympathische und parasympathische Nervenfasern nicht isoiert angreifbar sind. Dementsprechend haben Eingriffe an den Nerven am Magen dem Ulcus nichts genützt. Die Denervation einer Niere verfolgt nicht nur einen sensiblen Zweck. Doch wirkt sich in der efferenten Niereninnervation praktisch nur der Orthosympathicus aus; die Vagusinnervation entzieht sich der nierenfunktionellen Manifestation.

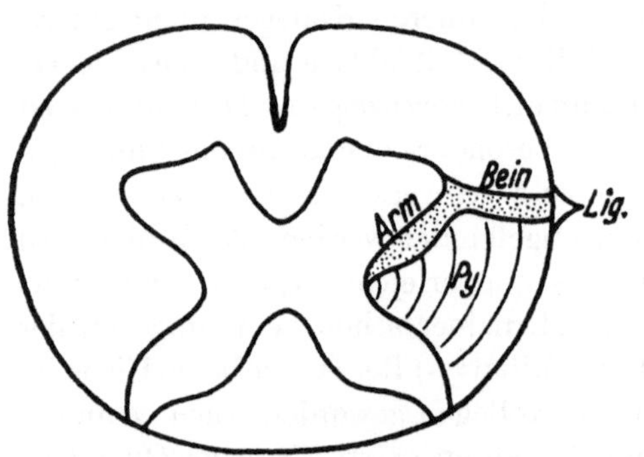

Abb. 38. Die diencephalospinale Vasoconstrictorenbahn FOERSTERS (getüpfelt) im Querschnitt des Halsmarks.

Empirie. Spezialisation. Fehlschläge.

Unser Zeitalter der naturwissenschaftlichen Medizin, das sich durch neue Errungenschaften rühmlichst ausgezeichnet hat, möchte gern das Wie und Warum wissen. Eine Operation, eine medikamentöse Behandlung gilt nur als vollberechtigt, falls die Wirkung überzeugend und auch restlos erfaßt ist. Die Ursache der echten Trigeminusneuralgie (nicht einer symptomatischen) und das Wesen der Erkrankung sind noch immer völlig unbekannt; dennoch handelt es sich um eine der dankbarsten chirurgischen Operationen im Gebiet der Nervenkrankheiten (Neurotomia retrogasseriana partialis) überhaupt. Beim MENIÈRE-Syndrom und der Octavusdurchschneidung sind die Verhältnisse fast die gleichen: auch da weiß man nicht, was zugrunde liegt, und dennoch heilt die Operation.

So gilt die Stellatumektomie bei der multiplen Sklerose (WETHERELL) als nicht indiziert, nicht nur, weil der Erfolg (noch) nicht überzeugend statistisch bewiesen wurde — von wie wenig Operationen liegt ein solcher Beweis tatsächlich vor —, sondern auch, da der Erfolg unbegreiflich ist.

Seit 1919 heilt auch der Chirurg die Rachitis mittels der Quarzlampe nach HULDSCHYNSKIschem Beispiel. Und dennoch wurde diese Heilung erst etwa 15 Jahre später ihrem Mechanismus nach erschlossen (von HESS u. a.). Hätte man nun mit der Höhensonne bis dahin warten müssen?

Die HELLERsche Operation des sog. Kardiospasmus, später die Entnervung der Kardia, wird heutzutage anders, richtiger = als orthosympathische Denervation aufgefaßt als zur Zeit ihrer Konzeption.

Daß die Magenresektion die Ulcuskrankheit besser heilt als die Gastroenterostomie — es gibt immer noch einige Zweifler —, wurde längst vermutet anläßlich mehrerer Fälle, in denen vor Jahrzehnten — bei vermutetem, doch nicht vorhandenem Krebs — die Resektion stattfand. Das Wodurch weiß man noch nicht so lange; hätte man demzuliebe mit der weniger guten Gastroenterostomie bis auf weiteres fortarbeiten sollen? Und zunächst hat wohl mancher Kollege gedacht, das Übergewicht der Magenresektion in der Ulcusbehandlung sei in der Entfernung des Geschwürs begründet. Auch hierin hat der theoretische Grund der praktischen Empirie zunächst gefehlt. Erst die große Resektion, die damals nur sonst nicht mitzuentfernenden Geschwüren zuliebe vorgenommen wurde, hat richtiger Erkenntnis den Weg geebnet. Eine kleinliche Resektion — bei pylorusnahem Ulcus reicht sie zur Entfernung desselben aus — reicht öfter nicht aus, zieht ein Ulcusrezidiv (am Jejunum) nach sich, als eine große, welche dennoch ein pylorusfernes Geschwür hinterläßt, der Selbstheilung zuführt. Die örtliche Regulation der Säureproduktion zu beherrschen, das ist das funktionell-chirurgische Fundament der praktischen Empirie. Damals infundierte man ikterischen Kranken Kalksalze in Traubenzuckerlösung. Der Erfolg schien deutlich; er wurde dem gerinnungsfördernden Kalk direkt zugeschrieben. Seitdem erkannte man, daß sogar ein tetanisch niedriger Blutkalkgehalt zur Gerinnung noch ausreicht. Der Erfolg, wenn auch deutlich, war somit unerklärt. Später erkannten DAM und andere die Bedeutung des K-Vitamins und seiner Resorption vom Darm her. Da erschien die Verabfolgung von Kalk und Zucker sogar regelrechter Unsinn, und dennoch war der Erfolg statistisch nicht zu bezweifeln, bis sich schließlich erwies, daß der Traubenzucker die Leber besser zur Herstellung des Prothrombins mittels des K-Vitamins befähigte. Jetzt hat sich die Glykose ihren Platz in der Chirurgie der Gelbsüchtigen, allerdings als Nebenmittel, doch völlig erfaßt, erobert. Und die Prothrombinproduktion wurde nebenbei zur Leberfunktionsprobe. Die Blutübertragung hat als gerinnungförderndes Mittel kaum noch Bedeutung; die Blutkonserve verliert übrigens innerhalb einer Woche ihr Prothrombin.

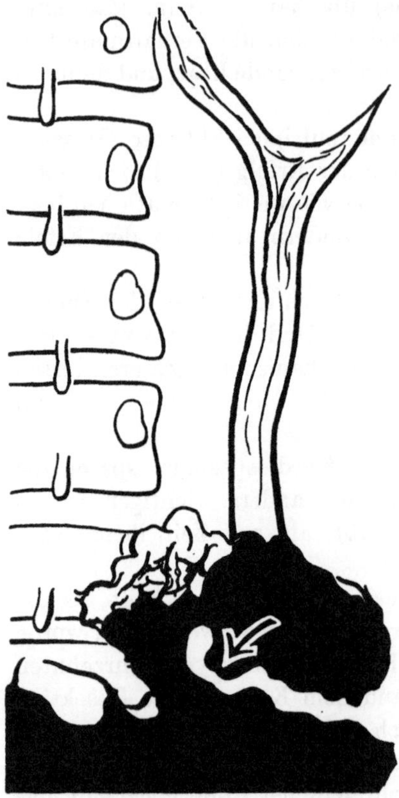

Abb. 39. Anastomosengeschwür am zu kleinlich resezierten Magen (langer Restmagen!).

Aus diesen Beispielen ergibt sich m. E. die Berechtigung auch anderer, vorläufig nicht verstandener Operationsversuche. Sobald nicht nur direkt-morphologische Erklärungen angebracht sind, eröffnet sich eine fast unübersehbare Menge funktionell-pathologischer Möglichkeiten, von denen irgendeine künftig einmal die Berechtigung der Empirie nachher eintragen wird, sind doch auch gar nicht alle erfolgreichen medikamentösen Behandlungsweisen restlos, experimentell und theoretisch erfaßt.

Orthosympathische Entnervungen mittels Splanchnicusdurchschneidung, Grenzstrangexstirpation im Lendengebiet wurden neuerdings mehrfach zur Bekämpfung des Hochdrucks sowie zur Behebung der Vascularisationsbeschwerden an den unteren Gliedmaßen vorgenommen. Blasen- und Darmbeschwerden oder sonstige Bauchsymptome sind daraus nie dauerhaft in nennenswertem Ausmaß erwachsen; sie haben sich bei besonders darauf hinzielender metrographischer Untersuchung auch nicht gezeigt. Da liegt der Schluß nahe, die orthosympathische Innervation der Beckeneingeweide sei von geringer

Bedeutung; therapeutische Eingriffe an derselben seien als aussichtslos zu betrachten. Dennoch nützt die orthosympathische Denervation (Resektion des N. praesacralis) beim Megacolon, der Megacystis sowie bei der Dysmenorrhöe und chronischen Cystitis. Der Erfolg kann beim Megacolon sowie bei der Megacystis auch objektiv — metrographisch — erfaßt werden (Pässler). Dies mahnt zur Vorsicht. Die Regulationsfähigkeiten des Gesunden stehen dem Kranken nicht uneingeschränkt zur Verfügung. Entsprechendes gilt offenbar von den Regulationen auf hormonalem Gebiete. Was sich — namentlich im Bereich des autonomen Nervensystems — nicht, weil unverständlich — vorher vermuten läßt, kann dennoch therapeutisch erfolgreich sein. Dies ausfindig zu machen, dazu ist die chirurgische Empirie berufen.

Im allgemeinen jedoch sind vegetative Symptome seitens des Hals-, Brust-, Bauch-, Beckengrenzstranges (etwa durch Drüsenmetastasen bzw. Aortenaneurysma) selten. Ich möchte nur erinnern an die Pancoast-Geschwulst an der Lungenspitze (Horner) sowie an traumatische sudo- und polomotorische Defekte infolge anderer Grenzstrangläsion. Die Variationen der Desympathisation des Herzens wegen Angina pectoris versuchen auch unerwünschten Nebeneffekten aus dem Wege zu gehen. Gelegentlich wurde Testisatrophie als Folge entsprechender Grenzstrangläsion angeschuldigt; doch käme m. E. der sacrale Grenzstrang regionär nicht in Frage.

Man staunt überhaupt darüber, wieviel vom autonomen Nervensystem fortgenommen werden kann, ohne daß sich daraus bedeutsame augenfällige Störungen ergeben. Nach Cannon ist sogar der vollständige experimentelle Verlust mit einem allerdings geschützten Leben vereinbar. Besonderen Anforderungen (Notfallsreaktionen!) ist der Organismus dann jedoch nicht gewachsen. Beiderseitige Stellatumexstirpationen (es gibt operative Varianten) schalten die Funktionsreserve des Herzens allerdings nicht aus, wohl dadurch, daß benachbarte Rami communicantes erhalten bleiben. Splanchnicusoperationen bei essentieller Hypertonie (zunächst zeigt sich manchmal eine orthostatische Hypotonie) oder Lendengrenzstrangresektionen (Claudicatio) dürften die Schockbereitschaft erhöhen, wie die Lumbalanästhesie den Schock regelrecht heraufbeschwört, indem sie dem Bauchgefäßsystem die Kontraktilität raubt. In diesem Gebiet braucht man jedenfalls besonders darauf hinzielende Untersuchungen zur Feststellung latenter Funktionsverluste; die Funktionen autonomer Nervenbahnen ergeben sich nicht stets ohne weiteres aus Durchschneidungs- und Resektionsfolgen. Es spielen andere (humorale) Regulationen oft hinein. Und demzufolge ergeben sich auch oftmals überraschende Erfolge chirurgischer Eingriffe am autonomen Nervensystem, die man kaum hätte vorhersagen können.

Wo erfolgreich in Betriebsstörungen eingegriffen wurde am autonomen Nervensystem, da fragt sich sofort, ob sich in den durchschnittenen sympathischen Nerven bzw. den exstirpierten Ganglien auch morphologische Veränderungen vorfinden. Bisher liegen hierüber nur ganz vereinzelt positive Angaben (SUNDER-PLASSMANN) vor. Sollte es im allgemeinen nicht der Fall sein, so bleibt immer noch die Möglichkeit (mikro-) morphologischer Pathologie in der autonomen Zentralstelle: Zwischenhirnboden — Hypothalamus, und in den deszendierenden diencephalospinalen (Vasoconstrictoren-) Bahnen. Der CUSHINGsche, neben Hirnpathologie einhergehende, häufige Ulcusbefund deutet diese Möglichkeit an. Doch werden auch wohl normale Gegenspieler pathologischer Innervationen operativ angegangen: dann ist deren histologische Untersuchung offenbar erfolglos.

Übrigens mutet wohl manches im Gebiete der Sympathicuschirurgie ziemlich mystisch an, weil eben genaue hodologische Kenntnisse, besonders des Grenzstranges, bisher kaum angebahnt sind. So entgehen dem Lendengrenzstrangeingriff in Höhe von L 3 (Indikation: Durchblutungsschäden am Bein) nahezu alle sympathischen Darmnerven. Und es braucht gar nicht zu wundern, daß sich eine Darmbeschleunigung nicht ergibt. Auch spielen manchmal humorale Korrelationen hinein: so erfolgt eine Pulsbeschleunigung noch auf dem Nebennierenwege, nachdem alle thorakalen Nn. accelerantes cordis unterbrochen sind.

Spezialisation. Die Chirurgie pathologischer Funktionen befaßt sich mit Organkorrelationen, seien diese nun humoral (hormonal, ional) oder neural. Die funktionelle Chirurgie beschränkt sich somit kaum je auf ein einziges Organ oder System. Die geklagten Beschwerden und die bei der Untersuchung festgestellten Symptome befinden sich meistens an einer Stelle, die weit von derjenigen entfernt ist, an der sich die Ursache befindet oder doch zur Heilung einzugreifen ist. Da braucht man nicht gerade chirurgische Organspezialisten (nach amerikanischem Vorbilde). Es gibt in der Chirurgie fast kaum ein Gebiet, wo organbegrenzte Teilspezialisten (Urologen usw.) mehr schaden können. Es sind Widerstände zu überwinden, ehe die thrombopenische Menorrhagie zur Splenektomie an den Allgemeinchirurgen kommt. Der Urologe will seine Schuldigkeit mit dem Herunterholen retinierter Hoden beendet haben, denkt beim Fröhlich kaum an die Hypophysen-Diencephalonregion usw. Einem ausschließlichen Orthopäden düfte eine etwa nötig werdende Lendensympathektomie nicht geläufig sein und demzufolge auch weniger in Betracht kommen.

Übrigens ist dem von vornherein als Neurochirurgen herangezogenen Teilspezialisten die besonders funktionell wichtige Sympathicuschirurgie, mirabile dictu, bisweilen weniger geläufig als dem tüchtigen

Allgemeinchirurgen. Wenn nun rein technische Anforderungen unbedingt im operativen Betrieb der Teilspezialisten bedürfen, so sollte deren reger Verkehr und Gedankenaustausch doch gesichert sein. Wenn der Neurochirurg in der Nervenklinik arbeitet, der Lungenchirurg etwa im Sanatorium usw., so mag das in erster Linie die Neurologie usw. fördern. Dies geht dann allerdings auf Kosten der von der Allgemeinchirurgie zu übernehmenden Anregungen, welche die Neurochirurgie usw. hätten befruchten können. Ein Gesamtgewinn wird in dieser Weise nicht unbedingt angestrebt. Es kommt noch hinzu, daß dem Teilchirurgen auf diese Weise die Gefahr droht, in eine dem inneren Kollegen, dem Lungen- oder Nervenarzt, also einem Nichtchirurgen, untergeordnete Stellung des Handwerkers zu geraten: ein Rückfall in sonst glücklich überwundene geschichtliche Verhältnisse, dem man sich nur im sonst nicht gerecht zu werdenden Interesse der Patienten fügen möchte. Bessere Aussichten dürfte in diesem Sinn die Angliederung (das Nicht-Abtrennen) solcher Teildiszipline an die Allgemeinchirurgische Klinik bieten, ebenso wie auch die Aufspaltung der inneren Medizin den Kranken keineswegs widerspruchslos dient, der pathologischen Synthese jedoch nur schaden kann.

In der Forderung der Einordnung sämtlicher chirurgischer Teildisziplinen in einem organisatorischen Ganzen — der Allgemeinchirurgischen Klinik — scheint mir überwertete Technik nicht das führende Bindeglied zu sein. Sie dient auch der Ausbildung der Jünger unseres Fachs. Doch sollte die Allgemeinchirurgische Klinik nicht einem ausschließlichen oder vorwiegenden Techniker unterstehen.

Mit dieser Forderung ist eine andere unbedingt zu verknüpfen. Der chirurgische Klinikdirektor sollte nicht nur Allgemeinchirurg sein; er muß nebenbei auch eine besondere Teildisziplin beherrschen, nicht unähnlich dem Dirigenten eines Orchesters, der doch wenigstens *ein* Instrument beherrschen soll. Das erleichtert ihm wohl auch die Achtung der Vertreter anderer Teildiszipline, trägt ihm auch deren Respekt ein. Man vergesse nie, daß die Pioniere z. B. der Lungen- und Hirnchirurgie — SAUERBRUCH und CUSHING — aus der Allgemeinchirurgie hervorgegangen sind; der erstere ist derselben sogar stets treu geblieben.

Es werden sogar gelegentlich Gynäkologen und Neurochirurgen an entsprechenden Universitätskliniken ausgebildet, die nie an einer allgemeinchirurgischen Klinik tätig waren. Umgekehrt wachsen Allgemeinchirurgen heran vollständig abseits der Neurochirurgie, deren traumatologischen Kenntnisse ihnen doch nicht abgehen sollten. Da können die unliebsamen Folgen derartiger Übelstände wohl nur in den größten Zentren einigermaßen verhütet werden.

Rein technischer Sinn ist dem Unterspezialismus nicht abzusprechen; der Pflege des Gedankeninhalts unseres ärztlich-wissenschaftlichen Lebens nützt er nicht so sehr.

Ich verkenne nicht die Bedeutung, welche die Unterspezialisierung in der Bewältigung technischer Spitzenleistungen haben könnte. Doch auch in der inneren Medizin ist technischen Anforderungen — allerdings meist nur diagnostischer Art — zu genügen. Und gerade in der inneren Medizin herrscht die zentripetale Tendenz vor: der Unterspezialismus wird daselbst nicht mehr so hoch veranschlagt. Dennoch dürften auch dort die praktisch-materiellen Anforderungen der Ärzteexistenz sich der Synthese in den Weg stellen.

Die Unterspezialisierung wird offenbar auch wirtschaftlichen Anforderungen des Spezialistentums gerecht, besonders im verarmten Europa der Nachkriegszeit. Der Mensch muß ja leben und als allround-Chirurg erreicht man dieses Ziel — die Existenz später: das Publikum unterstützt die Mode des Teilspezialistentums!

Das Problem der Unterspezialisierung hat auch einen persönlichen Aspekt, der den Arzt betrifft. Man begegnet manchmal der Ansicht, die Leistungen im Gebiet der Neurochirurgie und Thoraxchirurgie seien bedeutend höher zu veranschlagen als diejenigen der Allgemeinchirurgie. Das könnte dem allgemeinchirurgischen Nachwuchs verhängnisvoll werden, indem ambitiöse Jünger sich besonders den Unterspezialismen zuwenden. Übrigens gewinnt man den Überblick der gesamten Chirurgie wohl weniger leicht, als man sich die Spezialkenntnisse eines beschränkten Arbeitsgebietes aneignet und unterhält.

Ich möchte dieser Geringschätzung der allgemeinen Chirurgie entschieden entgegentreten. Eine frontale Lobektomie des Großhirns, die totale Exstirpation eines Acusticusneurinoms, eine Pneumonektomie trägt mir nicht mehr Befriedigung — in chirurgischer Hinsicht — ein als eine radikale Mastdarmresektion der allgemeinen Chirurgie. Und auch die wissenschaftlichen Probleme, die in den erwähnten unterschiedlichen Erkrankungen verkörpert sind, scheinen mir gleichen Ranges. Es ist nur die Frage, ob man sich für derartige Probleme interessiert und sich um deren Lösung bemühen will, bzw. dazu berufen ist.

Schließlich sind die technischen Probleme in sämtlichen Gebieten der Chirurgie die gleichen; es macht keinen prinzipiellen Unterschied, was man diskutiert, die operative Erreichbarkeit der Epiphysengeschwulst oder des Kardiakrebses; oder ob es sich um die Kontroverse temporale oder cerebelläre Trigeminusoperation bzw. kombinierte oder sacrale Exstirpation des krebsigen Mastdarms handelt.

In dieser Zusammenstellung war oft von hormonalen Korrelationen, in die der Chirurg eingreifen kann, die Rede; hier und da wurden auch

Vitamine einbezogen. So wie es neben Avitaminosen auch Hypovitaminosen gibt, wären auch latente Hormondefizite zu betrachten. Wenn auch zur Bekämpfung derartiger latenter hormonaler Erkrankungen meines Wissens eine regelrechte chirurgische Behandlung nicht versucht wurde, so wäre doch beim Bronchialasthma und der Colica mucosa zu erwägen, ob nicht eine Parathyreoidtherapie hier eine latente Hypoparathyreose beheben könnte. Dies wäre dann sozusagen eine Verhütung der ulcerösen Colitis, die zur Chirurgie hinüberführt. A.T. 10, etwa mit Calcium, könnte gleichfalls in Betracht kommen.

In dem relativ jungen Gebiete der funktionell-pathologischen Chirurgie sind zweifelsohne Fehlgriffe vorgekommen, namentlich im Anfang, als auch ohne tierexperimentelle Vorversuche, manchmal kaum begründet irgendeine operative Therapie — einem sonst unheilbaren Leiden gegenüber — Verwendung fand. Hierher ist z. B. die Milzentfernung bei der Hyperglobulie (VAQUEZ) zu rechnen, von der nach heutiger Ansicht weder vermehrte Blutdestruktion noch Hemmung der Erythropoese zu erwarten ist. Auch die Sympathicuseingriffe beim Basedow gehören offenbar hierher.

Früher gab es doch hier und da Situationen, die augenscheinlich vom anatomischen Standpunkt nicht verständlich waren. In solchen Fällen wurde dann eifrigst der Begriff der reflektorischen Störung herbeigeholt: Nervenverknüpfungen auf großem Umwege gibt es schon immer. Diese reflektorischen Störungen abzubauen, ist neuerer Erkenntnis vorbehalten. Die Pleurareflexe der Brustchirurgie dürften seitdem als Luftembolie erkannt sein. Die reflektorische Anurie könnte auch eine prärenale Anurie infolge chemischer oder Druckunzulänglichkeiten des Blutes (vgl. Nieren) sein. Das läuft auf ganz andere Funktionspathologie hinaus.

Auch die etwas vergessene Entlastungsreaktion der Nieren (Anurie) bzw. die neu geschaffene der Leber (Acholie) nach schroffer Dekompression (Behebung der Steinblockade) dürfte nicht grobmechanisch — durch akute Druckbehebung — verschuldet sein. Auch hier handelt es sich um funktionelle Pathologie. Hier dürften schon vorher bestehende Blutänderungen bzw. Leberzusammenbruch anzuschuldigen sein. Ein Abbau der Organreflexe findet somit mancherorts statt.

Den Anfang der gesamten Sympathicuschirurgie der Gliedmaßen bildet die periarterielle Sympathektomie LERICHEs. Dennoch gilt sie namentlich angloamerikanischerseits, doch auch in Deutschland heutzutage fast vollständig als überholt, m. E. allerdings nicht völlig zu Recht. Woran liegt dies?

SCHNEIDERs Versuche, die an gesunden Tieren mit der Thermostromuhr keine Mehrdurchblutung feststellten, schließen am kranken Menschen einen Erfolg keineswegs aus. In besonders auserwählten

Fällen — namentlich bei posttraumatischen Durchblutungsstörungen, doch keineswegs nur bei diesen — ist ein tatsächlicher Nutzen der periarteriellen Sympathektomie nicht abzuleugnen: dies gilt hauptsächlich in denjenigen Fällen, in denen nur ein transitorischer Effekt beabsichtigt ist, und bei richtiger Wahl der Operationsstelle. Es wurde darüber gestritten, wie der Erfolg zustande kommt: durch Unterbrechung efferenter, autonomer Nerven, oder werden afferente, in mancher Hinsicht reflexbedingende Impulse aufgehalten? Neuerdings hat die Lehre von der Reflexunterbrechung wohl das Übergewicht, auch in bezug auf die Grenzstrangoperationen. Daß die periarterielle Sympathektomie sich im allgemeinen nicht hat behaupten können, liegt nicht an der nicht zu beanstandenden funktionell-pathologischen Grundlage, sondern an der zugrunde liegenden Unkenntnis der physiologischen Anatomie des peripheren autonomen Systems. Die sympathischen Fasern der Hintergliedmaßen sind eben nicht alle schon in der Adventitia der A. femoralis enthalten. Sie werden den Gefäßen auch weiter peripher zuerteilt seitens der großen Nervenstämme, des Ischiadicus, dessen Verzweigungen usw. Sämtliche autonomen Bahnen werden nur wirbelsäulennahe am Grenzstrang erfaßt. Deshalb hat nur die zentrale Operation wegen des vorhaltenden Erfolges bei vasomotorischen und trophischen Betriebsstörungen Anerkennung gefunden.

Das Übergewicht der Grenzstrangoperationen gegenüber der periarteriellen Sympathektomie könnte auch in der Existenz des Spinalparasympathicus begründet sein. Dieser gibt seine Fasern, und zwar nicht über den Grenzstrang, in die parietal-somatischen Nerven ab. Die spinalparasympathischen Fasern (Vasodilatatoren) gelangen somit nur bei Grenzstrangeingriffen unversehrt in die Peripherie; bei periarteriellen Operationen werden sie mit den Constrictoren geopfert.

Der Unterschied der Erfolge der zentralen = Grenzstrangoperationen in der Behandlung der Durchblutungsstörungen des Armes und Beines ist nicht in verschiedenen Erkrankungen (am Fuße soll es kaum je Raynaud geben) bedingt, sondern durch die Tatsache, daß die Grenzstrangeingriffe in der althergebrachten Form in der Lendenregion präganglionär, im Cervicothorakalgebiet dagegen postganglionär sind (White, Smithwick u. a.): Ganglion stellatum.

Die periarterielle Sympathektomie hat am Bein auch noch den Nachteil — der Grenzstrangoperation gegenüber — daß erstere postganglionär ist.

Als Verfahren zur Abriegelung vasoconstrictorischer Impulse hat auch die Leitungsanästhesie, die Fernblockierung somatischer Extremitätennerven eine Bedeutung. In denselben sind auf lange Strecken die Gefäßnerven enthalten, deren Novocainlähmung periphere Vasodilatation ergibt. Man vergegenwärtige sich den Gegensatz zur Anämie der Infiltration und örtlichen Umspritzung, der auf den peripherischen Adrenalineffekt beruht. Die Leitungsalkoholisation macht wegen der begleitenden somatischen Anästhesie allerdings besonderen Schutz gegen Traumata erforderlich.

Es liegen Versuche vor, die Migräne auf funktionell-chirurgischem Wege zu heilen, und zwar durch Exstirpation des gleichseitigen Halssympathicus, von der man sich mit Recht eine Vasodilatation verspricht. Die Erfolge waren nicht überzeugend; dies braucht uns keineswegs zu wundern, erfreuen sich doch vasodilatatorische und constrictorische Medikamente (Nitrite, Luminal, Ergotamin) beide eines gewissen Rufes bei der Migräne.

Man hat versucht, die Gesichtsfelder der Retinitis pigmentosa durch Eingriffe am Halssympathicus zu erweitern. Die Erfolge waren gering, wohl dadurch, daß die Arterienenge infolge Wandentartung meistens unwiderruflich war. Dennoch will man auf humoralem Wege, mittels Oestrin, demselben Leiden gegenüber etwas erreicht haben.

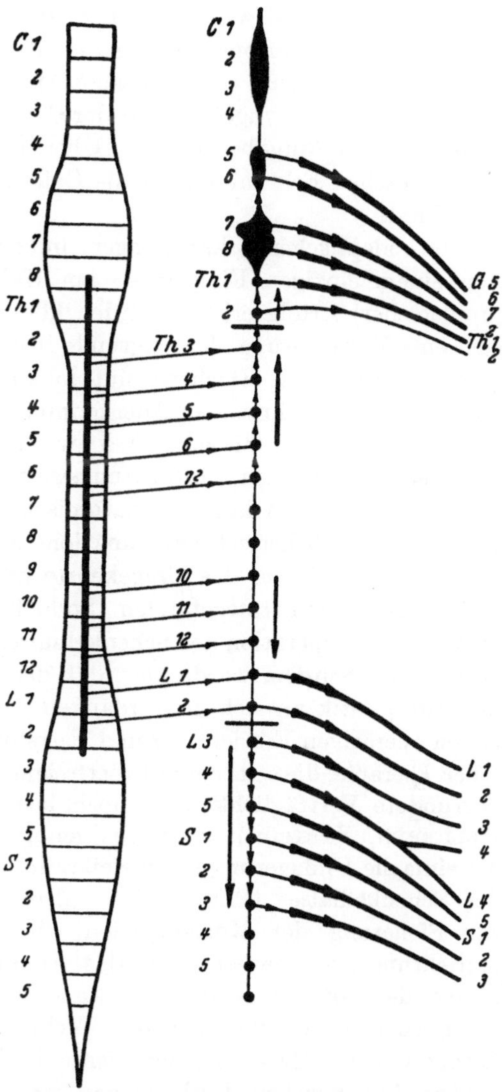

Abb. 40. Schematische Darstellung der sympathischen Grenzstrangganglien C_1—S_5 und der sympathischen Seitenhornsäule des Rückenmarks (C_8—L_2). Die postganglionären Vasoconstrictoren des Armes entstammen den Grenzstrangganglien C_5—Th_2, die postganglionären Vasoconstrictoren des Beines den Grenzstrangganglien L_1—S_3. Die präganglionären Vasoconstrictoren des Armes entstammen den Rückenmarksegmenten Th_3 bis Th_7, die des Beines den Rückenmarksegmenten Th_{10} bis L_2. Durchtrennung des Grenzstranges zwischen Th_2 und Th_3 unterbricht alle präganglionären Vasoconstrictoren des Armes, Durchtrennung des Grenzstranges zwischen L_2 und L_3 die überwiegende Mehrzahl der präganglionären Vasoconstrictoren des Beines. (Nach FOERSTER.)

Die atypische Gesichtsneuralgie, die Restschmerzen nach kunstgerechter Trigeminusoperation, gelten als eine Indikation zur Excision des Halssympathicus (Angiospasmus ?).

Die Otorhinolaryngologie hat der Chirurgie des autonomen Nervensystems kaum Aufgaben erteilt. Über Migräne vgl. daselbst; bei der MENIÈREschen Erkrankung ist die Octavusoperation das Machtmittel der Wahl.

Die epileptischen Erkrankungen sind ein so heterogenes Gebiet, daß von einem einzigen Eingriff — am Halssympathicus — kaum ein (universeller) Erfolg erhofft werden konnte. Bestenfalls könnte man sich eine Verringerung der zugrunde liegenden „epileptischen Veranlagung" vorstellen. Doch scheint lokalisierte Morphopathologie als Ursache sich zunehmender Anerkennung zu erfreuen, auch in nichtfokalen Fällen. In dieser Arbeit wurde im allgemeinen der funktionellen, biologischen Betrachtungsweise in der Chirurgie das Wort geredet, weil bis vor kurzem anatomische, mechanische Konzeptionen zu ausschließlich herrschten, Funktionelles unterschätzt wurde. Doch ist auch wohl einmal das Umgekehrte geschehen, hat Überschätzung biologischer Fakta stattgefunden. So hieß es in der Skeletchirurgie, die *autoplastische* Operation des Schenkelhalses zeitige die besten Heilungsaussichten. Seitdem wurde klar, daß das damalige Übergewicht nicht der Autoplastik an sich zu verdanken war, sondern lediglich der genauen operativen Einrichtung und Feststellung — somit rein mechanischer Therapie, die seitdem mit rostfreiem Stahl — ohne jede biologisch begründete Verträglichkeit — noch bedeutend überboten wird (VAN GELDEREN, NYSTRÖM). Übrigens genügt ohne Transplantation auch die einfache Umlagerung einer steilen in eine waagerechte Bruchebene des Schenkelhalses (PAUWELS) — also etwas Anatomisch-Statisches zur Sicherung der Konsolidation. Sogar die genaueste Frakturеinrichtung ist offenbar nicht das Alleinwichtige. Auch sollte man hinter der sog. Marschfraktur (usw.) der Hauptsache nach nicht mehr suchen, als die aus der Technik (dem Stahlbau) bekannte Ermüdung des Materials, der nichts Biologisches anhaftet.

Die LOOSERschen Umbauzonen sind offenbar Dauerbrüche, bei denen die Dauerschädigung nicht schnell genug erfolgt, um einen vitalen Restitutionsversuch zu verhüten (HENSCHEN, REISCHAUER, PROCTOR).

Sonstige Neuerungen.

Im Vorstehenden wurde der funktionellen Pathologie in der Chirurgie als vielversprechender Basis mehrerer chirurgischer Maßnahmen und Errungenschaften das Wort geredet; doch unterschätze man auch deren Gefahren nicht. Das soll nicht auf eine Schmälerung der Bedeutung anderer Neuerungen hinauslaufen. Allerdings handelt es sich bei einem Teil derselben um praktisch-chirurgische Anwendungen der Ergebnisse nichtbiologischer, d. h. exakter Wissenschaften und Technik: der Elektrooperation; dem elektroakustischen Fremdkörpersuchen haftet fast nur ein physikalisches Verdienst an. Die Anwendung der Vitamine und Sulfonamide und des Penicillins ist ein wahrer Triumph der (Bio-) Chemie. Die heutige metallene Osteosynthese ist das Ergebnis moderner Metallurgie. Die Tantalumdeckung der Schädeldefekte dürfte nicht hinter den Autoplastiken mittels Knochen oder Knorpel zurückstehen.

Hier ist auch die KÜNTSCHERsche Marknagelung zu erwähnen (vgl. BÖHLER).

Das Vitallium als inertes eisenfreies Gußmetall hat in der wiederherstellenden Chirurgie, besonders des Bewegungsapparates — und der Mundhöhle — bisher kaum Geahntes ermöglicht.

Die neuzeitliche Verwendung verschiedenartiger, aus Vitallium hergestellter Prothesen, besonders in der Arthroplastik, ist ein metallurgischer Gewinn auf dem Gebiete des leblosen Materials. Auch anderes, lebloses, körperfremdes Material wird erfolgreich verwendet (VENABLE und STUCK, HARMON).

Die Propagation auf dem Wege der klappenlosen Vertebralvenen hat erst vor wenigen Jahren manche sonst unbegreifliche Geschwulstaussaat unserem Verständnis erschlossen (BATSON, NORGORE).

Die genauere Erforschung der Bronchialverästelung in anatomischem und bronchographischem Sinn (APPLETON) hat die neuzeitliche Lungenchirurgie — bei der althergebrachten handelte es sich fast nur um Thorakoplastiken — sehr gefördert.

Die Traktotomie (SJOQVIST) in der Behandlung der Trigeminusneuralgie fußt in der neueren physiologischen Kenntnis der Anatomie des verlängerten Markes. Ähnliches gilt von der Sektion der diencephalospinalen Vasoconstrictorenbahn FOERSTERs beim Hochdruck, bzw. von der Durchschneidung der spinothalamischen Fasern, sogar im verlängerten Mark bei unerträglichen Schmerzen im Bereich der Schulter (SCHWARZ und O'LEARY), oder im Mesencephalon.

Die Neurosenostomie PUSSEPPs, die Durchschneidung gesonderter, elektrisch identifizierter Ischiadicusfaszikel bei der Ischias dürfte allerdings durch die Operationen wegen Protrusion eines Nucleus pulposus schon überholt sein. Hier sind wir schon bei chirurgischen Fortschritten angelangt, die sich auf morpho-biologischen Tatsachen aufbauen. Die neuerdings aufgefundenen Knorpelknötchen (der Zwischenwirbelscheiben) als Ursache der gewöhnlichen Ischias und ihre sofortige und dauernde Heilung durch Excochleation beruhen auf pathologisch-anatomischem Gewinn; so auch die Heilung einer Lentainfektion, deren

Ursache neuerdings (bisweilen) in einem Infektherd am offen gebliebenen Ductus Botalli aufgedeckt wurde. Die Excision eines arteriovenösen Aneurysmas hat einige Male mit den daselbst befindlichen infektierten Vegetationen die chronische Viridanssepticämie ausgemerzt.

Die Versuche, mittels Heparin der Entstehung postoperativer Adhäsionen im Bauch entgegenzuarbeiten, rechnet man wohl noch nicht zur Chirurgie s. strictiori, doch leiten sie zu derselben hinüber (Massie).

Die elektrencephalographische Diagnostik der Hirngeschwülste (Walter) macht sich physisch-physiologische Erkenntnisse dankbar zunutze. Mancher Fachgenosse möchte nur den operativ-technischen Gewinn (das Erreichbarwerden bisher unzugänglicher Erkrankungen: Bronchialkrebs, Speiseröhrencarcinom usw.) als rein chirurgisch bewerten. Doch wäre jedenfalls alles einzubeziehen, was auf Herabdrückung des Operationsrisikos hinausgeht (Schockverhütung). Rein chirurgische Neuerungen, außerhalb der funktionellen Pathologie, gibt es mehrere. Es handelt sich dabei meistens um technischen Gewinn. Erkrankungen morphologischer Natur wurden erfolgreich angegriffen: Cysten des 3. Hirnventrikels, ganze Hirnlappen hat man erfolgreich entfernt. Die Bedeutung der Pneumonektomie (einer ganzen Lungenentfernung) oder Lungenlappenentfernung wegen Bronchektasis hat schon große praktische Bedeutung. Sie feiert ihre Triumphe nicht nur — wie es leider so oft der Fall ist bei Spitzenleistungen der chirurgischen Technik — an Patienten, die froh sein dürfen, wenigstens zunächst mit dem Leben davonzukommen. So hat sich der praktisch-soziale Nutzen z. B. vollauf bewährt bei einem 15jährigen Knaben, dem ich wegen ausgedehnter Bronchektasis den ganzen linken Lungenflügel entfernte: es resultierte nicht nur keine Unterarterialisierung, sondern er bestand seitdem auch die funktionelle Prüfung des Schwimmsportes.

Der Chirurgie des Osteosarkoms und besonders des Hirnglioms geht leider fast jeder, auch humanitärer Sinn ab.

Zu den Neuerungen gehört auch die Erweiterung der operativen Anweisung, so z. B. zur Lobektomie bei der Lungentuberkulose (Kinsilla). Vor 30 Jahren galt sie der Magenresektion wegen Ulcus. Schließlich liegt die praktische Verwirklichung der Lungenembolektomie erst 25 Jahre zurück; die Embolektomie aus der Aorta abdominalis ist noch jüngeren Datums.

Die Chirurgie der Speiseröhre, der Krebse, der kongenitalen Atresie und Fisteln, sowie der Hiatushernien am Zwerchfell ist aus dem Stadium akademischen Interesses in dasjenige der praktisch-sozialen Bedeutung getreten (Churchill, Garlock, Haight, Harrington).

Auch die antethorakale Ösophagoplastik hat sich in den Händen Judins endlich in großem Stil bewährt.

Die transthorakale Operation der Hiatushernia (TRUESDALE), die thorakoabdominale Kardiaresektion wird schon eher dem althergebrachten chirurgischen Berufsstolz gerecht. Vgl. auch die Gastrektomie auf demselben Wege, besonders beim Funduskrebs (SWEET).

Die zwei- oder einzeitige Pankreatoduodenektomien nach WHIPPLE bzw. ORR-WALKER sind gleichfalls wahre chirurgische Triumphe. Die bilaterale frontale Lobektomie, neuerdings die entsprechende Leukotomie — die Abtrennung des Stirnhirns von den basalen Ganglien — sind Großtaten chirurgischen Könnens. Auch die Chirurgie des Gefäßsystems hat in allerletzter Zeit von sich reden machen. Die Kontinuitätsresektion der kongenital-stenotischen Brustaorta (CRAFOORD) hat nicht nur grobmorphologisches Interesse: sie beseitigt den Hochdruck der kranialen Körperhälfte und damit den Hirntod durch Schlaganfall innerhalb weniger Jahrzehnte. Die Schaffung sozusagen eines künstlichen Ductus arteriosus (BLALOCK und TAUSSIG), die Anastomosierung eines großen Aortenastes mit der Lungenschlagader, bei der Pulmonalstenose, ist eine Spitzenleistung der Chirurgie der Brustorgane: die Operation verwendet die A. anonyma oder subclavia. Vgl. auch die Operation der Dysphagia lusoria nach GROSS. Die neuesten technischen Errungenschaften der Chirurgie entstammen somit vorwiegend der Chirurgie der Brustorgane und der großen (intrathorakalen) Gefäße. Mit denselben sind die Namen von BECK, CRAFOORD, BLALOCK, GROSZ u. a. rühmlichst verknüpft. Sie wurden zu einem guten Teil ermöglicht durch eine andere technische Errungenschaft, die intratracheale Gasnarkose.

Die Aufpflanzung eines Fascienlappens auf ein Herzaneurysma, die operative Heilung eines arteriovenösen Aneurysmas der Aorta und V. cava inferior: es sind Höchstleistungen neuzeitlicher technischer Chirurgie (BECK).

Hierher gehört auch die kombinierte, thorakolumbale erweiterte Splanchnicektomie SMITHWICKs, die als umfangreichste Desympathisation den widerspenstigsten Hochdruckfällen abzuhelfen bestrebt ist und somit einer funktionell-chirurgischen Absicht entspringt.

Die endourethrale Prostataresektion und die Lithotrypsie á vue sind gleichfalls rezente Errungenschaften. Damit ist die Reihe noch keineswegs erschöpft. Dennoch scheint mir die Zeit der größten Lorbeeren, die im morphologisch-chirurgischen Gebiete gepflückt wurden, im großen und ganzen vorüber. Dementsprechend soll man sich nach anderer schöpferischer Betätigung in der Chirurgie umsehen, und da will mir die Förderung der funktionellen Pathologie auf physiologischer Basis erfolgreich scheinen. Die Möglichkeit, (immer) größere Operationen ohne prohibitives Risiko durchzuführen, verdankt die Chirurgie nur zum Teil der technischen Vollendung; sonstige Maßnahmen, die den

Anforderungen vegetativer Funktionen gerecht zu werden suchen, sind ebenso wichtig. Auch dies führt zur funktionellen Pathologie in der Chirurgie hinüber, steuert zur sozialen, nicht nur ärztlichen Berechtigung zu derartigen übergroßen Eingriffen bei. Allerdings mehren sich auch sonst die Berichte über 5- und langjähriger Überlebungsfrist nach solchen (oft Krebs-)Operationen. So verfüge ich über zwei Gliomlobektomierte, die seitdem 6 bzw. 3 Jahre voll erwerbsfähig sind.

Die Anastomosierung der Pfortader mit der V. cava inferior oder der splenorenalen Wurzeln verbürgt sofortige Entlastung beim portalen Hochdruck (Whipple, Blakemore, Lord). Sie ist eine viel verheißende, kühne Variante der alten Talmaschen Operation (Omentopexie).

Die althergebrachte anatomisch fundierte Chirurgie ist im allgemeinen nur ein respektables, doch jedenfalls zu beherrschendes Handwerk, dem allerdings sehr viele Menschen Leben oder Gesundheit, Erwerbsfähigkeit und Arbeitslust verdanken; der wissenschaftlichen Medizin nützt sie im allgemeinen nicht oder nur ausnahmsweise. Die neuere funktionelle Chirurgie dagegen — sie ist allerdings noch nicht so sehr zur segensreichen Reihenarbeit geworden — setzt nicht nur neuere physiologische, manchmal funktionell betonte pathologische Gedanken in die chirurgische Tat um, sondern sie bietet auch öfters Anregungen und liefert Bestätigungen am Menschen von tierexperimentell ermittelter Pathologie. Sie dient nicht nur der Menschheit und der Medizin, sondern sie liefert der pathologischen Physiologie auch am Menschen erworbene Experimentaldaten, die der Wissenschaft sonst kaum je zur Verfügung kämen. Das wäre mit dem „Beitrag der funktionellen Chirurgie zur Pathologie“ angegeben. Dafür gebührt der neueren Chirurgie der Dank mehrerer Teildisziplinen der Medizin.

Aus Vorstehendem dürfte hervorgegangen sein, daß schon zahlreiche funktionelle Geschehen einen chirurgischen Aspekt erhalten haben. Relativ sind es immer noch wenige. Man könnte von der Überwindung des obligaten anatomischen Substrates in der Chirurgie sprechen. Daraus ergibt sich für die Zukunft ein ausgedehntes Arbeitsgebiet mit mehrfacher chirurgischer Aussicht. Man könnte sich als Chirurg darüber nur freuen: An den morphologischen Grundlagen der Chirurgie ändert sich kaum noch Wesentliches; ein Zuwachs ist auf diesem Boden nur noch in beschränktem Maß zu erwarten, und Anlaß zu wissenschaftlicher Betätigung ergibt sich dabei selten. In dieser Hinsicht stürzt das Alte[1]. Es ist wohl der Funktionspathologie vorbehalten, gestützt auf physiologische Kenntnis, die altehrwürdige Chirurgie zu neuem, besonders wissenschaftlichem Leben zu erwecken. Auf diesem Wege wird auch in Zukunft der Menschheit gedient! Und

---

[1] Davon war im Motto der 1. Auflage die Rede.

darauf sollten letzten Endes unsere Bestrebungen hinauslaufen. Sonst schafft noch so hoch entwickelte Technik nur großen Nutzen für heute. Künftige praktische Ausblicke zu ermöglichen, bleibt jedoch der chirurgischen Wissenschaft vorbehalten. Wie passen nun die bekannten Funktionsproben in die „funktionelle Pathologie" hinein? Diese Funktionsproben sind im Ergebnis keineswegs unabänderlich: sie sind eben nicht nur die getreue Abspiegelung unveränderlicher morphologischer Pathologie, sondern ihnen ist eine schwankende, weil „funktionelle" Note beigemischt. Eine schlechte Nierenfunktion bedeutet somit noch keinen Dauerzustand; sie kann sich bedeutend, auch unerwartet, erholen. Entsprechendes gilt wohl auch von der erprobten Leberfunktion: beide sind nicht nur morphologisch bedingt.

Zusammenfassung.

Im Vorangehenden wurde an zahlreichen Beispielen dargetan, daß es auch in der Chirurgie eine funktionelle Pathologie im Sinne v. BERGMANNs gibt. Sie durchdringt die verschiedensten Gebiete unserer Fachdomäne. Je mehr die Funktionsstörung in den Vordergrund rückt, wie es für die funktionelle Pathologie bezeichnend ist, um so wichtiger wird auch die Beschwerde, d. h. die Anamnese des Kranken dem Untersuchungsbefund gegenüber. Sollte es gelingen, die Betriebsstörung als Ursache der Beschwerde irgendwie zu objektivieren, um so besser. Diese funktionelle Pathologie ist manchmal das Komplement der morphologischen Pathologie (HUECK), unrichtigerweise der „organischen", der sie sonst mehrfach gegenüberzustellen ist, indem der gestörten Funktion eine morphologische Ursache (vorläufig) abgeht oder an entferntem Ort entspricht.

Wie aus dem angeführten Material ersichtlich, handelt es sich in der funktionellen Pathologie um die Pathologie des vegetativen Systems im KRAUSschen Sinne; es umfaßt somit die neurovegetative, hormonale und ionale (humorale) Pathologie im weitesten Sinne, also mit Einschluß der Vitamine, deren Abgrenzung gegen die Hormone bisweilen schwierig ist. Soll doch Vitamin E dem Oestradiol — Stilboestrol — gleichartig wirken in der Menopause, nach operativer Kastration (ohne Herbeiführung unerwünschter hyperplastischer-neoplastischer Brustdrüsenreaktion). Ja, sogar der Gegensatz Hormone — autonome Nerven hat seine Berechtigung teilweise verloren, wird doch bekanntlich der sympathische Nervenreiz dem Erfolgsorgan mittels Adrenalin übertragen, während es sich beim Parasympathicus anscheinend um einen cholinähnlichen Körper handelt (adrenergische bzw. cholinergische Nerven nach DALE). Manchmal ist dies mit korrelativer Pathologie gleichbedeutend. Und dabei braucht man sich oft nicht vor Eingriffen an sich völlig normalen Organen zu scheuen, deren Funktion geschwächt oder gar ausgeschaltet werden soll zur Wiedererlangung eines sonst — an anderem Ort — gestörten Betriebs-Funktionsgleichgewichts. Oft befaßt sich die funktionell begründete Chirurgie mit einem übergeordneten Organ oder organischen (morphologischen) Substrat, wie etwa beim Interrenalismus. Und sollte sich in diesem einmal nur der CUSHINGsche hypophysäre Basophilismus auswirken, wie in dem von CRILE auf das Exakteste dokumentierten Falle, so scheitert der Eingriff an der allerhöchsten Stelle (der Hypophyse) doch an der praktischen Unauffindbarkeit des basophilen Adenoms. Da soll sich die funktionelle Chirurgie mit dem nur als palliativ zu bewertenden Nebennieren-eingriff zufrieden geben.

Es gibt auch Interrelationen der Vitamine und der autonomen Nerven; so soll Vitamin E erfolgreich sein bei der Impotenz durch Pelvicusläsion. Nicht alle Pathologie endokriner Organe und des autonomen Nervensystems, soweit überhaupt chirurgisch, ist korrelativ-funktionell. Der Schilddrüsenkrebs, die Adnextumoren, die Ganglioneurome des Sympathicus und des Nebennierenmarks haben nur selten einen funktionellen Aspekt. Letztere könnten schlimmstens vielleicht einen Addison verschulden, genau so, wie eine beliebige Metastase eines anderweitigen Tumors. Dem Pankreaskrebs gehen endokrine Symptome meistens ab. Das Neuroblastom bewirkt meistens nur Symptome seitens der benachbarten Gewebe und Organe. Sympathicusgeschwülste des Retroperitonealraums und hinteren Mediastinums machen selten in die Augen springende Erscheinungen; bei darauf hinzielender Spezialuntersuchung dürften Schweißausfälle und Gefäßerscheinungen doch manchmal vorhanden sein, sogar lokalisatorischen Wert haben.

Andererseits gibt es vegetative Manifestationen infolge des Druckes benachbarter, nicht vegetativer Gebilde: man erinnere sich des HORNER-Komplexes, etwa beim sog. Superior-sulcus-Tumor, dem branchiogenen ektopischen Krebs des oberen Brusteinganges. Zu den endokrinen Druckschäden gehört offenbar auch die Impotenz, die Amenorrhöe beim an sich nicht endokrinen chromophoben Hypophysenadenom, sowie — überaus selten — der Addison infolge exogenen retroperitonealen Drucks. Zu erwähnen ist schließlich die Impotenz als unerwünschte Beigabe radikaler Mastdarmoperationen, durch Pelvicusschädigung.

In der funktionellen Pathologie des vegetativen Systems hat man im allgemeinen drei Behandlungsarten zur Verfügung: die autonom-innervatorische, die hormonale und die sonstige humorale (ionale; Vitamine). Die erstere ist obligat chirurgisch; die zweite ist chirurgisch oder medikamentös, die dritte ist meistens nicht chirurgisch. Doch sind auch hier die Grenzen nicht immer scharf. Der orthosympathischen

Entnervung läuft die Anwendung des parasympathicomimetischen Acetylcholins (eines Hormons) so ziemlich parallel; ähnlich tritt Adrenalin in Konkurrenz mit schwer zu realisierender parasympathischer Denervation. Bevorzugt ist, wenn möglich, die am meisten als kausal anmutende Therapie, z. B. die Strumektomie beim Basedow; daneben gibt es allerdings die Sympathicuseingriffe, die Darreichung des Vitamins A, des Thiouracils und des Jods. Bei der Tetanie bevorzugt man je nach der Sonderform die Ansäuerung des Blutes, die Verabfolgung von Kalk, die endokrine Parathormonmedikation, die vitaminartige AT 10-Therapie oder vielleicht die Halssympathicusoperation zur Förderung der Epithelkörperchen bzw. deren Implantation. Bei der Angina pectoris hat man die Wahl, neuroregulatorisch (am Ganglion stellatum bzw. durch Splanchnicektomie bei zugrunde liegendem essentiellen Hochdruck) oder auf dem hormonalen Wege (Thyreoidektomie) chirurgisch einzugreifen. Die peripheren Gefäßleiden behandelt man mit Grenzstrangoperation oder hormonal (Kallikrein, Follikelhormon). Als letztes Beispiel führe ich den Diabetes an; neben dem anerkannten Insulin liegen Versuche mit Hefe (Vitamin B_1), Hypophysenchirurgie (kontrainsuläres Hormon) und Splanchnicusresektion (Nebennierenschwächung) und zuletzt mit Inselzellenadenomüberpflanzung, auch etwa Pankreaskopfligatur im STEINACHschen Sinn, vor. Nicht immer liegen die Verhältnisse so klar zutage: hinter dem Ulcusleiden vermutet wohl mancher — vgl. CUSHING — zu Recht eine zentralnervöse Ursache, von der sich jedoch eine chirurgische Therapie kaum je erhoffen läßt. Schließlich gibt es unzweifelhaft geänderte — auch übergeordnete — Funktionen, die dem entsprechenden Organ morphologisch zwar nicht anzusehen sind, doch mit demselben erwünschterweise in Wegfall geraten.

Auf der anderen Seite kann der nämliche chirurgische Eingriff mehreren funktionell-pathologischen Indikationen genügen, da die vegetativen Korrelationen nun einmal auf verschiedene Weisen ineinander greifen. Die cervcicothorakale Sympathektomie wird kardialen und peripherischen Gefäßschäden am Arm gerecht; die subdiaphragmatische Sympathektomie dient der Behandlung intestinaler Muskelstörungen und sonst der Durchblutungsfehler an den Beinen. Schilddrüsen- und Nebennierеneingriffe nehmen verschiedenartige korrelative Erkrankungen in Angriff.

Namentlich im Bereich des vegetativen Systems (KRAUS) gibt es solche ausschließlich funktionelle Pathologie: humorale (hormonale, ionale). Doch auch das autonome Nervensystem und die von ihm gesteuerten Funktionen der glatten Muskeln, Drüsen und des Gefäßapparates gehören hierher. Mit chemischer Pathologie ist das oft gleichbedeutend. Meine funktionelle Pathologie in der Chirurgie befaßt sich demzufolge mit dem vegetativen System in der Chirurgie und mit der „Chirurgie des vegetativen Systems"; darin ist der Untertitel begründet.

Aus Unkenntnis oder vorgefaßtem Widerwillen wurde und wird noch manchmal eine morphologische Pathologie als gesichert angenommen, wo eine solche in der Tat nicht vorhanden oder nur von nebensächlicher Bedeutung ist.

In der funktionell begründeten Chirurgie will die Hand des Chirurgen, geleitet von umfassender Kenntnis der Physiologie und der Funktionspathologie den Kranken dazu befähigen, in entsprechenden Fällen seine krankhaft veränderten Funktionen von neuem einzuregulieren. Um eine funktionelle Wiederherstellungschirurgie handelt es sich im wahren Sinn des Wortes. Mit LERICHE gebe ich mich der Hoffnung hin, daß der Tag kommen wird, an welchem wir einen bedeutsamen Teil unserer Aktivität dem Bestreben, „auf operativem Wege physiologische (funktionelle) Effekte hervorzurufen, die denjenigen der Erkrankungen entgegengesetzt sind", widmen werden.

Es hätte auch von der Chirurgie der Korrelationen die Rede sein können. Wie kaum je in der althergebrachten, morphologisch begründeten Chirurgie hat in der funktionellen Experimentalarbeit die Fortschritte anzubahnen. Sie steuert schließlich zu einer biologischen Synthese bei, indem sie unsere Kenntnisse der natürlichen Korrelationen vertieft.

Bei genauerem Hinsehen bekommt gar viele morphologische Pathologie, die man bisher gar nicht als der Funktionspathologie verdächtig betrachtete, ein funktionelles Aussehen; so liegt der Heilerfolg der Magenresektion nicht in der Entfernung des Geschwürs an sich, das seinerseits auch nicht allein maßgeblich ist für die Pathologie und Beschwerden.

Die einen mechanischen Ikterus behebende Anastomosenoperation heilt zugleich die Halisterese des Skelets, die Blutungsbereitschaft, die etwaige symptomatische Perniciosa, die Fettdiarrhöe. Sogar der etwaigen Amputation einer Extremität können sehr wichtige funktionell-pathologische Folgen anhaften: die rechtzeitige Abtragung einer sonst unheilbaren osteomyelitischen Extremität verhütet die amyloide Entartung der parenchymatösen Organe und mit derselben den Hochdruck des Nierenamyloids (Nierenischämie). Angesichts der Tatsache, daß die amyloide Degeneration als reversibel erkannt wurde, möchte man sogar vermuten, der Amyloidhochdruck sei mittels chirurgischer Ausrottung ursächlicher eitriger Prozesse heilbar.

Es gibt auch funktionelle Mutationen; allerdings ist weitaus die Mehrzahl der experimentellen Mutationen morphologisch.

Im Vorangehenden wurde oft der Gegensatz funktioneller und morphologischer Pathologie betont. Doch erweist sich dieser nicht immer als scharf. So könnte man z. B. fragen: Wo hört die Hyperfunktion beim Turnen auf und fängt die Hypertrophie der athletischen Muskeln an?

So ist ferner an der morphologischen Pathologie des Pförtnerkrebses nicht zu zweifeln; die Entleerungsbeschwerden beim pylorusfernen Ulcus sind wohl spastischer, somit funktioneller Art; auch Zweifel hieran hegt keiner angesichts des Geschwüres. Warum sollte es denn anders sein mit der Passagestörung des auf irgendeine Weise operierten Ulcuskranken?

Funktionell ist die Pathologie beim Gefäßspasmus; doch seine Folge, das vorübergehende Ödem, nähert sich schon der morphologischen Pathologie.

Wohin gehört die Colica mucosa? Wo hört die Divertikulose des Dickdarms auf, und wo beginnt die Divertikulitis am „Vagusdarm?“

Und wer markiert eine scharfe Grenze, auf deren einen Seite sich vasomotorische, leiomyospastische und sekretorische Erscheinungen befinden, auf derselben oder auf der anderen Seite die seröse Entzündung, bzw. die örtlichen allergischen Reaktionen mit fakultativem hämorrhagischem Einschlag, als Übergang zur altbekannten anatomischen Entzündung mit Rubor, Dolor usw.?

Schließlich gibt es bisweilen Grenzfälle, wo die Einreihung in das Gebiet funktioneller oder morphologischer Pathologie nicht absolut ist, kennt man doch normalanatomisch schon funktionelle Formen. Es ist zu gestehen, daß sich später einmal — vielleicht ultramikroskopische — Morphopathologie als Grundlage ergeben könnte, in den Fällen humoral oder neural gesteuerter, bisher als rein funktionell betrachteter Pathologie, denen heute ein anatomisches Substrat am Ort der Betriebsstörung abgeht. Dieser Hoffnung gebe sich derjenige hin, dem dies eine Denknotwendigkeit erscheint. Es wäre allerdings die Möglichkeit chemischer Substrate zu erwägen; das würde freilich zur Ultramikromorphologie hinüberführen. v. Bergmann hat einmal in seiner prägnanten Weise von der Charakterapotheke geschrieben und damit gemeint, der Charakter des Menschen sei zu einem guten Teil endokrin bedingt. Ich möchte hinzusetzen: es gibt auch eine Chirurgie des Charakters: neben den Erfolgen beim Basedow sind besonders diejenigen der Hypophysen-, Nebennieren- und Sexualdrüsenchirurgie in diesem Sinne hervorzuheben.

Die Pflege der funktionellen Pathologie ist auch in der Chirurgie berufen, an einer pathologischen Synthese mitzubauen. Sie nützt nicht nur wissenschaftlicher Erkenntnis, sondern auch in mehrfacher Hinsicht unseren Kranken, indem sie bisher ungeahnte operative Wege zeigt, die Wahl einer Operation oder auch die Unterlassung derselben beherrscht.

Die funktionelle Pathologie könnte weiter dazu beitragen, den Gegensatz des durchschnittlichen Mediziners und Chirurgen zu überbrücken. Der innere, oft in mehrjähriger Laboratoriumsarbeit erzogene Mediziner wägt, der Chirurg wagt, was seinem Charakter meistens mehr entspricht. Mehr Interesse an der Physiologie, wohl auch ausgiebige Schulung in Researcharbeit, würde ihm zweifelsohne die Achtung des inneren Kollegen eintragen und die gegenseitige Zusammenarbeit erleichtern. Nachdem das Nervensystem infolge ungenügenden Interesses an neurologischen Problemen dem Allgemeinchirurgen zusehends entfällt, sollte ihm doch besonders an inneren Fragestellungen liegen, damit ihm schließlich nicht nur die orthopädische Chirurgie neben den Routineeingriffen am Bauch übrigbleibt.

Die Frage: Wer ist der beste Chirurg, der praktische Techniker oder der Wissenschaftler, wäre m. E. in dem Sinne zu beantworten, daß der gute Chirurg beides zugleich sein soll.

Wie oft herrscht in den Sitzungsberichten chirurgischer Vereine und Gesellschaften das rein technische Thema vor.

Übrigens scheint mir die Wissenschaft im allgemeinen — auch außerhalb der medizinischen Fakultäten — sich über Gebühr in Technizismen zu verlieren. Wie viele Wissenschaftler sind nicht stolz auf „ihre" Methode. Mir scheint dies ein bedauerlicher Niedergang der Kultur des alten Kontinents im 20. Jahrhundert.

Es ist noch nicht so lange her, daß die Chirurgen um Gleichberechtigung mit den Vertretern der Medizin ringen mußten, um aus der Arbeitsgemeinschaft der Bader emporzusteigen. Man braucht sich nachträglich darüber nicht zu wundern, da die Chirurgie nicht nur dem Namen nach = sprachlich „Handwerk" war. Auch noch so hoch entwickelte Technik ist der wissenschaftlichen Medizin nicht ohne weiteres gleichzusetzen. Eine neue Bereicherung des Gedankeninhalts unseres Faches ist zweifelsohne der funktionellen Pathologie zu entnehmen.

Im Vergleich mit dem hohen wissenschaftlichen Wert der Entdeckung, Reindarstellung bzw. Synthese mehrerer Vitamine und Inkrete einschließlich des AT 10 ist die Bedeutung der Chirurgie auf innersekretorischer und verwandter funktioneller Basis keineswegs zu unterschätzen. Die medikamentöse Behandlung, etwa mittels Insulin, ist immer nur dem lebenslänglichen Tragen einer Prothese, nicht der operativen Pseudarthrosenheilung vergleichbar. Der letzterwähnten reiht sich z. B. die Hyperparathyreoidektomie bei der Ostitis fibrosa generalisata ebenbürtig an. Es ist allerdings einzugestehen, daß die chirurgische Implantation sogar derjenigen Organe bzw. Gewebe, für die ein richtiger Bedarf vorlag, bisher kaum Dauerhaftes geleistet hat, vielleicht wegen unterlassener Blutgruppenberücksichtigung: um mehr als Heilmitteldurante handelt es sich nicht. Einen Sieg über die Medizin, die auch mit Protaminzinkinsulin längst ähnliche Wege gegangen ist, hat die Chirurgie wenigstens in diesem Sinn noch nicht davongetragen; gehört doch das Gebiet der Hypofunktionen besonders der Medizin, die den Hyperfunktionen gegenüber nur ausnahmsweise und vorübergehend etwas geleistet hat (Thiouracil bei der Hyperthyreose).

Es fragt sich schließlich, wie sich die funktionelle Pathologie zur physiologischen Pathologie oder pathologischen Physiologie verhält; letzterer Name hat sich mehr durchgesetzt. Teilweise decken sich die beiden Begriffe. Die pathologische Physiologie studiert allerdings besonders die Funktionsänderungen infolge der als Hauptsache betrachteten Morphopathologie. Die funktionelle Pathologie — der dazu geprägte Name will grundsätzlich die gestörte Funktion als Hauptsache gewürdigt sehen — beschäftigt sich in reinster Form mit Funktionsstörungen (zunächst) ohne jede morphologische Grundlage. Doch wird auch die Korrelationspathologie infolge etwaiger entfernter Substrate mit einbegriffen. Handelt es sich dabei doch immer noch um eine nicht am Erfolgsorgan morphologisch begründete Betriebsstörung, also diesem gegenüber um funktionelle Pathologie.

Die Funktionspathologie als Grundlage moderner Chirurgie stellt ihrerseits auch technische Probleme, an deren Lösung manchmal schon erfolgreich gearbeitet wurde. Es sind hier namentlich neue Operationen im Gebiete des autonomen Nervensystems zu erwähnen: die präganglionäre Desympathisation namentlich der oberen Extremität, die besonderer physiologischer Erkenntnis gerecht wird. Auch die Eingriffe an den Nebennieren und Nebenschilddrüsen gehören hierher. Andere, gleichfalls rein technische Operationsvorschläge: sacrale Durchschneidung des Plexus hypogastricus, scalenovertebrale Stellatumexstirpation gehören auch hierher. Diagnostisch ist die pneumoradiographische Darstellung der Nebennieren anzuführen. (Vgl. jedoch die Steronenreaktion.)

Schlußwort.

Es scheint mir nicht angebracht, gehört auch wohl nicht zu meiner Kompetenz, daß ich hier der Frage nachgehe, was die Funktionelle Pathologie an Integrierendem leisten könnte auf anderen Gebieten als denjenigen vielumfassenden der inneren Medizin und Chirurgie.

Wenn es mir gelungen sein sollte, im Vorstehenden von neuem das Interesse an der funktionellen Pathologie als einem integrierenden, zur Synthese strebenden Bestandteil der Heilkunde zu erwecken, so wäre damit diese Arbeit belohnt. Auch weiß ich, daß ein Buch wie das vorliegende hier und da Ansichten und Beispiele bringt, die recht bald überholt werden können. Von denselben kann ich also bestenfalls nur einen vergänglichen Erfolg erhoffen, allerdings, soweit es sich nur um gesonderte Beispiele, nicht um den Grundgedanken handelt. Einiges aus der ersten Auflage mußte schon fortfallen, bzw. den Ergebnissen neuerer Forschung entsprechend dargestellt werden.

Am Verfasser, der infolge gründlichster siebenjähriger, morphologischer Vorbildung in der normalen und pathologischen Anatomie, vor etwa 20 Jahren auf das strengste und ausschließlich anatomisch dachte, hat sich diese Anerkennung nicht leicht vollzogen und um so schwieriger, als er seitdem aus einer exklusiv anatomisch-technischen Chirurgenschule hervorgegangen ist. Er hat sich diese Neuorientierung sozusagen erkämpfen müssen. Sie macht mehr als je experimentelle Vorstudien und Prüfungen mit physiologischer Methodik erforderlich.

Für den Verfasser dieses Buches hat sich die Abwendung von der reinen Morphologie zunächst aus den Ausführungen seines morphologischen Lehrers Bolk ergeben, in denen die Bedeutung der innersekretorischen Organe für die Morphogenese — besonders in bezug auf die phyletische Entwicklung — diskutiert und verfochten wurde. Die organotropen Hypophysenhormone haben als morphogenetische körpereigene Wirkstoffe derartige Lehren seitdem gefestigt. Bolk führte also korrelative Funktionen in die Morphologie ein; allerdings war ihm dabei der Endzweck immer noch das Studium der phyletischen Formgestaltung.

Doch auf jeden Fall trat Funktionelles in die (normale, auch vergleichende) Anatomie ein. Spemann hat uns in der experimentellen Entwicklungsgeschichte mit korrelativen Prozessen bekannt gemacht (seine Organisatoren). Ich habe später besonderes Interesse am Descensus der Hoden als hormonal verursachtem Entwicklungsprozeß beim Menschen wachgerufen. Der Einwand, es handle sich dabei nur um eine Entwicklungsbeschleunigung — wie bei den Schilddrüsenversuchen Gudernatschs —, trifft gewiß nicht zu: kein anderes Organ bzw. System wird vom „gonadotropen" Hormon beeinflußt. Die humorale Korrelation scheint mir hiermit auch im Prinzip in ihrer Bedeutung für die individuelle Morphogenese festzustehen.

Daß es sich bei der Organogenese nicht nur um die Vorführung eines historischen (des phylogenetischen) Films handelt, leuchtet wohl am besten bei der Betrachtung des Gefäßsystems ein. Es soll zu jeder Zeit dem sonstigen sich entwickelnden Organismus angepaßt sein und durchläuft dementsprechende zweckdienliche Umgestaltungen. Um ein phyletisches Denkmal, wie ich es mir damals dachte, handelt es sich wohl bestens nebenbei.

Die Lehre von der Neurobiotaxis (Ariens Kappers) führte neurale Korrelationen in die formale Genese ein, allerdings nur im Nervensystem und in stammesgeschichtlichem Sinn. Diesen nicht-klinischen Ausführungen schlossen sich nun die Gedankengänge v. Bergmanns an. Man kann nach der Ansicht des Verfassers v. Bergmann nicht genug für die Herausgabe seiner „Funktionellen Pathologie" danken. Die Lektüre, ja das Studium derselben, hat weiter entscheidend auf den Verfasser gewirkt. Doch möchte er auch diesmal nicht mehr als Interesse, nicht ohne Einsprüche, erregt haben, besonders in chirurgischen Kreisen. Verständnis, geschweige denn Anerkennung, wird sich daraus zweifelsohne ergeben. Zum Schluß ist er sich dessen bewußt, daß das vorliegende Buch — auch schon durch die fehlende naturphilosophische Note — nicht entfernt an das Niveau des magistralen Buches des Berliner inneren Klinikers heranreicht. Die Lektüre desselben möchte er auch den chirurgischen Kollegen wärmstens empfehlen.

Wenn auch nach Sauerbruch die anatomisch-mechanische Indikation dem Chirurgen zweifelsohne die gesichertsten Erfolge einträgt, so sind doch die Zeiten der ausschließlich derart begründeten Chirurgie vorüber. Das hat auch Sauerbruch, als er sich in seinem Kropfreferat gegen die organbegrenzte Pathologie wandte, eingestanden. Neben und an die Stelle der damaligen Erschließung neuer Organe im anatomisch-technischen Sinn als Inhalt der Fortschritte ist die Funktionspathologie getreten.

In der Biologie des normalen Menschen hat neben der Lehre der Morphologie die Wissenschaft der Funktionen (die Physiologie) längst auch akademische Anerkennung gefunden. Die Biologie der Tierwelt hat sich dem erst mit großer Verspätung angeschlossen. Von der Biologie des kranken Menschen jedoch hat bisher nur die Morphologie eine Zentralstelle behauptet. Akademische Anerkennung wurde den pathologischen Funktionen im allgemeinen nicht zuteil, wenn auch die praktische innere Medizin ihnen bedeutsames Interesse entgegenbrachte. Hier bleibt etwas nachzuholen: die amtliche Förderung der physiologischen Pathologie, der nicht nur gelegentlich in den inneren Kliniken, sondern an und für sich zu einer zweiten Zentralstelle in der klinischen Abteilung der medizinischen Fakultät zu verhelfen wäre. Als einem Teile derselben dürfte damit auch der funktionellen Pathologie, der Pathologie des „vegetativen Systems", der Korrelationspathologie, auch in der Chirurgie genützt sein.

Solange ein zentrales Institut zur Erforschung der krankhaften Funktionen noch fehlt, müßte einer akademischen (chirurgischen) Klinik doch wenigstens ein physiologisches Laboratorium angegliedert sein. Denn den vielbeschäftigten Klinikern, insbesondere auch den körperlich schwer belasteten chirurgischen Klinikdirektoren fehlt — wenigstens bei uns — anscheinend die Zeit und sonstige Möglichkeit zur rein wissenschaftlichen Betätigung, sowie zu deren Förderung. Und die „reine“ Physiologie hat ihr eigenes, nicht-klinisches Arbeitsgebiet.

Die ständige Mitarbeit eines Internisten, dem sich daraus auch wissenschaftliche Perspektiven eröffnen könnten, an der chirurgischen Klinik (nebenbei zur Überwachung der Laboratoriumsarbeit der Analystinnen) wäre schon das geringste Erfordernis der Jetztzeit. Sie verfolgt nicht nur wissenschaftliche Zwecke, sondern will auch den praktisch-klinischen Interessen der Patienten gerecht werden. Leider genügen bei uns nur sehr wenige Kliniken dieser Forderung. Die Furcht, in eine dem Chirurgen untergeordnete, unerträgliche Stellung zu geraten, dürfte manchen jüngeren Internisten von der Übernahme einer derartigen Stelle — für einige Jahre — abhalten. Dennoch scheint mir diese Befürchtung einem einigermaßen weitsichtigen, großzügigen chirurgischen Klinikvorstand gegenüber unberechtigt.

Literatur.

Abrahamson and Hinton: Surg. etc. **76** (1943). — Adair: J. amer. med. Assoc. **128** (1945). — Adair and Herrmann: Ann. Surg. **123** (1946). — Adams and Munro: Surg. etc. **78** (1944). — Adamstone: Arch. Path. (Am.) **31** (1941). — Adler: Zbl. Chir. **1937**. — Adson: Surgery (Am.) **1** (1937). — Adson u. a.: Arch. Surg. (Am.) **31** (1935). — Surg. etc. **62** (1936). — Albright and Bloomberg: J. Ur. (Am.) **34** (1935). — Albright u. a.: Amer. J. med. Sci. **187** (1934). — Allen: Internat. Abstr. Surg. (Am.) **76** (1943). — Arch. Surg. (Am.) **38** (1939). — Allen u. a.: Ann Surg. **118** (1943). — Altemeyer and Wadsworth: Ann. Surg. **115** (1942). — Altschule and Zamcheck: Surg. etc. **74** (1942). — Apitz: Kolloid-Z. **85** (1938). — Appelbaum: Ann. int. Med. (Am.) **21** (1944). — Asher: Physiologie der inneren Sekretion. Leipzig 1936. — Atwater u. a.: Ann. Surg. **117** (1943). — Aub u. a.: J. clin. Invest. (Am.) **7** (1929).

de Bakey and Simeone: Ann. Surg. **123** (1946). — Banner and Dockerty: Surg. etc. **81** (1945). — Bancroft: Ann. Surg. **121** (1945). — Barney and Mintz: Brit. J. Ur. **8** (1936). — Barringer: Surg. etc. **72** (1941). — Batson: Ann. Surg. **112** (1940). — Bauer et Leriche: Presse méd. **1934**. — Beck: Ann. Surg. **118** (1943). — Trans. Stud. Coll. Phys., Philadelphia **7** (1939). — Ann. Surg. **120** (1944). — Becker: Zbl. Chir. **63** (1936). — Berens: Surg. etc. **74** (1942). — Berger: Nova Acta Leopold. (D.), N. F. **6** (1938). — Bergmann, v.: Weltbild des Arztes. Berlin 1943. Funktionelle Pathologie. Berlin 1936. — Bergmann, v. u. Goldner: Z. klin. Med. **108** (1928). — Bijwaters: Brit. med. Bull. **3** (1945). — Birnbaum and Thompson: Surg. etc. **75** (1942). — Bisgard u. a.: Ann. Surg. **115** (1942). — Biskind u. a.: Surg. etc. **78** (1944). — Blackfan: J. Pediatr. (Am.) **13** (1938). — Blakemore and Lord: Ann. Surg. **122** (1945). — Blalock: Bull. Hopkins Hosp., Baltim. **72** (1943). — Ann. Surg. **124** (1946). — Blalock u. a.: J. amer. med. Assoc. **117** (1941). — Blalock and Taussig: J. amer. med. Assoc. **1945**. — Blumgart u. a.: Arch. int. Med. (Am.) **51** (1933). — J. amer. med. Assoc. **104**

(1936). — BÖHLER: Knochenbruchbehandlung, Bd. III. Wien 1944. — BOEKE: Z. mikrosk.-anat. Forsch. 8 (1927). — DE BOER: Arch. ges. Physiol. **190** (1921). — BOLK: Menschwerdung. Jena 1926. — BOMSKOV: Verh. Chir.-Kongreß 1940. — BOTHE u. a.: Surg. etc. **75** (1942). — BRAASCH and GOYANNA: J. Ur. (Am.) **53** (1945). — BRAASCH and STROM: J. Ur. (Am.) **50** (1943). — BRAEUCKER: Arch. klin. Chir. **139** (1926); **149** (1928). — Nervenarzt **6** (1933). — BREITNER: Erkrankungen der Schilddrüse. Wien 1928. — BROSTER and MCKEITH: Brit. J. Surg. **31** (1944). — BRÜGER and CARTER: Ann. Surg. **113** (1941). — BÜCHNER: Pathologie der peptischen Veränderungen. Jena 1931. — BUIRGE u. a.: Surgery (Am.) **17** (1945).

CAHILL: Surg. etc. **72** (1942). — CAMERON: Rec. advances in Endocrinol. London 1945. — CAMPBELL: Orthopedics operative. St. Louis 1940. — CANN and ROMANSKI: J. amer. med. Assoc. **1940**. — CANNON u. a.: Ann. Surg. **120** (1944). — CARRIÉ: Strahlenther. **63** (1938). — CASTEN and BODENHEIMER: Surg. etc. **72** (1941). — CASTLEMAN and SMITHWICK: J. amer. med. Assoc. **121** (1943). — CHRISTY: Amer. J. Obstetr. **84** (1945). — CHURCHILL: Ann. Surg. **115** (1942); **116** (1942). — CHURCHILL and COPE: Ann. Surg. **104** (1936). — CHUTE: J. Ur. (Am.) **41** (1939). — CIANFRANI: Ann. Surg. **124** (1946). — CLAGETT and ROOT: Surg. etc. **78** (1944). — CLAIRMONT u. HABERER: Mitt. Grenzgeb. Med. u. Chir. **22** (1911). — CLARK u. a.: The Hypothalamus. London 1938. — CLAUSEN: Acta radiol. (Schwd.) **23** (1942). — CLOWES u. a.: Ann. Surg. **118** (1943). — COLBY: Surg. etc. **59** (1934). — COLEY and STEWART: Ann. Surg. **121** (1945). — COLLER u. a.: Ann. Surg. **108** (1938); **119** (1944). — COLLER and FARRIS: Surg. etc. **73** (1941). — COLLER and MADDOCK: Ann. Surg. **102** (1935). — CONN: Physiol. Rev. (Am.) **24** (1944). — COPE: Surgery (Am.) **16** (1944). — COPE u. a.: Ann. Surg. **117** (1943). — COTTE: Chirurgie du Sympath. pelvien. Paris 1928. — CO TUI u. a.: Ann. Surg. **119** (1944); **120** (1944). — COX: Amer. J. Path. **19** (1943). — CRAFOORD and NYLING: J. thorax. Surg. (Am.) **4** (1945). — CROHN: J. amer. med. Assoc. **99** (1932). — CRUTCHER: Ann. Surg. **123** (1946). — CURTIS: Surg. etc. **73** (1941). **75** (1942). — CUSHING: Bull. Hopkins Hosp., Baltim. **50** (1932). — Balfour lecture. Baltimore 1932. — Surg. etc. **55** (1932). — CUSTER u. a.: Ann. Surg. **123** (1946). — CUTLER and HOERR: Ann. Surg. **114** (1941). — CUTLER and SCHNITTER: Ann. Surg. **100** (1934).

DAFT and SEBRELL: Publ. Health Rep. (Am.) **58** (1943). — DAM: Z. Vitaminforsch. (Schwz.) **8** (1939). — DANDY: Ann. Surg., **106** (1937); **110** (1939). — DANDY u. KOEBCKE: Hirnchirurgie. Leipzig 1938. — DANIELS: Med. Clin. N. Amer. **1944**. — DAVID u. a.: Presse méd. **52** (1944). — DAVID and CAMPBELL: Ann. Surg. **132** (1946). — DAVIDOFF: Amer. J. Surg. **74** (1947). — DAVIS: Neurol. Surgery. London 1936. — Surg. etc. **77** (1943). — DAVIS, POLLOCK and STONE: Surg. etc. **55** (1932). — DEAN u. a.: Surgery (Am.) **16** (1944). — DEAN and ABELS: J. Ur. (Am.) **52** (1944). — DEUCHER: Strahlenther. **67** (1940). — DINGWALL and ANDRUS: Ann. Surg. **120** (1943). — DOBIJNS: Surg. etc. **80** (1945). — DOCKERTY u. a.: Arch. int. Med. **75** (Am.) (1945). —DOCKERTY and MCCARTY: Amer. J. Obstetr. **37**, (1939). — DÖRR: Allergie. In Handbuch der normalen pathologischen Physiologie Bd. 13. Berlin 1929. — DORRANCE and BRANSFIELD: Ann. Surg. **117** (1943). — DRAGSTEDT Ann. Surg. **110** (1939) **118** (1943); **122** (1945). — DRAGSTEDT and SCHÄFER: Surgery (Am.) **17** (1945). — DRIPPS and DEMING: Ann. Surg. **124** (1946).

EICKHOFF: Dtsch. Z. Chir. **255** (1942). — EITEL: Dtsch. Z. Chir. **247** (1936). — ELKIN: Ann. Surg. **120** (1944). — ELMAN: Ann. Surg. **112** (1940); **120** (1944). — ELMAN and LISCHER: Ann. Surg. **118** (1943). — EMERSON and EBERT: Ann. Surg. **122** (1945). — EMMETT: J. Ur. (Am.) **53** (1945). — ENDERLEN u.

BOHNENKAMP: Zbl. Chir. **1927**. — ENGER: Z. klin. Med. **1941**. — ENGLE: Endocrinology (Am.) **16** (1932). — EPPINGER: Permeabilitätspathologie. Wien 1935. — Krankheiten der Leber. Berlin 1937. — EPPINGER u. HESS: Die Vagotonie. Jena 1910. — ERB u. a.: Ann. Surg. **117** (1943). — ERDHEIM: Beitr. path. Anat. **33** (1903). — Wien. klin. Wschr. **1928**, 41. — Virchows Arch. **281** (1931). — EVANS: Surg. etc. **74** (1942). — Ann. Surg. **117** (1943). — EVANS and BIGGER: Ann. Surg. **122** (1945). — EVANS and RAFAL: Ann. Surg. **124** (1945). — EVANS u. a.: Amer. Heart J. **30** (1945). — EWING: Neoplastic diseases. Philadelphia 1940.

FALLS u. a.: Surg. etc. **75** (1942). — FARRIS: Surgery (Am.) **13** (1943). — FAUTEUX: Surg. etc. **71** (1940). — FELL and HANSELMAN: Ann. Surg. **117** (1943). — FELLENBERG, v.: Erg. Physiol. **25** (1926). — FEUCHTINGER: Wien. Arch. inn. Med. **36** (1943). — FINE: Ann. Surg. **124** (1946). — FINE u. a.: Ann. Surg. **118** (1943). — FINSTERER: Wien. klin. Wschr. **1931**. — Mitt. Grenzgeb. Med. u. Chir. **46** (1943). — FISCHER: Diabetes und Chirurgie. Stuttgart 1937. — FOERSTER: Leitungsbahnen des Schmerzgefühls. Berlin 1927. — Dtsch. Z. Nervenhk. **107** (1928). — Blasenstörungen. In Handbuch der Neurologie, Bd. V. Berlin 1936. — Z. Neur. **167** (1939). — FONTAINE and HERRMANN: Surg. etc. **54** (1932). — Ann. Surg. **97** (1933). — FOX: J. amer. med. Assoc. **124** (1944). — FRANGENHEIM: Verh. dtsch. Ges. Chir. **1925**. — FRANTZ: Ann. Surg. **119** (1944). — FRANZ: Kriegschirurgie. Berlin 1942. — FREEMAN u. a.: Amer. J. Physiol. **107** (1934). — FREY: Arch. exper. Path. (D.) **133** (1928). — FRIEDBACHER: Surg. etc. **72** (1941). — FURTWÄNGLER: Krkh.forsch. **4** (1927).

GADDUM: Gefäßerweiterung, Stoffe der Gewebe. Leipzig 1936. — GÄNNSLEN: Klin. Fortbild. **4** (1936). — GAGE and OCHSNER: Ann. Surg. **112** (1940). — GARLOCK: Surg. etc. **78** (1944). — GASK, ROSS u. PÄSSLER: Chirurgie des autonomen Nervensystems. Leipzig 1936. — GASTON: Surg. etc. **80** (1945). — GAZA, v.: Arch. klin. Chir. **133** (1924). — GELDEREN, v.: Anat. Anz. **1936**. — Z. Kinderhk. **58** (1936). — Mitt. Grenzgeb. Med. u. Chir. **44** (1936); **45** (1940). — Beitr. klin. Chir. **170** (1939). — Arch. klin. Chir. **194** (1939); **204** (1942). — Zbl. Chir. **71** (1944). — Mschr. Psychiatr. **115/116** (1948). — Klin. Med. **3** (1948). — Acta chir. scand. (Schwd.) **90** (1944); **94** (1946). — Helvet. Chir. Acta **13** (1946). — Arch. Gynäk. (im Druck). — Confinia Neur. (Schwz.) (im Druck). — Mitt. Grenzgeb. Med. u. Chir. (im Druck). — Neerl. Acta Morphol. (im Druck). — Chirurg (im Druck). — GELLHORN: Autonomic Regulations. New York 1943. — GESCHICKTER and DEAN LEWIS: Ann. Surg. **1936**. — GLASSER: Arch. Surg. (Am.) **50** (1945). — GLENN: Ann. Surg. **119** (1944). — GÖBELL: Zbl. Chir. **55** (1928). — GOEPEL: Chirurg **15** (1943). — GOETZE: Zbl. Chir. **63** (1936). — GOLD: Wien. klin. Wschr. **1935**. — GOLDBERG: Amer. Rev. Soviet. Med. **2** (1945). — GOLDBLATT: J. exper. Med. (Am.) **67** (1938). — GOODALL: Study of Endometriosis. Philadelphia 1943. — GOORMAGHTIGH: Belg. T. Geneesk. 81 (1945). — GORDON and WARREN: Ann. Surg. **123** (1946). — GRAFE u. MEYTHALER: Arch. exper. Path. (D.) **125**, **131**, **126** (1927—1928). — GRAHAM: Surgery of the Thorax. Philadelphia 1935. — GRATH and HERRMANN: Ann. Surg. **120** (1944). — GRAY: Amer. J. Physiol. **134** (1941). — GRAY and SHARPE: Ann. Surg. **123** (1946). — GREENGARD u. a.: Surg. etc. **76** (1943). — GRIMSON: Ann. Surg. **122** (1945). — GROSS: Ann. Surg. **110** (1939); **124** (1946). — Surg. etc. 78 (1944). — GUDERNATSCH: Arch. Entw.mechan. **35** (1913). — GUDERNATSCH u. a.: Amer. J. Anat. **43** (1929).

HABERER, v.: Dtsch. Z. Chir. **242** (1934). — Chirurg **10** (1938). — HAIGHT: Ann. Surg. **120** (1944). — HAIGHT and TOWSLEY: Surg. etc. **76** (1943). — HAMMAR: Normalmorphologische Thymusforschung. Leipzig 1936. — HANKE: Frankf. Z. Path. **48** (1935). — Innere Sekretion und Chirurgie. Berlin 1937. — Vitamine und

Chirurgie. Leipzig 1943. — HANSEN u. v. STAA: Reflektorische und algetische Krankheitszeichen. Leipzig 1938. — HARBISON: Surg. etc. 81 (1945). — HARKINS: Surgery (Am. **9** (1941). — Treatment of Burns. Springfield 1942. — HARMON: Surg. etc. **76** (1943). — HARRINGTON: Biochem. J. (Brit.) **20** (1926). — Ann. Surg. **122** (1945). — HARRIS: Surg. etc. **75** (1942). — HARTWICH: Verh. dtsch. Ges. inn. Med. **1929**. — HARTZELL and STONE: Surg. etc. **75** (1942). — HARVEY u. a.: Surg. etc. **80** (1945). — HAVEN and KING: Surg. etc. **75** (1942). — HECKEL: Surg. etc. **75** (1942). — HEILMEYER: Spezielle pathologische Physiologie. Jena 1940. — HELLMER: Z. Ur. (Am.) **36** (1942). — HEMPHILL: Brit. med. J. **2** (1944). — HENDERSON: Brit. J. Surg. **26** (1939). — HENRY: Amer. J. Surg. **56** (1942). — HENSCHEN: Arch. klin Chir. **157** (1929); **167** (1931); **173** (1932); **177** (1933); **186** (1936). — HERGER and SAUER: Amer. J. Surg. **62** (1943). — Surg. etc. **80** (1945). — HERLYN: Beitr. klin. Chir. **169** (1939). — HERRELL: Penicillin. Philadelphia 1945. — HERRMANN and MCGRATH: Arch. Surg. (Am.) **40** (1940). — HERTZLER: Ann. Surg. **122** (1945). — HESS: Regulation des Kreislaufs und der Atmung. Leipzig 1930—1931. — HESSE: Chirurgie des sympathischen Nervensystems. Moskau 1930. — HEUER and HELMAN: Ann. Surg. **118** (1943). — HEYMANS u. a.: Le Sinus carotidien. Paris 1933. — HIGGINS: Amer. J. Ur. **1936**. — HODGSON: Surg. etc. **81** (1945). — HIJMANS V. D. BERG u. SNAPPER: Dtsch. Arch. klin. Med. **110** (1914). — HOLMAN: Arteriovenous Aneurysm. New York 1937. — Surg. etc. **75** (1942); **78** (1944). — Ann. Surg. **124** (1946). — HOLTZ u. a.: Arch. exper. Path. (D.) **167** (1932); **174** (1933). — HOLTZ u. KRAMER: Ther. Gegenw. **1936**. — HORWITZ: Surg. etc. **74** (1942). — HUGGINS: Ann. Surg. **115** (1942).

ISHIKAWA: Mitt. med. Fak. Fukuoka **7** (1923).

JAFFÉ u. a.: Klin. Wschr. **1930**. — JAVERT: Surg. etc. **74** (1942). — JESSEN: Münch. med. Wschr. **1938**, 85. — JEWETT u. a.: J. amer. med. Assoc. **121** (1943). — JOHNSON and BOYDEN: Surg. etc. **76** (1943). — JONES: Arch. int. Med. (Am.) **74** (1944). — JOSEPH: Amer. J. Surg. **60** (1943). — JUNG: Nervenarzt **12** (1933); **14** (1941). — JUNG u. FELL: Dtsch. Z. Chir. **255** (1942). — JUNGMANN: Klin. Wschr. **1922—1923**.

KANAAR: Anesth. et Analg. **25** (1946). — KAPPERS-HUBER-CROSBY: Comparative Anatomy of the Nervous System in Vertebrates. New York 1936. — KARK: Clinics **2** (1943). — KAUFMANN: Dtsch. med. Wschr. **1929**. — KELLER: J. amer. med. Assoc. **131** (1946). — KEPP: Med. Klin. **1942**. — KERWEIN and LYON: Ann. Surg. **115** (1942). — KERWIN: Amer. J. med. Sci. **203** (1942). — KESSEL: Erg. inn Med. **50** (1936). — KEYNES: J. thorac. Surg. **1944**. — KINSILLA: Surg. etc. **76** (1943). — KIRGIS and OHLER: Ann. Surg. **119** (1944). — KIRSCH: Erg. inn. Med. **47** (1934). — KIRTLEY: Ann. Surg. **122** (1945). — KISTNER: J. amer. med. Assoc. **1939**. — KLEINSCHMIDT: Arch. klin. Chir. **142** (1926). — KLINEFELTER: J. Endocrinol. **3** (1943). — KNAPE: Dtsch. Z. Chir. **121** (1913). — KNIGHT: Brit. J. Surg. **22** (1934). — KNOTHE: Dickdarmschleimhaut. Leipzig 1932. — KÖGEL: Strahlenther. **55** (1936). — KOLFF: Acta med. scand. (Schwd.) **117** (1944). — KOLLER: Vitamin K. Leipzig 1941. — KOLMER: Penicillintherapy. New York 1945. — KONJETZNY: Entzündliche Grundlagen der typischen Geschwüre. Erg. inn. Med. **37** (1930). — KRAUSS: Arch. klin. Med. **186** (1936). — KRETSCHMER: Körperbau und Charakter. — KÜMMELL: Ther. Gegenw. **68** (1927). — KURÉ: Spinalparasympathicus. Basel 1931. — KYLIN: Klin. Wschr. **1936—1937**.

LÄWEN: Zbl. Chir. **1923**. — LAHEY: Surg. etc. **73** (1941); **81** (1945). — LAKE: Brit. med. J. **1944**. — LANGE and BOYD: Surg. etc. **80** (1945). — LARGE and HEINBECKER: Ann. Surg. **120** (1944). — LATTES and FRANTZ: Ann. Surg. **124** (1946). — LEADBETTER and ENGSTER: J. Ur. (Am.) **53** (1945). — LEARMONTH:

J. Ur. 25, 26 (1931). — LEARMONTH u. a.: Proc. Soc. Med., Lond. 36 (1943). — Edinbgh. med. J. 51 (1944). — LEARMONTH u. BRAASCH: Z. ur. Chir. 36 (1933). — LEE u. a.: Amer. J. med. Sci. 209 (1945). — LEGER: J. Chir. (Fr.) 1940. — LENART: Erg. inn. Med. 50 (1936). — LENGGENHAGER: Fernthrombose. Leipzig 1941. — LERICHE: J. Chir. (Fr.) 40 (1932). — Chir.-Kongreß 1936. — Chirurgie de le Douleur. Paris 1940. — Progr. Méd. 1947. — LERICHE et FONTAINE: Presse méd. 47 (1939). — LERICHE et FRICK: Lyon. chir. 31 (1934). — LEVINE: J. amer. med. Assoc. 116 (1941); 127 (1945). — LEVINSON u. a.: Surg. etc. 80 (1945). — LEWIS: Pain. New York 1941. — LICHTWITZ: Klinische Chemie. Berlin 1930. — Pathologie der Funktionen und Relationen. Leiden 1936. — Pathology of Rheumatic Fever. 1944. — LIESEGANG: Medizinische Kolloidlehre. Dresden 1935. — LIÈVRE: L'osteose parathyroidienne. Paris 1932. — LILLY: Ann. Surg. 123 (1946). — LINHART u. HUTTEL: Beitr. klin. Chir. 163 (1936). — LINTON: Surg. etc. 80 (1945). — LINTON and TALBOTT: Ann. Surg. 117 (1943). — LIST and PEET: Arch. Neur. (Am.) 39/40 (1938). — LIVINGSTON: Pain Mechanisms. New York 1947. — Arch. Surg. 37 (1948). — LÖHR: Arch. klin. Chir. 176 (1933). — LOGAN: Surg. etc. 72 (1941). — LONG u. a.: Surg. etc. 73 (1941). — LUCKE: Z. exper. Med. 91 (1933).

MAHORNER: Ann. Surg. 119 (1944). — MANDL: Arch. klin. Chir. 143 (1926). — Dtsch. Z. Chir. 240 (1933). — Beitr. klin. Chir. 160 (1934); 162 (1935). — Wien. klin. Wschr. 1938, 51. — MANDL u. ÜBELHÖR: Zbl. Chir. 1933. — MANFREDI: Med. Buenos Aires 2 (1941). — MARTIN and McCURDY: J. Ur. (Am.) 49 (1943). — MARX: Beitr. klin. Chir. 162 (1935). — MASON and GIDDINGS: Surg. etc. 81 (1945). — MASSIE: Ann. Surg. 121 (1945); 123 (1946). — MAYFIELD and DEVINE: Surg. etc. 80 (1945). — McCLURE and LAM.: Ann. Surg. 121 (1945). — McCULLAGH: J. amer. med Assoc. 1939. — McKITTRICK u. a.: Ann. Surg. 120 (1944). — McLELLAN: Neurogenic bladder. Springfield 1939. — MELENEY: Ann. Surg. 118 (1943); 124 (1946). — MENCHER: J. Mt. Sin. Hosp. 10 (1944). — MEYER u. a.: Surg etc 78 (1944). — MEYER and KOZOLL: Surg. etc. 78 (1944). — MEYTHALER: Pathologische Physiologie des Chirurgen. Berlin 1938. — MEYTHALER u. a.: Arch. exper. Path. (D.) 152 u. 154 (1930). — Naunyn-Schmiedebergs Arch. 178 (1935); 185 (1937). — MEYTHALER u. NÄGELI: Dtsch. Z. Chir. 240 (1933). — MILLER and DE TAKATS: Surg. etc. 75 (1942). — MIRIZZI: Surg. etc. 74 (1942). — MOCK and MOCK: J. amer. med. Assoc. 123 (1943). — MODEL u. WOLF: Z. Nervenhk. 86 (1929). — MONSAINGEON: Résection laissant l'ulcère en place. Paris 1939. — MOORE u. a.: Ann. Surg. 120 (1944); 124 (1946). — MORTON: Surg. etc. 72 (1941). — MULHOLLAND: Ann. Surg. 117 (1943). — MULHOLLAND u. a.: Ann. Surg. 118 (1943). — MÜLLER, V.: Nierenkrankheiten. Berlin 1915. — MUNRO: New Engld. J. Med. 224 (1941). — MURPHY and POSTLETHWAIT: Surg. etc. 77 (1943). — MURRAY: Arch. Surg. (Am.) 40 (1940).

NÄGELI: Allgemeine Konstitutionslehre. Berlin 1934. — Blutkrankheiten. Berlin 1931. — NAFFZIGER: Ann. Surg. 108 (1938). — NATION u. a.: Arch. Surg. (Am.) 48 (1944). — NECHELES u. a.: Surg. etc. 77 (1943). — NELLER and SCHMIDT: Ann. Surg. 121 (1945). — NICHOLL u. a.: Surg. etc. 80 (1945). — NISSEN: Proc. Soc. Med. Lond. 36 (1943). — NORGORE: Surgery (Am.) 17 (1945). — NORRIS and LANDIS: Diseases of the Chest. Philadelphia 1938. — NYSTRÖM: Erg. Chir. u. Orthop. 31 (1938).

OCHSNER and DE BAKEY: J. amer. med. Assoc. 1940. — Surg. etc. 72 (1941). — ORR and HELWIG: Ann. Surg. 110 (1939). — ORR and WALKER: Surg. etc. 1945. OUTERBRIDGE: Ann. Surg. 125 (1947).

PÄSSLER: Megacolon, Megacystis. Leipzig 1938. — PALMER: Surg. etc. 75 (1942). — PALMER u. a.: New Engld. J. Med. 223 (1940). — PARKINS u. a.: Ann.

Surg. **118** (1943). — PATEK: J. clin. Invest. (Am.) **1940**. — PATTERSON u. a.: Surg. etc. **80** (1945). — PEET u. a.: J. amer. med. Assoc. **115** (1940). — PEMBERTON: Ann. Surg. **94** (1931). — PETERS and v. SLIJKE: Quantitative Clin. Chemistry, T. I. London 1946. — PETZOLD: Chirurg. **14** (1942). — PHEMISTER u. a.: Ann. Surg. **119** (1944). — PHEMISTER and LAESTER: Ann. Surg. **121** (1945). — PHILIPPIDE: Chirurg **14** (1942). — PICK u. MOLITOR: Biochem. Z. **157** (1930). — POER: Ann. Surg. **115** (1942). — PRATT: Amer. J. Surg. **50** (1942). — PRICE: J. amer. med. Assoc. **123** (1943). — PRIESTLEY and BARKER: Surg. etc. **75** (1942).— PROCTOR: Surg. etc. **78** (1944). — PRUDENTE: Surg. etc. **80** (1945). — PRUNTY: Brit. med. J. **2** (1944). — PÜTTER: Z. Physiol. **86** (1927). — PUHL: Arch. klin. Chir. **180** (1934); **190** (1937). — PUPPEL u. a.: Surg. etc. **81** (1945). — PUTNAM: Arch. Neur. (Am.) **39** (1938); **44** (1940). — J. Bone Surg. (Am.) **21** (1939). — Surg. etc. **76** (1943). — PYTEL: Arch. klin. Chir. **187** (1936).

DE QUERVAIN: Struma maligna. Neue Deutsche Chirurgie, Bd. 64. **1941**. — DE QUERVAIN u. WEGELIN: Endemischer Kretinismus. Berlin 1936. — QUICK: Hemorrhagic Diathesis. Springfield 1942.

RAAB: J. amer. med. Assoc. **128** (1945). — RANEY: J. amer. med. Assoc. **1939**. — RANKIN u. a.: Surgery of the Colon. Philadelphia 1932. — RATSCHOW: Neue Deutsche Klinik 1942. — RAVDIN: Ann. Surg. **112** (1940). — RAYNER: Lancet **1943**. — REHN: Arch. klin. Chir. **183** (1935). — REIN: Klin. Wschr. **1930**. — REINHARD u. LAUER: Dtsch. Z. Chir. **254** (1941). — REISCHAUER: Beitr. klin. Chir. **144—146** (1928/29). — Fortschr. Röntgenstr. 58 (1938). — RHOADS: Ann. Surg. **118** (1943). — RHOADS and RAVDIN: Ann. Surg. **120** (1944). — RICHARDS: Ann. Surg. **119** (1944). — RIEDER: Med. Klin. **1936**. — Chirurg **14** (1942). — RIENHOFF and GAY: Arch. Surg. (Am.) **37** (1938). — ROBB and STEINBERG: J. amer. med. Assoc. **1940**. — ROBINSON u. a.: Proc. Soc. exper. Biol. a. Med. (Am.) **57** (1944). — RÖPKE: Arch. klin. Chir. **173** (1932). — RÖSSLE: Pathologie der Familie. Berlin 1940. — ROSE u. a.: Ann. Surg. **123** (1946). — ROST u. NÄGELI: Pathologische Physiologie des Chirurgen. Berlin 1938. — ROVENSTINE and CULLEN: Surgery (Am.) **6** (1939).

SALTONSTALL u. a.: Ann. Surg. **121** (1945). — SANGER: Ann. Surg. **122** (1945). — SAUERBRUCH: Arch. klin. Chir. **186** (1936). — SCHADE: Physikalische Chemie in der inneren Medizin. Dredsen 1923. — SCHAFER: Ann. Surg. **122** (1945). — SCHITTENHELM u. EISLER: Z. exper. Med. **95** (1935). — SCHLOSS: Ann. int. Med. (Am.) **19** (1943). — SCHMIEDEN u. ROHDE: Arch. klin. Chir. **118** (1921). — SCHMIEDEN u. SEBENING: Arch. klin. Chir. **148** (1927). — SCHNEIDER: Zbl. Neurochir. **3** (1938). — Die Chirurgie, Bd. I. Berlin 1940. — SCHOCKAERT u. a.: J. biol. Chem. (Am.) **95** (1942). — SCHÖRCHER: Septische Chirurgie. Leipzig. 1944. — SCHRÖDER and FISH: Amer. J. med. Sci. **199** (1940). — SCHURER, v.: Die Chirurgie, Bd. VII. Berlin 1942. — SCHWARZ and LEARY: Surgery (Am.) **9** (1941). — SCUDDER: Shock. Philadelphia 1940. — SELEY: Virchows Arch. **186** (1932). — SERVILLE: Chirurgie du Splanchnique. Paris 1942. — SGALITZER: Fortschr. Röntgenstr. **56** (1937). — SHAUGHNESSY: Trans. med. Surg. Soc. Edinbgh. **1938/39**. — SHELTON: Endocrinology (Am.) **30** (1942). — SHUMACKER: Surgery (Am.) **13** (1943). — SHUMACKER u. a.: Ann. Surg. **124** (1946). — SLOAN, Surgery (Am.) **13** (1943). — SMITHWICK: Surgery (Am.) **7** (1940). — Arch. Surg.(Am.) **40** (1940). — SMITHWICK u. a.: Arch. Surg. (Am.) **29** (1934). — SNAPPER: Ann. Méd. **29** (1931). — Med. Clinics on Bone diseases. New York 1943. — SNAPPER u. BOUVÉ: Dtsch. Arch. klin. Med. **170** (1931). — SPENCE and SCOWEN: Proc. Soc. Med. Lond. **28** (1935). — STARLING: The fluids of the body. London 1909. — STARLINGER: Schmerzverhütung. Wien **1931**. — Notchirurgie. Berlin 1939. — STEPP, SCHRÖDER u. KÜHNAU: Vitamine. Stuttgart

1937. — STEWART and ROURKE: Ann. Surg. **1939**. — STEWART and WARNER: Ann. Surg. **122** (1945). — STICH: Die Chirurgie. Berlin 1940. — STOFFEL u. VULPIUS: Orthopädische Operationslehre. Stuttgart 1924. — STOOKEY: Ann. Surg. **1941**. — STRAUB: Geneesk. Bladen (Haarlem) **1942**. — STRODE: Ann. Surg. **117** (1943). — SUDECK: Arch. klin. Chir. **167** (1931). — SUERMONDT: Zbl. Chir. **1934**. — SUNDER-PLASSMANN: Dtsch. Z. Chir. **244** (1935). — Neue Deutsche Chirurgie **65** (1943). — SWEET: Clinics 1945. — Ann. Surg. **124** (1946).

DE TAKATS: Arch. Surg. (Am.) **46** (1943). — Arch. int. Med. (Am.) **75** (1945). — TAMMANN: Beitr. klin. Chir. **148** (1930). — TASHIRO: Surg. etc. **1944**. — TAYLOR: Surg. etc. **74** (1942). — TAYLOR u. a.: Ann. Surg. **118** (1943). — THADDEA: Die Nebennierenrinde. Leipzig 1936. — THANNHAUSER: Stoffwechselkrankheiten. München 1929. — THIERMANN: Erg. Chir. u. Orthop. **34** (1943). — TOUROFF: Surg. etc. **74** (1942). — TREVES u. a.: Surg. etc. **79** (1944).

ÜBELHÖR: Die Chirurgie. Berlin 1940.

VANOTTI: Erg. inn. Med. **49** (1935). — Porphyrine und Porphyrinkrankheiten. Berlin 1937. — VEAL: J. amer. med. Assoc. **1940**. — VENABLE and STUCK: Ann. Surg. **117** (1943). — VINEBERG and KUNSTLER: Surg. etc. **78** (1944). — VOLHARD: Nierenkrankheiten und Hochdruck. Leipzig 1942.

WAGNER: Z. Chir. **65** (1938). — WALKER: Arch. Neur. (Am.) **48** (1942). — WALTER: J. Neur. Psychiatr., N. s. **1** (1938). — WALTERS and SNELL: Diseases of the Gallbladder. Philadelphia 1940. — WANKE: Erg. Chir. u. Orthop. **33** (1941). — WARREN: Pathology of Diabetes. 1938. — WATSON: Canad. med. Assoc. J. **1939**. — WATTENWYL, v.: Strahlenther. **73** (1943). — WEBB u. a.: Ann. Surg. **104** (1936). — WEBSTER: Ann. Surg. **120** (1944); **124** (1946). — WEISS and BAKER: Medicine (Am.) **12** (1933). — WEIZSÄCKER, v.: Studien zur Pathogenese. Leipzig 1935. — WERNER: Endocrinology **1937**. — WESTPHAL: Gallenwegfunktion und -leiden. Berlin 1931. — WETHERELL: Arch. Neur. (Am.) **1935**. — WEZLER u. BÖGER: Erg. Physiol. **41** (1939). — WHIPPLE u. a.: Ann. Surg. **122** (1945). — WHITE: Heart disease. New York 1944. — WHITE u. a.: Surg. etc. **81** (1945). — WHITE and SMITHWICK: The Autonomic nervous System. London 1944. — WHITEHEAD: J. thorac. Surg. **11** (1942). — WILDER: Z. Nervenkrkh. **79** (1933). — Ann. int. Med. (Am.) **14** (1942). — WILDER u. a.: J. amer. med. Assoc. **89** (1927). — WILDER and HOWELL: J. amer. med. Assoc. **106** (1936). — WILENSKY: Arch. Surg. **38** (1939). — WILLIAMS: Arch. int. Med. (Am.) **69** (1942). — WILMOTH et LEGER: Le sinus carotidien. Paris 1942. — WISEMAN: Ann. int. Med. (Am.) **16** (1942). — WOLF: Pract. Endocrinology. Philadelphia 1939. — WOLFF: Verminderter Liquordruck. Leipzig 1942. — WOMACK u. HAFFNER: Ann. Surg. **119** (1944). — WOODS: Brit. J. exper. Path. **21** (1940). — J. exper. Path. **75** (1942).

YEAGER and WALSH: J. amer. med. Assoc. **1940**. — YOUNG: Ann. Surg. **120** (1944). — YUDIN: Surg. etc. **78** (1944).

ZEHNDER: Arch. klin. Chir. **192** (1938). — ZIFFREN: Surg. etc. **74** (1942). — ZIMMERMANN: Klin. Wschr. **1944**. — ZINTEL: Ann. Surg. **119** (1944). — ZUKSCHWERDT: Zbl. Chir. **1935**. — ZWEIFACH u. a.: Ann. Surg. **120** (1944).

Sachverzeichnis.